기능의학을 알면 건강이 보인다

14만 유튜버 닥터덕과 함께 떠나는 기능의학 여행!!

의학박사 **김덕수** 지음 | Youtube: **닥터덕**

일러스트 **이림니키**

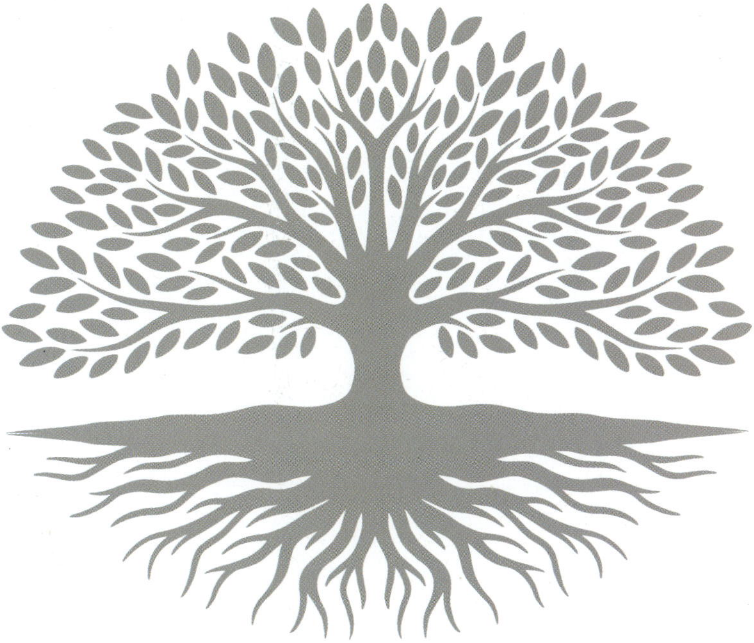

Hansol

기능의학을 알면 건강이 보인다

초판 1쇄 발행 2022년 06월 20일
초판 5쇄 발행 2024년 09월 15일

저 자 김덕수
그 림 이림니키
발행처 한솔의학
주 소 서울시 마포구 월드컵북로 64-1, 1층
전 화 02-3144-6788
정 가 22,500원

ISBN 979-11-89657-36-9

mdbook.co.kr

기능의학을 알면 건강이 보인다

14만 유튜버 닥터덕과 함께 떠나는 기능의학 여행!!

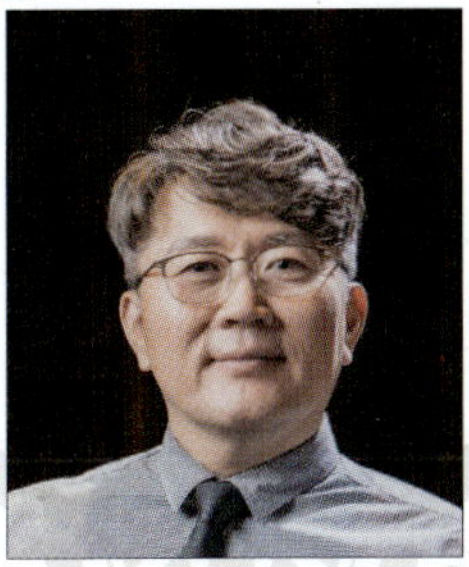

의학박사 **김덕수** 지음 | Youtube: **닥터덕**

주요경력

- 미국 The University of Michigan School of public health 수료
- 동국대학교 의과대학 교수 역임
- 의학석사, 의학박사 학위취득
- 예방의학과 전문의 취득
- 동국대학교 의료원 건강증진센타 교수 역임
- 대한예방의학회 벽은 이상관 학술상 수상
- 대한일반과 개원의협의회 강사
- 대한일반과 개원의협의회 상임이사
- 대한천식알레르기학회 정회원
- 대한소아알레르기호흡기학회 정회원
- 대한비타민연구회 정회원
- 대한기능의학회 정회원
- 포항 '닥터웰 의원' 원장

Hansol

목차

추천사 · 6

PART 1 | **기능의학으로의 초대** · · · · · · · · · · · · · · · · · · · 19

PART 2 | **기능의학 건강관리란** · · · · · · · · · · · · · · · · · · · 27

PART 3 | **현대의학의 불편한 진실** · · · · · · · · · · · · · · · · · 35

제약산업의 발달사 · 37
유전자 허무주의 · 43
비타민의 안정성 vs 약물의 안정성 · · · · · · · · · · · · · · · 49
균형 잡힌 몸 만들기 · 54
건강한 환자 되기 · 61
건강을 결정짓는 5가지 요소 · · · · · · · · · · · · · · · · · 66
혈액검사 판독시 주의사항 · · · · · · · · · · · · · · · · · · 72
콜레스테롤이 동맥경화증의 범인이 아니다. · · · · · · · · · · · 77
우리도 모르게 먹고 있는 농약과 중금속 · · · · · · · · · · · · · 86
지방의 패러독스 · 129
면역력이란? · 133
마인드-보디(Mind-Body)효과 플라시보(placebo) & 노시보(nocebo) · · · 140
질병의 시작은 장에서부터 · · · · · · · · · · · · · · · · · · 148

PART 4 | **비타민 & 영양제** · 157

비타민 일일권장량의 불편한 진실 · · · · · · · · · · · · · · · 159
비타민C · 167
비타민C의 9가지 기능 · 174
비타민D · 182
비타민K · 187
오메가3 · 194
유산균 · 201
요오드: 갑상선기능 · 206
마그네슘(Mg) · 216

아연(Zn) · · · 221
셀레늄(Se) · · · 225
파이토케미컬 · · · 232

PART 5 | 바른 식단관리 · · · 237

현미 vs 백미 · · · 239
글루텐 프리식단 · · · 244
옥수수의 습격 · · · 252
한우 vs 수입 초지 소고기 · · · 257
계란 · · · 262
설탕 중독의 위험 · · · 267
간헐적 단식 vs 단식 모방 다이어트(FMD : Fasting Mimicking Diet) · · · 282

PART 6 | 질환별 기능의학 관리 · · · 289

불면증, 우울증 · · · 291
기능성 갑상선 기능저하 · · · 303
암 · · · 311
히스타민 과민증 · · · 320
위산저하 · · · 330
코로나(COVID-19)시대 대책을 말하다 · · · 340
바이러스감염 : 사마귀, 물사마귀 · · · 346
자율신경 실조증 · · · 350
기초체온관리 · · · 358
동맥경화증 : 고호모시스테인혈증-MTHFR유전자 검사 · · · 364
해독치료 & 혈관청소 · · · 373
탈모 · · · 378

부록 · · · 395
에필로그 · · · 399
찾아보기 · · · 403

추천사

이 책의 저자 김덕수 박사는 명실공히 기능의학 의사이자 기능의학자입니다. 또한, 그는 의과대학에서 예방의학 전공으로 박사학위를 받고 학문에 매진하던 학자 출신 의사이자, 병원을 개원하여 30년 가까이 운영해오고 있는 현장의 의료인이기도 합니다. 그런데 주류의학의 핵심 노선을 좇아가며 연구와 치료에 전념하던 그가 지금은 '기능의학'이라는 생소하다면 생소한 치료 방법 분야의 선봉에 서서 매일매일 수많은 환자를 효과적으로 치료하고 있으며, 기능의학을 학문적으로 체계화하는 일에도 온 힘을 다하고 있습니다. 또한, 국내외에서 10만 이상의 구독자가 따르는 저명한 기능의학 전문 유튜버로 활동하고 있기도 합니다.

주류의학의 길을 걷던 김 박사를 기능의학의 길로 이끈 원동력은 두 가지라고 할 수 있습니다. 첫째는 인체에 발생하는 질병들의 원인과 해결책에 대한 그의 깊은 고민이고, 둘째는 각종 질병을 짊어지고 살아가는 환자들에 대한 마음속 깊은 애정입니다. 이러한 고민과 애정이, 그로 하여금 단순한 의료인이나 의료사업가의 차원을 뛰어넘고, 소위 표준치료라는 안전장치를 벗어나, 환자 개개인에게 가장 효과 있는 진짜 치료법을 찾는 일에 몰두하도록 이끌었던 것입니다. 비록 효과와 전문성을 인정받아 가고 있긴 하지만, 아직은 '기능의학'이라는 분야는 어느 정도 생소하기도 하고, 주류의학으로부터 무시당하기도 하는 것도 사실입니다. 그러나 김 박사는 기능의학에서 그가 찾던 답을 발견했고, 그 결과 이제는 자신을 기능의학 의사이자 기능의학자로 규정하며 당당하고 자신 있게 그의 길을 가고 있습니다.

김 박사가 질병에 대한 깊은 고민, 그리고 각 환자에 대한 헌신적인 애정을 품은 의료인으로 살아가고 있는 것은 사실 그의 신실한 신앙과 무관하지 않습니다. 김 박사는 개혁주의 신앙으로 대표되는 '성경적 신앙'을 삶으로 실천하며 사시는 분입니다. 제가 합동신학대학원대학교 총장으로 재임하던 시절, 120여 명의 목회자가 수강하는 목회대학원과 제가 운영하는 설교자하우스 캠프의 강사로 김 박사와 이분의 절친한 벗인 또 다른 저명한 기능의학 의사 최진석 원장을 초대한 바 있습니다. 당시 두 분의 강좌 제목은 '하나님이 주신 우리 몸속 100명의 의사'였는데, 이는 두 분의 의료관이 어떠하며, 치료의 지향점과 기준점이 무엇인지를 분명히 드러내고 있는 제목이 아닌가 생각됩니다. 저는 그 강의를 들은 이후로 두 분에 대한 거의 절대적이라고 해도 과언이 아닌 신뢰를 하게 되었습니다.

『기능의학을 알면 건강이 보인다』는 크게 세 가지 특성이 있는 책입니다. 첫째로는 기능의학 교과서이고, 둘째로는 기능의학 전문이론서이며, 셋째로 기능의학 치료의 실용적 지침서이기도 합니다. 저자에 대한 신뢰를 갖고 이 책을 찬찬히 읽다 보면 독자분들은 자연스럽게 다음과 같은 세 가지 유익을 누리게 될 것을 확신합니다.

첫째, 기능의학에 대한 전반적이고 종합적인 이해를 하게 될 것입니다. 김덕수 박사는 효과 있는 기능의학 치료법 몇 가지만을 단편적으로 채택하여 활용하는 의사가 아닙니다. 그는 예방의학 전공자로서 갖추고 있는 탄탄한 학문적 기반 위에서 기능의학에 접근함으로써 학문적 체계를 세워가는 데 매진하는 기능의학 학자이기 때문입니다. 그러므로 이 책은 어떤 면에서는 기능의학 입문을 돕는 교과서라고 볼 수 있습니다.

둘째, 이 책은 실제적이고 전문적인 유익을 줄 것입니다. 이 책이 제시하는 다양한 기능의학적 제안이나 치료법들은 절대 막연한 추측이나 단편적인 임상경험에서 나온 것이 아니라 철저하게 이론적이고 의학적인 근거가 있으며, 동시에 그 이론들의 임상 결과들 또한 곳곳에 제시되어 이론과 실제 적용 간 균형을 갖추고 있습니다. 이 점은 누구보다도 주류 의학계의 의사들을 포함한 전문 의료인 독자들에게 많은 유익을 줄 것입니다.

셋째, 백과사전에 비할 수 있을 정도로 각종 질병과 증상에 대한 해법들에 관하여 광범위하게 다루고 있어서, 모든 독자가 각자 자신에게 해당하는 항목들을 적용함으로써 도움을 받을 수 있습니다. 말하자면 각종 필요에 따른 실용적 지침서가 될 수 있는 것입니다.

저는 김덕수 박사, 최진석 원장과 깊이 있는 교제를 수년째 나누는 가운데 기능의학에 대한 이해와 지식을 얻게 된 것은 물론, 기능의학 치료법의 덕을 톡톡히 보고 있습니다. 그에 더하여 성경적 신앙을 지향하며 삶으로 살아내는 이 두 분의 모습에 도전과 감동을 받는 은혜 또한 매번 누리고 있습니다. 그동안 '왜 김덕수 박사는 책을 내지 않으실까? 언제 책을 쓰시려나?' 늘 아쉽고 궁금했었는데, 이제 그간 쌓아오신 귀한 내용을 책으로 내어놓으니 누구보다도 반가운 마음이 듭니다. 그리고 제가 아는 모든 이들에게 이 책을 꼭 읽도록 추천하고 싶습니다.

김덕수 박사가 유튜브 방송을 마무리할 때마다 들려주는 클로징 멘트가 제게는 참 인상적이고도 감동이 됩니다. 기능의학에 대한 그의 열정적인 탐구 정신, 그리고 그가 추구하는 치료의 궁극적인 목적을 분명하게 보여주는 한마디라고 생각하기 때문입니다. 김덕수 박사는 참으로 진정한 의료인입니다.

"온 국민이 건강해지는 그날까지 닥터덕은 여러분과 함께합니다!"

정 창 균 박사

합동신학대학원대학교, 전임총장/설교자하우스 대표

추천사

저자 김덕수 박사와 저는 오래 묵어 그냥 생각만 해도 미소가 지어지는 막역한 벗입니다. 오래전 의료계의 한 원로께서 김 박사를 소개하면서 "최 선생과 같은 부류, 같은 인생이다."라고 말씀하신 적이 있습니다. "나와 비슷한 인생이 있다고?" 기대를 하고 그를 처음 만나 보니 저와 달리 키가 큰 분이더군요.

하지만 김 박사를 알면 알수록 키뿐만 아니라 그릇이 참 큰 사람이라는 것을 느끼게 됩니다. 저는 제가 가진 의학적인 지식과 지혜로 단 몇 명이라도 치유되면 좋겠다고 소망하고 만족하는 인생이지만, 친구의 유튜브 방송 마무리 멘트인 "온 국민이 건강해지는 그날까지…"가 보여주듯, 그의 그릇은 온 국민을 담고 있기 때문입니다.

온 국민을 건강하게 하고자 유튜브를 시작한 저자는 이번에는 그의 치료법의 근간이 된 의학개념들을 총정리하는 많은 수고를 거쳐 『기능의학을 알면 건강이 보인다』를 출간하였습니다. 꽤 묵직한 이 책의 내용과 두께가 그의 그릇의 크기 및 학식과 비례하는 듯합니다. 방대한 양이지만 천천히 음미하며 읽으시는 분들 모두 그만큼 크나큰 유익을 얻으실 것이라 확신합니다.

김 박사와 가까이 살던 시절 저는 그와 1주일에 몇 번씩 만나서 치료법을 상의하고 서로의 비방(秘方)도 나누곤 했습니다. 그때마다 저는 저자의 깊은 학식이 아무리 퍼 올려도 마르지 않은 샘과 같다고 느꼈습니다. 또한,

여러 가지 치료법들을 훌륭하게 종합하여 놀라운 치료법을 완성하는 그를 보며 영화 〈아마데우스〉가 생각나기도 했습니다. 이 책에는 이 같은 저자의 천재적이고도 창의적인 아이디어와 치료법들이 가득하여, 책장에 꽂아두면 필요할 때 언제고 찾아보며 크나큰 유익을 누릴 수 있을 것입니다. 또한, 저자는 진실한 신앙인으로서 참으로 믿을 만한 사람입니다. 인생길을 가는 동안 만나게 되는 위기마다 그는 '이삭의 우물'을 이야기하며 기꺼이 자신의 권리를 양보하곤 했습니다. 이 책 역시 저자가 판 이삭의 우물 같은 내용이 가득한 책입니다. 사실 조금이라도 탐심이 있는 사람이라면 자신이 완성한 놀라운 치료법을 자신만 사용하며 홀로 부귀와 명성을 누리려 할 터인데, 저자는 그 모든 지식과 치료법들을 이름 모를 수많은 환자를 위해 아낌없이 공개하였습니다. 그러니 이 책은 저자가 세상에 양보하는 또 다른 이삭의 우물이라 할 수 있습니다. 부디 많은 이들이 이 우물에서 시원한 생수를 마시고 복을 얻으시길 원합니다.

사실 이 『기능의학을 알면 건강이 보인다』는 위험한 책이라고도 할 수 있습니다. 수많은 거짓 광고의 영향을 받은 기존의 치료법들, 널리 퍼져 있는 올바르지 못한 상식 때문에 어그러져 있는 우리 먹거리들이 얼마나 잘못되었는지 밝히 드러내기 때문입니다. 어두운 곳에 밝은 빛이 비치면 비로소 본질이 드러나는 것처럼, 이 책은 건강에 관한 우리의 어두운 지식과 생각 가운데 빛을 비추어줄 것입니다.

이 귀한 책은 읽는 모든 분에게 큰 유익을 줄 것이지만, 특별히 저는 세 부류의 독자들에게 이 책의 필독을 권하고 싶습니다.

먼저 먹거리를 책임지고 있는 주부와 어머니들은 반드시 이 책을 읽으시면 좋겠습니다. 먹거리에 대한 바른 지식을 알지 못하면 사랑하는 가족에게 영양소 대신 독을 먹일 가능성이 너무나 크기 때문입니다.

또한 중병이나 난치병으로 고생하는 환자분과 가족분들도 이 책을 꼭 읽으시면 좋겠습니다. 불면증이나 우울증에서부터 암, 자율신경실조증, 해독이 필요한 질병, 탈모, 동맥경화 등에 이르기까지, 각종 위중한 질환의 원인과 치료법들까지도 자세히 설명하고 있기 때문입니다.

그리고 수많은 비타민 중 나는 어떤 비타민을 먹어야 좋을지 고민하는 분, 과장된 광고나 실력 없는 이들의 추천으로 무분별하게 비타민을 복용하고 있는 분들은 미네랄의 본질적인 효과와 복용 이유를 설명하고 있는 파트를 꼭 읽어보시길 권합니다.

사랑하고 또 존경하는 친구의 첫 책 출간을 다시 한번 축하하며, 이후의 책들도 기대해봅니다.

가정의학과 전문의 **최 진 석**

유튜브: 닥터까막눈(저서: 『기능의학 건강관리 20주제』,

『기능의학 건강관리 실용편』)

추천사

저자 김덕수 박사는 185cm의 키에 큰 체격의 소유자답게 성격이 느긋합니다. 그러나 그의 마음 한편에는 탱크와 같은 저돌적이고 뜨거운 열정이 숨어 있습니다. 젊은 의사 시절, 그는 섬김이 필요한 곳이라면 수단, 이라크 등 위험한 지역도 가리지 않고 달려가 목숨 걸고 의료봉사를 하곤 했습니다.

또한 그는 과학자적 기질이 충만한 의사입니다. 난치병 해결을 위해 도전하고 탐구하는 과정을 즐길 줄 아는 분이며, 좋은 결과를 얻으면 그 자체를 기뻐하고 보람을 느끼는 그런 사람입니다. 그리고 그는 하나를 배우면 열을 깨닫습니다. 선배 의사가 무언가 가르쳐주면 얼마 지나지 않아 가르쳐준 의사보다 더욱 탁월한 수준에 도달해 있는 것을 봅니다. 저는 종종 김 박사야말로 '사막에서 오아시스를 만들어낼 능력을 갖춘 몇 안 되는 사람'이라고 생각하곤 합니다. 김 박사와 15년 전부터 함께 세미나도 자주 참석하고 공부도 했지만, 그는 지금 저보다 훨씬 앞서 가고 있습니다.

김 박사는 선한 마음을 가진 분입니다. 닥터덕 유튜브에 소개된 '길리안-바레 증후군' 치료 환자의 인터뷰가 그 좋은 예입니다. 이 희귀병은 현대의술 안에서는 특효약이 없는 병으로, 대학병원에서 수개월 동안 치료받아도 차도가 없어 퇴원을 권유받은 환자가 마지막 희망을 품고 김 박사를 찾았습니다. 놀랍게도 환자는 치료 후 처음보다 70% 이상 호전되었지만, 그는 겸손히 이렇게 말합니다. "저도 길리안-바레 증후군이 처음 이었어요. 한 번도 치료해본 적 없는 의사에게 자신의 몸을 맡기시고, 힘드셨을 텐데 잘 따라와 주신 환자분께 감사드립니다." 그의 진실한 고백 속에서 환자를 긍휼히 여기는 마음, 그리고 포기를 모르는 도전정신을 발견합니다.

김 박사는 예약 환자가 수개월 이상 밀려 있어 쉴 틈이 없다고 합니다. 그래서 눈 수술 후 충분히 쉬어야 하는 상황인데도 환자들을 보며 계속 눈을 혹사하고 있습니다. 김 박사의 눈이 더 나빠지지 않아서 오랫동안 은퇴하지 않고 진료실을 지켜주기를 기원합니다. 그리하여 수많은 난치병 환우들에게 희망을 주는 귀한 의사로 오래 남아주기를 간절히 소망합니다.

현대의학이 발전한 것은 사실이지만, 아직도 현대의학으로 치료하지 못하는 난치병들이 너무나 많습니다. 치료의학을 사용할 때는 논문으로 검증된 매뉴얼대로 진료하기에 어쩌면 스트레스를 덜 받을 수 있습니다. 하지만 기능의학 의사에게는 딱히 정해진 매뉴얼이 없습니다. 같은 질병도 개별 환자에게 맞추어 각기 다른 방법을 사용합니다. 이 책의 내용 중 "의사는 사람의 생명을 책임져야 하는 중압감을 견디며 평생을 살아야 하는 직업이다"라는 말이 나옵니다. 특히 기능의학 의사를 찾아오는 분

중에는 많은 병원에 다녔으나 치료에 실패하여 마지막으로 찾아오는 환자분들이 많습니다. 그래서 김 박사와 같은 기능의학 의사에게 특히 난치병을 치료하는 일은 고난의 행군이라 말할 수 있을 것입니다.

저는 지금까지 수많은 건강 관련 책을 읽었지만, 이 책은 그중에서도 손가락으로 꼽을 만한 대작이라고 확신합니다. 한 페이지도 대충 읽고 넘길 만한 곳이 없을 정도로 참으로 알찬 내용입니다. 한번 읽기 시작하면 다 읽을 때까지 손에서 놓을 수 없을 것입니다. 오랫동안 난치병 환자들을 진료하고 또 연구한 내용을 토대로 한, 실제적이고도 유익한 건강 관련 지식을 아낌없이 나누고 있습니다. 그 모든 내용이 너무 유익하여 추천사를 쓰게 된 것이 저로서는 큰 영광입니다. 그리고 강한 자부심을 가지고 자신 있게 추천합니다.

"돈을 잃는다면 일부를 잃는 것이나, 건강을 잃는다면 전부를 잃는 것이다"라는 말이 있습니다. 부디 많은 분이 이 책을 읽으시고 가장 귀한 유익을 얻으시기를 기원합니다.

내과 전문의 **오 기 창**

참사랑연합의원 원장

유튜브: 내과의사 사이먼

추천사

현재 대한민국에서는 기능의학에 대하여 포괄적으로 제대로 다루고 있는 책을 찾기가 쉽지 않습니다. 부분적으로 특정 주제를 다룬 책은 일부 있었지만, 그마저도 번역서인 경우가 대부분이었습니다. 그러다 보니 많은 책이 한국 실정에 맞지 않고, 이해하기도, 일상생활에 적용하기 어려운 편이었습니다.

기능의학은 대한민국에 보급된 지 10년이 넘었고 계속 발전하고 있지만, 아직 기능의학 전체를 다루는 책이 나오는 것은 그리 쉬운 일이 아니었습니다. 하지만 이는 기능의학 의사 중에서 누군가는 꼭 해야 할 일이었습니다. 그러던 중 김덕수 원장님께서 기능의학 관련 책을 쓰신다는 소식을 접하고 무척 반가웠습니다.

이 책은 특정 주제에만 초점을 맞추기보다는 기능의학에 대한 전체적인 내용을 폭넓게 담고 있어, 기능의학을 포괄적으로 이해하고 이를 바탕으로 건강 관리를 하는 데 큰 도움이 됩니다. 또한, 이 책은 논문이나 강의 내용과 같은 이론만 다룬 책이 아닙니다. 기능의학을 활용하여 10년 이상 환자를 치료해온 경험을 바탕으로 독자들에게 실질적인 도움을 줄 수 있는 내용을 담고 있습니다. 특히 기능의학을 처음 접하거나 기능의학으로 건강관리를 하고자 하는 분들에게 큰 도움이 될 것을 확신하며, 기쁜 마음으로 이 책을 추천해 드립니다 .

가정의학과 전문의 김 장 수

더기능가정의학과의원 원장, 유튜브: 기능의학의사 김원장

추천사

목회자를 양성하는 일을 하는 저는 목회자로서의 기본 자질에 대하여 교훈하기 위해 제자들에게 가끔 이런 질문을 하곤 합니다. “만일 여러분이 몸이 아프면, 병은 잘 고치지만 인격이 엉망이어서 환자를 무시하고 마음을 상하게 하는 의사에게 가겠습니까? 아니면 병 치료는 서툴지만, 인격이 훌륭하여 환자에게 겸손하고 친절한 의사에게 가겠습니까?” 그러면 거의 모든 학생이 전자에게 갈 것이라고 대답합니다. 당연한 대답이지요. 그러면 저는 얼른 “저는 병도 잘 고치고 인격적이기도 한 의사에게 갈 겁니다”라고 말합니다. 하지만 ‘실력 있고 인격마저 훌륭한 의사’를 만나는 게 어디 쉬운 일이겠습니까?

제가 처음 김덕수 원장님을 찾아간 것은 어떻게 해서든 병을 고치고 싶은 간절함 때문이었습니다. 수원에서 포항까지 그 먼 길을 비싼 교통비를 지불하며 방학 중에는 매주 내려갔고, 심지어 병원 근처에서 숙박하며 일주일 동안 집중 치료를 받기도 했습니다. 보통 까다로운 사람이 아닌 제가 그 먼 거리와 큰비용을 마다치 않고 그렇게 열심히 김 원장님께 치료를 받았던 데는 분명한 이유가 있습니다.

먼저 김 원장님은 실력 있는 의사입니다. 오랜 세월 연구하며 진료해온 원장님의 실력이 소문이 나면서 전국 각지의 환자들이 김 원장님을 찾아오게 되었습니다. 김 원장님은 저의 질병과 약함의 근본 원인을 정확하게 찾아내셨고, 그에 가장 적합한 치료를 정성껏 해주셨습니다. 그 덕분에 저의 건강도 많이 회복되었습니다.

그뿐만 아니라 김 원장님은 참사랑의 의사입니다. 속이 깊으시고 정도 매우 많으시며 참으로 마음이 따뜻한 의사입니다. 그분은 고통에 시달리는 환자가 속히 병으로부터 자유로워지기를 그 누구보다 간절히 바라며, 환자들의 아픔을 사랑으로 돌보시는 진짜 의사입니다. 김 원장님이 몹시 바쁜 와중에도 많은 시간과 정성을 들여 유튜브 영상을 제작하여 제공하는 것도 바로 이런 이유에서입니다. 김 원장님은 깊고 오묘한 실력과 사랑의 인격이 통합된, 매우 특별하고 참으로 희귀한 의사이십니다.

이번에 그동안 영상으로 올라왔던 내용들이 정리되고 다듬어져 책으로 출판되었습니다. 마음을 다해 진심으로 축하를 드립니다. 김 원장님께 치료를 받는 저는 누구보다도 이 책이 나오기만을 몹시 기다려왔습니다. 기능의학의 핵심 내용을 그림과 함께 탁월하게 설명한 책이 제게 있다는 사실만으로도 흥분되고 든든하며 안심이 되기 때문입니다. 부디 이 책이 널리 알려지고 많은 사람에게 읽혀서, 모든 병과 모든 연약한 것을 고치는 데 능력 있게 쓰임 받기를 간절히 바랍니다.

합동신학원대학교 신약신학 교수 이 복 우

PART I

기능의학을 알면 건강이 보인다.

기능의학으로의 초대

01

01 기능의학으로의 초대

의사라는 직업인으로 인생을 살아가는 것은 참으로 힘든 일입니다. 다른 사람들에게는 안정적이고 수입이 보장된 좋은 직업처럼 보일 수 있지만, 동시에 누군가의 생명을 책임진다는 부담감을 견디며 평생을 살아야 하는 직업이기도 하기 때문입니다.

저는 의대에 입학하여 의사가 되고, 전문의 자격증을 취득하며 의학박사 학위를 받기까지 주류의학에서 하는 모든 공부를 다 하였지만, 30년이라는 긴세월 동안 환자를 치료하면서 "뭔가 빠진 것 같은데? 지금까지 배운 의학적 지식만으로는 환자를 제대로 치료하기에 뭔가 부족한데…"라는 것을 늘 느끼고 생각했었습니다. 그래서 다시 공부를 시작했고, 기능의학(functional medicine)의 세계로 발을 들여놓게 되었습니다. 국내에는 제대로 된 기능의학 학회도 없던 시절, 기능의학이 무엇인지도 모른 채 비타민부터 공부하기 시작했습니다. 그리고 먼저 공부하시고 소규모 세미나를 주최하시는 선생님들의 강의를 들으며 하나씩 살을 붙여나가기 시작하여, 저만의 기능의학적 치료 개념을 완성하기까지는 적지 않은 시간이 필요했습니다.

그리고 3년 전부터는 제가 15년 넘게 공부해온 기능의학 관련 지식을 정리해서 환자들을 위한 교육 자료를 유튜브에 올리기 시작했습니다. 사실 유튜브라는 플랫폼을 접한 것은 꽤 오래전이었습니다. 하지만 아들이 유튜브(김비디오)를 하면서 자신이 올린 영상을 보여줄 때만 해도 요즘 젊은이들의 새로운 오락거리(?) 정도로 생각했을 뿐 제가 직접 유튜브 채널을 운영하게 될 줄은 꿈에도 생각하지 못했습니다. 하지만 우연한 계기로 시작한 유튜브 채널이 어느덧 구독자 13만 명이 넘는 채널로 성장했습니다. 하지만 제가 처음으로 유튜브 영상을 올려야겠다고 생각했던 동기와 마음은 변하지 않았습니다. 제가 왜, 그리고 어떤 목적으로 유튜브를 하게 되었는지에 대해 잠시 말씀드리고자 합니다.

1) 짧은 진료시간에 환자에게 주고 싶은 정보가 너무 많습니다.

진료실에서 환자를 보다 보면 자세히 설명할 시간적 여유가 많이 없습니다. 우리나라와 같은 진료 환경에서는 그것이 더더욱 힘듭니다. 요즘도 종합병원에서 진료를 받다가 저에게 오시는 환자분들이 많은데, 대부분 불평하시는 점이 진료시간이 너무 짧아서 궁금한 것을 제대로 물어볼 시간이 없다는 것입니다. 사실 우리나라의 의료수가에서 진료시간을 길게 갖는 것은 불가능합니다.

그런데 기능의학적으로 환자를 진료하려면 진료시간 2~3분으로는 불가능합니다. 어쩔 수 없이 오랜 시간 환자분과 상담도 하고 필요한 설명을 자세히 해드려야 합니다. 그런데 모든 환자분에게 기본적으로 해야 할 설명을 유튜브를 이용하여 해드린다면 똑같은 말을 반복해서 하는 수고도 덜고, 꼭 드리고 싶은 말도 전할 수 있겠다는 생각이 들었습니다. 그래서 환자분들에게 기본적인 기능의학 지식을 알려드리기 위한 목적으로 유튜브를 시작했습니다. 비타민D에 대해 설명하려면 30분이 걸리지만, 유튜브에 올린 비타민D 영상 4편을 다 보시면 귀한 시간을 들여 찾아온 환자도 시간을 벌 수 있고, 저도 그 시간에 다른 설명을 할 수 있어 일거양득의 효과를 볼 수 있겠다고 판단했습니다.

2) 후손들에게 남겨줄 자료가 있으면 좋겠다는 마음에서입니다.

오늘날과 같은 정보의 홍수 속에서 어떤 지식이 바른 지식이고 어떤 의학적 내용이 진리인지 판단하려면 바르게 알아야 합니다. 그런데 바르게 판단할 능력이 내게 없다면 어쩔 수 없이 잘못된 판단을 내리게 될 수밖에 없을 것입니다. 나중에 제가 죽어서 이 세상에 없을 때 손자, 손녀들과 후손들이 할아버지가 올린 영상을 시청하면서 자신의 건강을 스스로 잘 지킬 수 있는 지혜를 남겨주고 싶었습니다. 2019년부터 지금까지 3년 넘게 쉬지 않고 열심히 영상작업을 할 수 있었던 것도 어찌 보면 이 같은 사명감 때문이기도 합니다.

3) 멀리 떨어져 있는 분들께도 도움이 되기 원하는 마음에서입니다.

현재는 인터넷을 통해서 전 세계 어디서든 손쉽게 다양한 정보를 주고받을 수 있게 되었습니다. 제가 오늘 영상을 올리면 지구 반대편에 있는 나라에서도 그것을 바로 볼 수 있게 된 것입니다. 이를 활용해 멀리 떨어져 있어 병원에 진료를 받으러 올 수 없는 분들께도 건강관리에 대한 바른 지식을 알려드리고 싶었습니다. 유튜브 댓글을 읽다 보면 제가 알려드린 정보대로 했더니 치료가 되지 않았던 증상들이 좋아졌다는 글들을 심심치 않게 볼 수 있습니다. 이런 댓글을 볼 때면 나름 유튜브를 하는 보람을 느끼곤 합니다.

제가 올린 대부분의 유튜브 영상은 예전부터 공부해온 내용을 특별한 대본 없이 머릿속에서 정리하여 촬영하다 보니 원고가 없습니다. 그렇게 원고 없이 이 책을 출간하기 위한 작업을 하면서 후회가 되는 점은 영상을 만들어 올리던 3년이라는 세월 동안 제가 책을 쓰게 될 것이란 생각을 하지 못했다는 것입니다. 그런데 주변의 동료 의사와 신학대학교 교수님께서 영상으로만 공부하는 것보다는 책도 함께 읽으며 공부하는 것이 더 도움 될 것이라고 여러 번 말씀해주셔서 책을 쓰면 좋을 것 같다는 생각이 들었습니다. 그렇게 한 분 두 분 해주신 조언들이 이렇게 결실을 보게 되어 매우 감사하게 생각합니다.

마음에서 떠오르는 모든 분께 일일이 감사한 마음을 전하고 싶지만, 지면이 부족함을 양해해주시기 바랍니다. 이라크 전쟁에 응급구호를 하러 갔을 때, 인도네시아 쓰나미 피해 지역에 봉사하러 갔을 때, 아프리카 수단 내전 지역의 어린이들을 도와주러 갔을 때도, 결혼하여 10년 동안 가장으로서 가족을 위해 여행 한 번 제대로 못 가고, 아이들 방학 때조차 늘 가족보다는 의사가 필요한 오지로만 돌아다니며 변변히 해준 것도 없지만, 한 번도 나의 선택에 반대하지 않고 늘 뒤에서 응원해주고 후원해준 아내에게 진심으로 고마움을 전하고 싶습니다. 같은 의사로서 모범이 되고 성도로서 본보기가 되어준 친구 최진석, 오기창, 홍민석 원장에게도 감사의 말을 전하고 싶습니다. 출판사에서 책 출판에 관하여 연락이 왔는데, 우연하게도 그 주에 치료를 받으러 오셔서 제가 책을 쓸 수 있게 적극적으로 조언해주시고 용기를 불어넣어 주신 합신대학원대학교 이복우 교수님께도 감사의 마음을 전하고 싶습니다. 어렵고 딱딱한 내용의 의학서적을 가독성 있게 잘 읽혀질 수 있도록 그림과 삽화로 수고해주신 '이림니키'님께도 감사의 말씀을 전합니다.

얼마 전 은퇴하신 합동신학대학원대학교 정창균 총장님께서 발간하신 『잊혀지는 자의 기억』이라는 책에 기기억에 남는 문장이 있었습니다. "사랑스러울 책임이 상대방에게 있는 것이 아니고, 사랑스럽지 않지만, 사랑할 책임이 나에게 있습니다." 저는 이 문장을 읽으면서 의사로서 환자를 대하는 마음에 대해서 다시 한 번 생각하게 되었습니다. 비록 모든 환자가 사랑스러운 것은 아니지만, 내가 환자를 사랑해야 하는 이유가 환자가 사랑스럽기 때문이 아니라 환자를 사랑해야 할 책임이 나에게 있기 때문이라고 말하고 있는 것 같았습니다. 그리고 사랑은 감정의 문제가 아니라 의지의 문제라는 말도 마음에 와 닿았습니다.

'20년이 넘는 긴 세월 동안 환자를 진료하면서 나는 어떻게 그들을 사랑했는가?'라는 질문을 스스로에게 던져봅니다. 그동안 부끄럽게도 환자들을 사랑하는 것을 감정의 문제로 받아들였던 때가 적지 않음을 고백합니다. 마음속으로 "저런 환자는 정말 사랑할 수 없어!"라고 외쳤던 적도 있었습니다. 제가 앞으로 몇 년을 더 환자를 치료하고 생을 마감할지 모르겠지만, 주어진 시간 동안 환자에 대한 책임을 다하고 주어진 사명을 완주하는 의사가 되어야겠다고 다시 한번 다짐해봅니다.

PART II

기능의학을 알면 건강이 보인다.

기능의학 건강관리란?

02

01
기능의학 건강관리란?

기능의학에 입문하여 공부한 지도 15년 정도 되어가는 것 같습니다. 제가 처음부터 기능의학이라는 단어를 사용해서 환자를 치료하기 시작한 것이 아니라 비타민을 사용하여 치료하기 시작했고 점차 기능의학에 대한 생각과 사고의 폭을 넓혀 나갔습니다. 처음 비타민 칵테일 수액(마이어스 칵테일)에 대해 배우던 때가 생각납니다. 당시 저도 여전히 주류의학적으로 환자를 치료하던 시기였기 때문에 마음속으로 "뭐 저런 걸로 환자가 치료될까? 동료 의사들이 돈을 벌기 위한 수단으로 이름을 지어냈나 보다!"라고 생각하기도 했습니다. 요즘도 심심하면 매스컴에서 "효과 없는 수액에 신데렐라주사, 백옥주사 등의 이름을 붙여 마치 효과적인 치료인 양 과대 광고하며 환자를 치료한다"라고 의사를 비난하는 뉴스를 가끔 보게 됩니다. 기능의학적으로 환자를 치료하고 진료하는 의사로서 그런 뉴스를 들을 때면 마음이 아픕니다. 어떤 치료보다 효과적인 치료법을 마케팅 목적으로밖에 이용하지 못하는 동료 의사들에 대한 안타까움과 그런 약점을 이용해서 의사와 환자를 이간질하는 듯한 뉴스를 쏟아내는 매스컴에 대한 분노가 공존했습니다.

많은 분에게 기능의학이라는 이름은 익숙하지 않습니다. 기능의학 진료를 받으려면 어느 병원에 가야 하는지 물어보시는 분들도 많습니다. 일반인들이 기능의학에 대해서 잘 모르는 이유는 'functional medicine'(기능의학)이라는 진료 과목이 따로 있지는 않기 때문입니다. 저도 의대에서 기능의학에 대해서 한 번도 배워보거나 들어본 적이 없습니다. 그렇다 보니 의사 중에서도 기능의학에 관해 이야기하면 주류의학이 아닌 뭔가 뒤떨어지고 이상한 의료처럼 취급하는 경우를 심심치 않

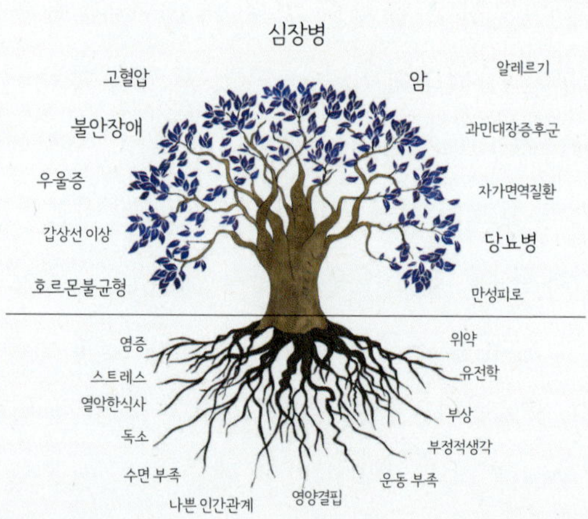

Functional medicine is a form of alternative medicine that encompasses a number of unproven and disproven methods and treatments. Its proponents claim that it focuses on the "root causes" of diseases based on interactions between the environment and the gastrointestinal, endocrine, and immune systems to develop "individualized treatment plans." It has been described as pseudoscience, quackery, and at its essence a rebranding of complementary and alternative medicine.

By 위키백과

게 봅니다. 심지어 인터넷에서 기능의학을 검색해보면 마치 사이비 치료법 중 하나인 것처럼 치부하는 내용까지도 볼 수 있습니다.

기능의학을 '보완의학', '대체의학'이라고도 표현합니다. 일반인들이 들으면 마치 주류의학이 아닌 비주류의학처럼 느껴질 수도 있을 것입니다. 그러나 다수 의견을 따르는 민주주의 안에도 소수 의견이 있듯이, 의학에서도 주류의학과 비주류의학이 있고 주류의학이라고 해서 무조건 옳고, 비주류의학이라고 무조건 틀린 것은 아닙니다. 다수 의견이 무조건 옳다고 말할 수 없는 것과 같은 이치입니다. 과거 내과를 전공한 친구에게 기능의학을 소개했더니 처음에는 주의 깊게 보려 하지 않았습니다. 그 친구를 기능의학에 관심을 두도록 하기 위해 설득하는데 5년이란 세월이 필요했습니다. 그렇게 기능의학을 공부한 그 친구는 지금은 누구보다 열심히 기능의학적으로 환자를 치료하는 의사가 되었습니다.

기능의학을 한마디로 정의하기는 매우 어렵지만, 저는 이렇게 정의하고 싶습니다. 환자가 호소하는 수많은 증상은 나무의 열매와 같습니다. 그리고 그런 열매를 맺게 하는 이유는 뿌리에 있습니다. 질병을 유발하게한 주된 원인을 찾아서 원인치료에 가깝게 환자를 안내하는 의학이 바로 기능의학입니다. 질병이 있는 사람을 볼 때 단순히 질병이 있는 신체 부위만 보는 것이 아니라 여러 가지 검사(소변, 혈액, 모발, 타액 등) 결과를 기반으로 몸 전체의 생물학적 지형평가(**biological terrain assessment**)를 통하여 병에 걸린 부분을 치료함과 동시에 나머지 육체의 전반적 건강을 유지할 수 있게 도와주는 학문입니다.

그에 반해서 주류의학(여러분이 알고 계신 내과, 외과, 소아청소년과, 산부인과 등)에서 많은 부분을 차지하는 약물치료는 원인보다는 증상을 치료하는 데 중점을 둡니다. 여러분이 드시는 고혈압약은 혈압이 높아지는 원인을 찾아서 치료하는 약이 아니라 단순히 혈관의 압력을 낮추기 때문에 복용을 중단하면 혈압이 다시 올라갑니다. 당뇨병약도 마찬가지입니다. 혈당이 올라갈 수밖에 없는 이유와 원인을 치료하는 것이 아니라 인위적으로 혈당을 낮출 뿐입니다. 대사질환은 생활 습관을 바꿔야만 치료가 가능한 질병인데, 약물로 조절하는 것이 편리하다 보니 환자도 자신이 힘들게 노력하기보다는 약물로 손쉽게 조절하는 것을 선호하는 경우가 많습니다. 감기 치료에서도 마찬가지입니다. 감기의 원인인 바이러스를 제거하는 치료제가 없기 때문에 열이 나면 해열제, 콧물이 나면 항히스타민제, 기침이 나면 진해거담제 등을 사용합니다. 반면 기능의학적으로 감기를 치료한다면 인체의 기본적인 면역 시스템을 약화시킨 원인을 찾고, 그 원인을 제거하려 노력할 뿐 아니라, 기본적인 면역증진을 위한 노력을 할 것입니다. 그러한 노력의 일부로 비타민과 미네랄 등을 사용하기도 합니다. 유튜브를 통해서 앞으로 저와 함께 비타민과 미네랄의 기능과 효과에 대해서 공부할 시간이 있을 것입니다. 유튜브에 올려놓은 여러 가지 카테고리로 모아놓은 영상들을 순서대로 공부하며 따라온다면, 여러분도 자신을 스스로 치료할 수 있는 기능의학자가 될 수 있을 것입니다.

저도 과거 비타민을 이용한 수액치료에 관한 이야기를 들으면 돈을 벌기 위해서 만들어낸 상술로만 치부하고 깎아내렸던 것이 기억납니다. 그러나 저 스스로 몸이 좋지 않을 때 비타민 수액을 맞아 보고, 교과서에 쓰인 대로 약물치료를 해도 차도가 없던 환자에게 비타민을 이용한 기능의학적 치료를 하여 효과를 본 이후로 생각이 완전히 바뀌었습니다. 지금도 현장에서 환자를 치료하면서 설명할 수 없는 여러 가지 기적들을 경험하게 됩니다. 약물에만 의존했던 기존 치료법에서 벗어나서 인체 속에 숨어 있는 100명의 의사의 기능을 잘 활용할 수 있게 도와줌으로써, **환자 자신이 스스로 치료할 힘을 키우는 기능의학적 접근법**이야말로 건강을 지키고 질병에서 해방될 수 있는 유일한 방법이라는 생각엔 변함이 없습니다.

제가 유튜브에 올린 영상과 지금 읽고 계신 책을 통해서 기능의학적 개념을 이해하셨다면, 여러분의 지역에서 경험과 전문지식을 가진 기능의학자를 찾아 의사-환자 관계를 향상시키고 부족한 부분을 채워 나가시기를 바랍니다. 지역별로 기능의학자를 찾고자 하신다면 인터넷에 '대한기능의학회' (QR코드: https://www.kifm.kr/)를 방문하여 '우리동네 주치의' 카테고리에서 지역별 기능의학자 정보를 얻을 수 있습니다. (PC 화면에서는 바로 보이지만 휴대폰으로는 카테고리를 누르셔야 합니다.) 지역을 선택하고 검색 버튼을 누르면 해당 지역의 병원을 찾을 수 있습니다. 대한기능의학회가 활성화되면 더 많은 선생님이 등록될 것입니다. 지금 여러분이 살고 계신 지역에 등록된 선생님이 안 계신다고 해서 너무 실망하지 말고, 조금만 기다리신다면 조만간 많은 분이 등록되실 것입니다.

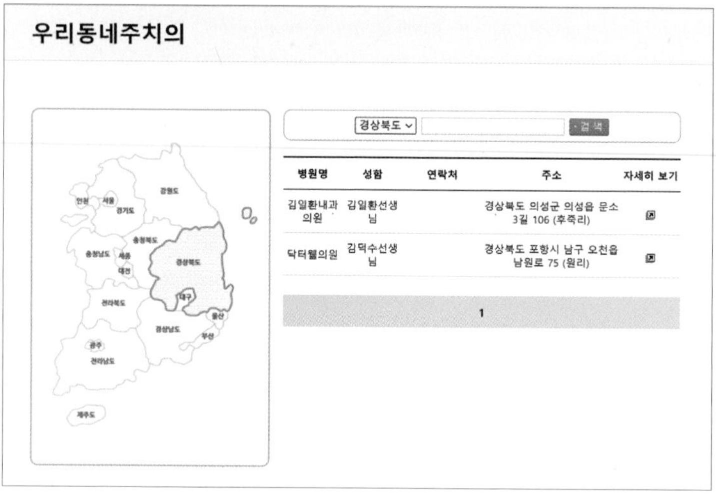

우리 몸속에는 100명의 의사가 산다

히포크라테스

PART III

기능의학을 알면 건강이 보인다.

현대의학의 불편한 진실

03

01
제약산업의 발달사

환자를 진료할 때면 늘상 하는 말이 있습니다.

의사: "의사를 믿지 말고 환자 스스로 질병을 이겨낼 수 있는 몸을 만드세요~~!"

10명 중 8~9명의 환자들은 저를 이상한 눈으로 쳐다 봅니다.

환자: (말로 하지않고 눈빛으로) "쓸데없는 소리 그만하고 나에게 필요한 약을 달란 말이야!"

과거 카네기 재단과 록펠러 재단은 미국 의학 발전에 중요한 역할을 했습니다. 두 재단은 각 주(state)에 무료로 의대를 세우고, 현재의 의사 교육 시스템을 구축하는 데 중요한 역할을 했습니다. 그렇게 세워진 의대에서 어떤 교육이 진행되었을까요? 거기서 무엇을 가르쳤을까요? 그

학교들은 질병의 원인과 역학, 치료법 등을 가르치면서 결국 약물을 이용한 치료법 위주로 교육하였습니다. 그렇게 카네기 재단과 록펠러 재단은 약물치료에 최적화된 의사 양성과 함께 제약회사를 설립합니다. 이것이 제약산업이 발전하게 되는 계기가 됩니다.

과학이 발전함에 따라 제약 산업도 발전했습니다. 그래서 더 나은 방향으로 변화한 것도 있지만, 더 나쁜 방향으로 변화한 것도 많습니다. 물질만능주의가 판을 치는 세상에서 수익을 창출하기 위하여 일반인들은 모르는 많은 일들이 일어나고 있습니다. 산업은 이윤을 얻는 것이 매우 중요합니다. 제약산업도 마찬가지로 수익이 발생하는 장사를 할 수밖에 없습니다. 투자보다 수익이 많아야 하며, 수익이 꾸준히 발생할 수 있는 환경을 만들기 위해 많은 노력을 기울이고 있습니다.

무에서 유를 창조하는 것은 쉽지 않기 때문에, 대부분의 의약품은 자연에 존재하는 성분을 연구하는 것에서 출발합니다. 자연에서 좋은 성분을 찾아내고, 그 성분이 우리 몸에서 어떤 작용을 하는지 연구한 다음, 환자들의 문제를 해결하는 데 도움이 되는 성분을 추출해서 농축하는 작업을 합니다. 하지만 천연 자연 성분 치료제는 수익성이 낮기 때문에 어쩔 수 없이 변형이 이루어집니다. 천연 성분은 특허를 받을 수 없기 때문에 독점권이 없고, 이는 곧 수익성이 떨어진다는 의미입니다. 그래서 제약사는 염기서열을 변형하거나 분자 구조를 변화시켜 자연에 존재하지 않는 물질을 만들어내고 그것에 이름을 붙여 특허를 따냅니다. 특허를 받은 약물의 경우, 특허 보호 기간 동안 누구도 허락 없이 해당 성분을 사용할 수 없습니다. 그렇게 특허받은 약물을 통해 10년 정도 돈을 벌고 나면 특허가 풀리고, 많은 제약사가 복제 약물을 만들어냅니다. 그렇게 쏟아져 나오는 같은 성분의 약만 수십 종에 이릅니다. 수익성이 큰 약일수록 더 많은 제약사들이 복제약을 만들어냅니다.

이런 구조 속에서 또 다른 암투가 벌어집니다. 사람들은 진짜 천연 자연 성분을 이용한 치료법을 마치 잘못되고 이상한 치료인 양 치부하도록 조장하며, 과학적으로 입증되지 않은 치료법으로 낙인을 찍어 이러한 방법을 사용하는 사람들을 비방합니다. 이로 인해 환자 치료에 필요한 좋은 약들이 하나둘씩 사라집니다. 제약사에 그 이유를 물어보면 대부분 "이익이 적기 때문입니다"라는 대답을 듣게 됩니다. 손해를 보면서 사업을 할 수는 없으니, 정말 환자에게 필요한 약물일지라도 돈이 되지 않으면 생산을 중단해버리는 것입니다. 반면, 기능의학자가 보기에 위험하고 부작용이 심한 약임에도 불구하고 많은 매출을 가져다주는 약들은 앞다투어 생산합니다. 제약회사에서 약물개발에 참여했던 어느 한 분의 이야기가 떠오릅니다. 그는 효과가 너무 좋은 약을 개발해 보고서를 제출했지만, 마지막 심의 과정에서 탈락되었다고 했습니다.

그 이유를 물었더니, 약의 효과가 너무 좋으면 안 되기 때문에 약의 효능을 70~80% 정도로 제한하도록 수정하라는 지침을 받았다고 합니다. 한 번 먹고 병이 다 나아버리는 약은 얼핏 생각하면 대박을 칠 것 같지만, 실제로는 그렇지 않습니다. 적당한 효과를 주어 여러 번 복용하게 하는 것이 약을 더 많이 팔 수 있습니다. 아니면 아주 많은 사람이 먹는 약을 개발해야 하는데, 지금과 같은 코로나 위기 상황에서는 한 번 먹어도 효과 좋은 약을 개발하는 것으로도 큰 이익을 볼 수 있지만, 당뇨와 같이 한정된 환자군에서 너무도 효과적인 약을 개발하면 처음에는 잘 팔리더라도 그 약이 필요한 환자가 없어지면 수익성이 떨어질 수 있다는 맹점이 있습니다.

의사는 과학자이기 때문에 확실한 증거를 선호합니다. 그러나 논문 한번 제대로 써보지 못한 의사들조차 '증거 중심의 의학(evidence based medicine)'이라는 용어를 사용하며, 논문화되지 않은 내용은 무시하려는 경향이 있습니다. 반면, 외국의 유명한 의학 잡지에 실린 논문은 무조건 신뢰하는 경우가 많습니다. 하지만 대부분의 연구 논문은 막대한 자금이 필요하다는 사실을 기억해야 합니다. 의사 개인의 힘으로 수행할 수 있는 연구는 개인의 치료 경험을 바탕으로 한 케이스 리포트(case report)정도 외에는 거의 없습니다. 따라서 대규모 자금이 필요한 연구는 연구를 주도하는 자들의 의도에 따라 결과가 달라질 수밖에 없습니다.

어떤 사람들은 자신의 인생을 바쳐 열심히 연구하고 발표하지만, 어떤 사람들은 그렇지 않습니다. 특히 영양제 관련 연구 자료들은 특허를 받을 수 없기 때문에 아무도 연구에 자금을 지원하지 않습니다. 그래서 지금까지 발표된 수많은 비타민 관련 연구 논문을 살펴보면 많은 비타민 관련 연구가 제약사의 후원으로 이루어졌다는 점입니다. 제약사는 사실 비타민에 큰 관심이 없습니다. 특허권이 없는 비타민은 누구나 제조할 수 있으며, 약물에 비해 경제적 이익이 크지 않기 때문입니다. 그럼에도 불구하고 제약사가 비타민 관련 연구에 후원을 하는 이유는 연구 결과에서 드러납니다. 비타민의 효과에 대해 부정적인 결론을 내린 논문 중 상당수가 제약사 후원이 이루어진 데 반해, 제약회사가 생산한 약물의 효과에 대한 논문은 99% 이상 긍정적인 결과를 도출해냅니다. 이런 현상은 어찌 보면 당연한 일입니다. 문제는 이러한 연구 결과를 보고 분석하고 적용하는 의사의 눈이 가려져 있어 바르게 판단할 수 없다는 사실입니다.

과거 미국 의학의 발전 과정에서도 유사한 사례를 많이 볼 수 있었습니다. 도수치료(chiropractic), 침술, 천연 허브 등의 치료법이 불법화되면서 이들 치료법이 발전하지 못하게 되었고, 일반인들은 이를 잘못된 치료법으로 인식하도록 유도되었습니다. 사람들은 오랜 세월 동안 잘못된 정보를 접하면서 무의식적으로 약물과 기능의학적 치료법에 대한 편견을 갖게 되었습니다. 현재도 일부 주에서는 의사가 암환자에게 항암제를 권유하지 않고 자연치유법을 추천하는 경우, 법적으로 처벌받는 일이 발생하고 있습니다.

그나마 한국에서는 진료의 자유가 어느 정도 보장되어 있어, 저는 환자에게 꼭 필요한 경우가 아니면 약을 처방하지 않으려고 노력합니다.

"가능하면 약을 드시지 않고 조금만 몸에 시간을 허락하시면 우리의 몸이 스스로 치료할 겁니다. 1~2주 정도만 참아보지 않으시겠습니까? 정 힘드시면 경구제보다는 바르는 약으로 조절해보시고, 그래도 해결되지 않으면 그때 약을 드리겠습니다"고 말합니다.

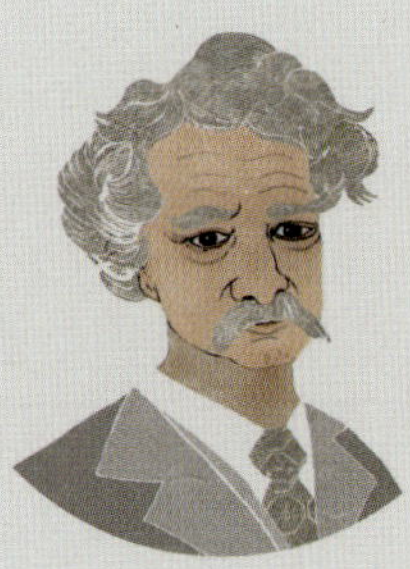

"사람을 속이는 것이, 그 사람이 속임 당하고 있다고 설득하는 것 보다 쉽다."

-마크 트웨인-

아직도 아무리 열심히 설명해도 기능의학이 무엇인지 이해하지 못하는 분들이 여전히 많습니다. 저는 어떻게든 환자분의 잘못된 생각을 바로잡아주기 위해 최선을 다하지만, 때로는 설명이 통하지 않는 분들에게는 조용히 약만 드리기도 합니다. 의사도 변화해야 하지만 환자의 기본적인 인식도 변화해야 한다고 생각합니다. 그릇된 시스템 속에서 잘못된 의료행위가 마치 당연한 것처럼 굳어져, 바른 의료행위로 둔갑해버린 현실에서는 여러분의 건강은 누구도 책임져줄 수 없습니다.

02 유전자 허무주의

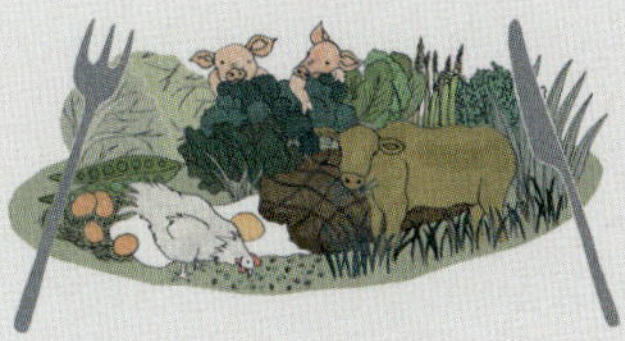

'음식이 곧 약이고, 약이 곧 음식이다.'
-히포크라테스-

여러분이 드시는 음식이 여러분의 몸을 만듭니다. 바른 식단을 유지한다면 약이 필요 없을 것이고, 여러분이 드시는 음식이 나쁜 음식이면 약이 소용이 없게 됩니다.

유전자 이상 때문에 병이 발생할 때에 대해 많이 들어보셨을 것입니다. 집안 대대로 내려오는 가족력에 의한 질병도 있고, 어느 가족은 암으로 돌아가시는 분이 많고, 어느 집안은 뇌졸중으로 돌아가신 어른들이 많습니다. 부모로부터 물려받은 유전자는 바꿀 수 없기 때문에, 상담을 하다 보면 물려받은 유전자의 영향으로 발병한 질병 때문에 우울해하거나 마음 아파하는 환자가 많습니다.

안젤리나 졸리는 BRCA 유전자 돌연변이가 유방암을 유발한다는 의학계의 발표 이후, 유방암으로 사망한 어머니처럼 자신도 유방암에 걸릴까 두려워 유전자 검사를 하였고 자신도 BRCA 유전자 돌연변이가 있음을 알고는 양쪽 유방을 절제하는 수술을 받았습니다. 하지만 이러한 결정이잘한 결정이었을까요? 실제로 유방암 환자를 조사해 보면, 유방암의 5~10%만이 BRCA 유전자 돌연변이로 인해 발생한다는 것을 알 수 있습니다. 그렇다면 더 많은 90%의 요인은 무엇일까요?

인체의 세포는 매일매일 새롭게 만들어지고 사멸하는 과정을 반복합니다. 유일하게 태어날 때부터 죽을 때까지 동일하게 유지되는 것은 신경세포입니다. 그 외 모든 세포는 새롭게 만들어지고 사멸하는 반복을 거치게 됩니다. 예를 들어, 여러분의 피부세포는 3주 간격으로 각질세포로 바뀌어 목욕탕에서 때를 밀면 각질이 떨어져 나오는 것입니다. 뼈는 6개월~1년이 지나면 모두 새로운 뼈로 교체되어, 현재 가지고 있는 뼈는 하나도 남아 있지 않게 됩니다. 혈구세포 중 적혈구는 120일 주기로 새롭게 만들어지고, 백혈구는 2~3주 간격으로 새롭게 만들어집니다. 장상피세포 역시 우리가 죽을 때까지 3~4일 간격으로 탈락하고 다시 만들어지기를 반복합니다. 이렇게 인체의 모든 세포는 새롭게 만들어지는 기전을 통해 손상된 조직을 회복할 수 있습니다. 이러한 과정 덕분에 부러진 뼈가 붙고, 수술한 부위에 새로운 살이 덮일 수 있는 것입니다.

그렇다면 새롭게 만들어지는 조직의 원료는 어디에서 오는 것일까요? 자가포식(autophagy)을 통해서 공급되기도 하지만, 대부분은 우리가 먹는 음식을 통해 공급됩니다. 좋은 원료를 공급하면 양질의 조직이 만들어지고, 나쁜 원료를 공급하면 불량품이 만들어지는 것이 바로 이런 원리입니다. 조직마다 필요한 영양소의 분포와 종류가 다르기 때문에, 조직을 만들 때 필요한 원료 또한 각기 다릅니다. 그렇다면 어떤 원료가 좋고 나쁜지만 잘 판단하면 문제가 될 게 없겠지요.

이와 관련하여 많은 분이 하시는 질문이 "육식이 좋나요, 채식이 좋나요?"인데, 정답은 오염되지 않은 식재료를 골고루 먹는 것입니다. 육식의 문제점은 가축을 기르는 과정에서 건강에 해로운 여러 물질이 오염된 채 우리 몸에 들어올 수 있다는 것입니다. 우리가 먹는 음식이 우리의 몸을 만들듯이, 가축의 몸도 가축이 먹는 먹이가 원료가 됩니다. GMO(유전자 변형) 사료를 먹여서 키운 동물의 몸에는 GMO 성분으로 가득 차고, 좁은 사육환경에 갇혀서 생활하는 가축은 면역기능도 떨어지고 스트레스 호르몬도 몸에 쌓이게 될 것입니다. 병에 걸리면 항생제를 투여받고, 빨리 시장에 출시하기 위해 성장 촉진제를 투여받게 됩니다. 이런 식으로 생산된 고기를 먹는 것이 과연 건강에 좋을까요?

그렇다면 채식이 무조건 우리 몸에 유익할까요? 농사를 한 번이라도 지어본 경험이 있는 분이라면 농약 없이 안전하게 먹을 수 있는 것이 없다는 것에 동의 하실겁니다. 심지어 자신이 먹을 채소에도 농약을 사용하는 경우가 많습니다. 하물며 시장에서 판매되는 채소를 재배하는 농부들은 깨끗한 채소가 더 상품성이 있기 때문에 농약을 많이 사용할 수밖에 없습니다. 이러한 야채를 섭취한다면 야채 속의 좋은 영양성분뿐 아니라 농약도 우리 몸에 같이 들어오게 됩니다. 그렇다면 그런 야채를 많이 드시는 것이 과연 건강에 좋을까요?

결국, 육식이든 채식이든 중요한 것은 오염되지 않은 건강한 식재료입니다. 우리의 몸은 야채 속에 있는 섬유질과 비타민, 미네랄이 필요하고, 고기에 들어 있는 아미노산과 지방질도 필요합니다.

결론은 좋은 식재료로 잘 조리한 음식을 드시는 게 중요하다는 것입니다. 또한, 조리하는 방법에 따라서도 많은 것이 달라지는데, 음식을 어떻게 조리하는 것이 좋은지는 다른 장에서 자세히 나누도록 하겠습니다.

(QR코드: 영양유전체학이란?)

영양유전체학(nutrigenomics)은 영양(nutri)이라는 단어와 유전체(genmoic)라는 단어의 합성어입니다. 우리가 먹는 음식이 유전자에 어떻게 영향을 미치고, 몸속 유전자가 우리가 먹은 음식에 반응하는 방식에 어떻게 영향을 미치는지에 대한 연구 학문을 말합니다.(Journal of Microscopy and Ultrastructure Volume 4, Issue 3, Septem ber 2016, Pages 115−122 Review Article. The role of nutrition related genes and nutrigenetics in understanding the pathogenesis of cancer)

예를 들어, 여러분이 식당에 가서 포화 지방이 풍부한 음식을 많이 먹으면, 간세포가 지방산 합성효소의 mRNA 생산을 가속화하여 콜레스테롤 수치를 더욱 증가시킵니다. 반대로 불포화 지방산이 풍부한 생선을 드시면 간에서 지방산 합성효소의 mRNA생산을 억제하게 됩니다. 또한, 단일염기다형성(SNP: single nucleotide polymorphisms)이 우리가 먹는 음식 속의 영양과 관련이 있다는 연구결과도 보고되고 있습니다. (C.M. Williams, J.M. Ordovas, D. Lairon, J. Hesketh, G. Lietz, M. Gibney, et al. The challenges for molecular nutrition research 1: linking genotype to healthy nutrition. Genes Nutr, 3 (2007), pp. 41–49) 예를 들어, 아미노산을 대사하는 과정에서 필요한 효소가 있는데, 그 효소를 만드는 유전자에 SNP가 발생한 사람은 다른 사람들과 같은 음식을 먹어도 다른 사람처럼 음식 대사가 잘 되지 않아 여러 가지 질병에 걸릴 확률이 높아집니다.

영양유전체학의 4가지 원칙은 다음과 같습니다.

1. 식이는 특별한 상황에서 질병을 일으키는 주요한 원인이다.
2. 식이성분에 따라서 DNA 메틸화(methylation)를 일으켜서 결국 인간의 게놈(genome) 변화를 유발할 수 있다.
3. 개인별 SNPs는 질병과 건강의 균형을 설명할 수 있다.
4. 식이 요인에 의존하는 유전자는 만성질환의 시작과 진행에 역할을 할 수 있다.

과학이 거의 발달하지 않았던 시기에 히포크라테스가 대단한 통찰력으로 남긴 말이 "여러분이 먹는 음식이 약이 되게 하고, 약이 음식이 되게 하십시오"입니다. 어떤 음식이 우리 몸의 유전자를 건강하게 하고 질병을 일으키는 유전자의 기능을 억제할 수 있는지 바르게 아는 것이 여러분의 지혜가 될 것입니다.

요즘 아이들은 태어나면서부터 가공식품의 홍수 속에서 살아갑니다.

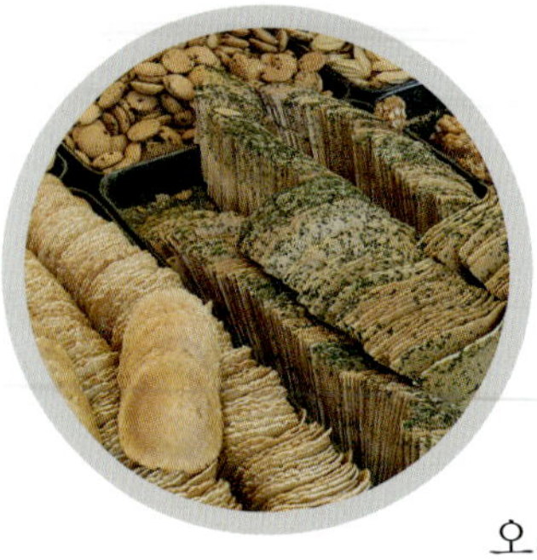

제가 어렸을 때는 군것질거리가 딱히 없었습니다. 밤늦게 들어오시는 아버님의 손에 들린 검은 비닐봉지 속 김가루 뿌려진 생과자가 저의 유일한 간식거리였습니다. 잠이 쏟아져도 아버지가 들고 오시는 생과자를 기다리며 졸음을 참다 참다 결국 잠이 들고 말던 기억이 납니다. 요즘에는 공장에서 찍어내는 과자의 가짓수만 해도 다 헤아릴 수가 없습니다. 그리고 대부분 과자에는 첨가물이 많이 들어 있습니다. 할아버지는 손자의 손을 잡고 손자가 좋아하는 과자를 사주기 위해 마트로 향합니다. 손자가 기뻐하는 모습에 죄책감은 잊고 '이 정도쯤이야 괜찮겠지' 생각하며 얼굴에 미소가 번집니다. 그렇게 과자에 맛 들이기 시작한 손자의 입맛은 점점 가공식품의 늪으로 빠져듭니다. 어른들은 아이가 그런 음식을 먹고 자랄 경우 나중에 발병할 질병에 대해 생각하지 않습니다.

과학의 발전은 좋은 것들도 가져다주었지만, 동시에 수없이 많은 인체에 해로운 물질들의 홍수 속에서 우리의 유전자는 병들어가고 있습니다. 교회에서 주일학교를 마친 후 아이들에게 나눠주는 간식은 모두 가공식품입니다. 영혼의 생명 양식을 먹이는 교회가 육체를 죽이는 음식을 주고 있는 아이러니한 현장입니다. 그런 모습을 볼 때면 가슴이 답답해집니다. 명심하십시오. 여러분이 먹는 음식이 여러분의 몸을 만듭니다.

03

비타민의 안정성 vs 약물의 안정성

의사: "환자분, 하루에 최소 6,000밀리그램의 비타민 C를 섭취하는 것이 좋습니다."

환자: "정말요? 그렇게나 많이 먹어도 괜찮습니까? WHO 권장량에는 75~90mg 정도면 충분하다고 하던데요. 원장님께서 말씀하시는 용량은 너무 많은 것 아닌가요?"

의사: "다들 그렇게 알고 있지만 그렇지 않습니다. 비타민C의 요구량은 사람마다, 나라마다, 그리고 개인의 건강상태에 따라서 각기 다릅니다. 환자분은 권장 복용량의 개념을 잘못 이해하신 것 같습니다."

환자: "그래도, 말씀하신 6,000mg은 좀 많은 것 같은데요…"

의사: "이해가 안 되시면 제가 유튜브에 올린 비타민 관련 영상을 찾아서 한번 시청해보시고, 확실하게 이해가 되면 그때부터 드셔도 됩니다."

젊은 시절 응급실에 근무할 때 약물 과다 복용 환자를 종종 보곤했습니다. “수면제를 수십 알 삼켰어요”, “농약을 마셨습니다”, “잠시 한눈 판 사이에 아이가 어린이 영양제를 여러 알 먹었어요” 같이 동행하신 보호자들은 한결같이 불안해하시는 것입니다. 물론 위의 3명 중 수면제와 농약을 드신 분들은 위험할 수 있지만 영양제를 먹은 아이는 그렇게 위험하지는 않습니다. 왜일까요?

간단하게 설명해드리면, 약물과 비타민의 안전용량(safety dose)이 많이 다르기 때문입니다. 약물의 복용 허용량이 하루 한 알인 경우 3~4알 이상 복용하면 심각한 부작용을 경험할 수 있습니다. 약물도 과다 복용하면 신체에 심각한 손상을 일으킬 수 있으므로 약리작용이 허용하는 범위 내에서 정확한 양을 먹어야 합니다.

반면에 비타민은 그와 달리 영양소입니다. 비타민의 정의는 “유기체가 대사의 적절한 기능을 위해서 필요로 하는 필수 미량 영양소”입니다. 그러나 비타민 C는 “미량”이라는 단어를 사용하기에는 너무 많은 양이 필요한 영양소이기 때문에 저는 이 정의도 부정확하다고 생각합니다. mg단위도 아닌 g단위로 복용해야 하는 영양소를 비타민으로 정의하기에는 무리가 있습니다. 또한, 개인별로 결핍된 영양소가 얼마나 되는지 대한 고려없이 얼마나 많은 양의 영양소를 섭취해야 하는지에 대한 생각으로 나아갈 수 없습니다. 많은 환자와 상담을 하며 대부분의 환자들이 비타민을 ‘약’이라는 고정관념을 가지고 있다는 것을 알게 되었습니다. 검사 결과를 기반으로 꼭 필요한 것만 추려서 추천해 드려도 5~7가지가 넘을 때가 많습니다. 그럴 때 환자분들이 하시는 말씀입니다. “원장님! 제가 약을 끊고 싶어서 이 병원에 왔는데 이렇게나 약을 많이 먹어야 합니까?"

이미 서너 가지 약을 먹고 있었는데 그 약들을 끊는 대신에 비타민을 많이 먹어야 한다는 사실을 이해하지 못합니다.

환자: "이렇게 많이 먹으면 몸에 무리가 가지 않을까요?"

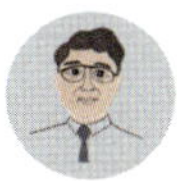

의사: "예를 들어 아프리카에서 잘 먹지 못해서 영양결핍에 걸린 환자에게 '하루에 밥을 2공기씩 드시는 것이 좋겠습니다.'라고 말한다면 뭐라고 하시겠습니까? '그렇게 밥을 많이 먹으면 비만이 오지 않을까요?'라고 묻지는 않을 것 같습니다."

환자: "그러면 제가 그렇게 영양 불균형 상태라는 말씀이신가요?"

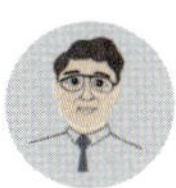

의사: "그럴 수도 있다는 말입니다. 오늘날 우리가 먹는 많은 식재료들이 오염되어 있을 뿐만 아니라 토양의 황폐화로 인해 영양 결핍이 계속되고 있습니다. 100년 전에 드셨던 음식 속에 들어 있는 영양소에 비해서 현재 여러분이 드시는 음식 속에는 영양소가 많이 부족한 상태입니다. 그 과정에서 주로 먹는 음식만 계속 드시는 편식을 하게 되면 영양 결핍이 진행될 수밖에 없습니다."

약물은 치료제보다는 조절제에 가깝기 때문에 근본적인 치료를 기대할 수 없습니다. 그에 반해서 비타민은 우리 몸에 꼭 필요한 영양소입니다. 식단의 문제로 인해 부족한 상태가 된 영양소를 보충하여 줌으로써 약을 먹지 않고도 조절가능한 몸을 만들고 건강한 몸을 유지할 수 있다면 어떤 것이 올바른 선택일까요? 여러분이 식단을 잘 조절하여 몸에 필요한 영양소를 골고루 공급할 수 있다면 굳이 비타민을 여러 종류 드실 필요가 없을 수도 있습니다. 하지만 먹는 음식이 편중되어 있고 먹고 싶은 것만 먹게 되면 필연적으로 체내 영양소의 불균형이 초래되어 원치 않는 질병을 유발할 수 있으며, 앞서 말씀드린 영양유전체학의 개념으로 원치 않는 질병에 걸릴 수도 있습니다.

자연성분에서 추출한 수용성 비타민은 FDA(식품의약국)에서 허용하는 기준치보다 적게는 10배, 많게는 1,000배, 심지어 10,000배까지 안전할 수 있습니다.

비타민C를 예로 들어보겠습니다. FDA는 비타민C의 1일 권장량을 75~90mg, 최대 허용량은 600mg권장하지만 저는 15년이 넘게 하루 6000~12,000mg을 복용하고 있습니다. 일부 암 환우분들 중에는 혈관주사를 통해 100,000mg을 투여받는 분들도 있습니다. 이렇게 많이 투여하면 위험하지 않느냐고요? 부작용이 전혀 없는 것은 아닙니다. 너무 많이 복용하면 삼투압으로 인해 설사를 할 수 있지만 이는 일회성이며, 그 외 질병이라고 할 수 있는 심각한 부작용은 없습니다. 굳이 있다면 건강해지는 부작용이 있겠지요. '건강해지는 게 어떻게 부작용이 될 수 있느냐?' 반문하실지 모르겠습니다. 약을 팔아야 하는 제약사로서는 환자들이 건강해져서 약이 더는 팔리지 않는다면 그것만큼 심각한 부작용은 없을 듯합니다.

FDA에서 각종 비타민에 대한 일일권장량(RDA: recommended daily allowance) 개념을 고안한 것은 1940년대 무렵입니다. 그리고 그러한 RDA 개념에는 '정상적인 사람이 영양소의 결핍을 통한 질병을 예방하기 위한 영양소의 최소단위'라는 이론이 깔려 있습니다. 괴혈병(scurvy)을 예방하기 위한 최소단위로서 비타민C의 하루 권장량이 설정되었습니다. 그 후로 일일권장량은 거의 개정되지 않았으며, 몇몇 영양소별로 조금씩의 변화는 있지만 큰 틀에서 벗어나지는 않습니다. 그러나 사회는 급변하고 식단도 기후도 사람들의 영양상태도 변하고 있습니다.

유럽에서 발표한 자료에 의하면 인구의 40%가 영양결핍이라고 합니다. 섭취하는 칼로리는 높아져 갈수록 비만 인구는 증가하는 데 반해 필수 영양소인 비타민과 미네랄은 부족해지는 영양결핍 환자들이 늘고 있습니다. 그럼에도 불구하고 미디어와 여러 방송매체에서 전문가들은 FDA가 선정한 일일권장량의 개념만 이야기합니다. 그리고 그 기준치를 초과하는 것이 마치 매우 위험한 일인 양 말합니다.

그렇지 않습니다. 비타민 C에 대한 연구를 살펴보면 사람마다 필요량과 요구량이 다르다는 것을 알 수 있습니다. 같은 사람이라도 그날그날의 컨디션이나 몸 상태에 따라서 필요량이 달라집니다. 건강한 상태에서는 1g만 복용해도 충분하지만 감기나 모기에 물렸을 때, 균에 감염되었을 때는 비타민C 필요량이 증가합니다. 그러므로 자신의 몸 상태에 따라서 복용량을 조절할 수 있어야 합니다.

우리 몸의 여러 면역세포 중 자연사멸세포(nk−cell)라는 것이 있습니다. 이 자연사멸세포는 몸속에서 감염된 세포, 손상된 세포, 암세포 등을 찾아서 죽이는 역할을 하는데, 자연사멸세포의 활성도를 높이기 위해서는 몸무게 1kg당 80mg의 비타민C를 섭취해야 합니다. 몸무게 60kg의 성인을 기준으로 하루 4,800mg을 먹어야 한다는 뜻입니다. 기능의학자들은 비타민 C가 많이 필요하다고 하고, 주류 의학이나 언론에서는 필요하지 않다고 하는데, 누가 옳을까요? 앞으로 여러분의 지혜로운 바른 판단을 위해서 바른 지식을 전달해 드리도록 노력하겠습니다.

04
균형 잡힌 몸 만들기

따르릉~~~

닥터덕: "안녕하세요? 형님!! 요즘 잘 지내시죠?"

동료 의사: "응. 나야 잘 지내지, 그런데 어제 내과 박 원장이 심장마비로 죽었단다."

닥터덕: "네?? 아니… 지난주에도 뵈었는데, 어쩌다 그런 일이…"

동료 의사: "자전거 타고 가던 중에 그리되었는가 봐."

닥터덕: "평소 운동 삼아 병원까지 자전거를 타고 출퇴근한다는 이야기는 들었는데, 평소 그렇게 운동을 열심히 했는데 어쩌다 갑자기 그렇게 되셨을까요…"

동료의사: "그야 나도 모르지. 어찌 되었든 저녁에 올 거지?"

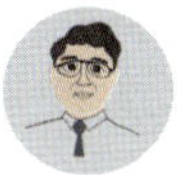

닥터덕: "그럼요. 가야죠. 저녁에 장례식장에서 봬요."
(평소 하루가 멀다고 술을 드시는 원장님들 중에 오래 건강하게 사시는 분도 있는데, 박 원장님은 신경 써서 몸 관리도 하시고, 술 담배도 거의 하지 않고, 운동도 열심히 하셨는데 세상 참 불공평하단 생각을 했던 기억이 납니다.)

1992년 8월, 매미가 울어대는 뙤약볕 아래에서 트럭에 짐을 싣고 계시던 아버님께서 두통을 호소하셨고, 급기야 점심때 드신 음식을 토하셨습니다. 급하게 아버지를 응급실로 급히 데려갔고, 지주막하출혈(SAH: subarachnoid hemorrhage)이라는 진단을 받으셨습니다. 1개월 정도 입원해서 세 번의 수술을 받으셨지만, 아버님은 끝내 일어나지 못하셨습니다. 저는 당시 26세의 나이에 아버님을 하늘나라로 보내드려야 했습니다. 왜 아버님에게 그런 병이 오게 되었는지 명확히 알 수는 없었으나 아버지는 담배를 끊지 못하셨습니다. 아버지는 알코올 분해 효소가 선천적으로 없어서 술을 잘 드시지 못하셨고, 저도 아버지의 피를 이어받아 술을 마시지 못합니다. 저는 아버지의 전철을 밟지 않으려고 담배를 피워본 적이 없습니다. 의사가 된 후 아버지가 왜 그런 병에 걸렸는지 궁금해서 이리저리 자료도 찾아보고 공부도 했습니다. 마음 한편에는 저에게도 그런 병이 오지 않을까 하는 걱정도 조금 있었던 것 같습니다. 기능의학을 공부하고 나서야 그 원인을 알 수 있었고, 지금은 꾸준한 기능의학적 관리를 통해서 아버님이 돌아가셨던 나이를 훌쩍 넘어서 건강하게 잘 지내고 있습니다.

윈스턴 처칠(Winston Churchill)은 입에서 시가 담배를 한순간도 떼지 않을 정도로 골초에다 술도 무척 좋아해서 늘 스카치위스키를 마시곤 했다고 합니다. 게다가 활동하는 것을 좋아하지 않아서 과체중에 복부비만이었습니다.

한편, 달리기라는 스포츠를 대중화하는 데 큰 공헌을 한 제임스 픽스(James Fixx)라는 마라톤 선수는 1977년『The complete Book of Running』이라는 책으로 베스트셀러 작가가 되었습니다. 그는 뚱뚱하고 매일 담배를 두 갑씩 피우던 사람이었지만, 어떤 일을 계기로 담배를 끊고 매일 16km씩 조깅을 하며 몸 관리에 성공했습니다. 담배를 끊고 운동을 시작한 후 정상체중으로 돌아온 그는 주변 모든 사람이 건강하다고 인정하는 삶을 살았습니다. 그렇다면 윈스턴 처칠과 제임스 픽스 두 사람 중 누가 더 건강하게 오래 살았을까요?

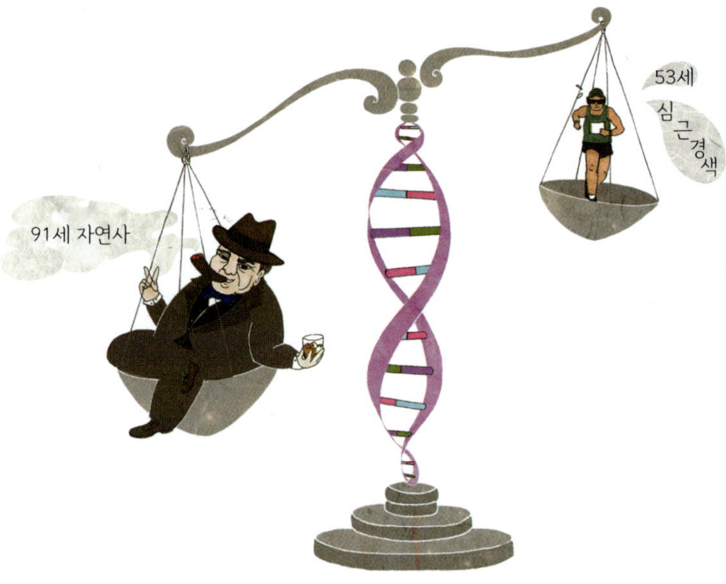

윈스턴 처칠은 80대에도 영국 수상을 역임할 정도로 건강했고, 91세에 노환으로 자연사하였습니다. 그에 반해서 제임스 픽스는 53세의 젊은 나이에 마라톤을 하던 도중 심근경색으로 사망하였습니다. 어떻게 이런 일이 일어났을까요? 제임스 픽스는 마라톤 도중에 심장마비가 오기 전까지는 아무런 자각 증상이 없었습니다. 그런데 제임스 픽스의 아버지가 35세에 심장마비로 사망했다는 사실로 미루어보면 그에게도 심장마비에 걸리기 쉬운 유전적 문제가 있었을 가능성이 높습니다. 제임스 픽스의 부검 결과 심장 관상동맥에서 심각한 동맥경화증이 세 군데에서 발견되었습니다. 조기에 발견했다면 혈관 청소와 킬레이션 치료를 통해 건강한 혈관으로 회복될 수도 있었을 것인데, 제임스 픽스는 운동을 통한 자신의 몸 관리를 너무 과신했던 것입니다.(QR코드: Running, heart disease, and the ironic death of Jim Fixx)

제임스 픽스의 이야기와 비슷하게 저도 어린 나이에 아버지를 잃었는데, 당시에는 아버지께 왜 그런 질병이 생겼는지 몰랐습니다. 나중에 의사가 되고 공부를 하는 과정에서 혈관손상을 일으키는 호모시스테인 대사에 문제가 있는 단일염기다형성(SNP)이 제게도 있는 것을 알게 되었습니다. 30대 초반에 개원을 하고 환자를 보기 전까지는 그 사실을 몰랐기 때문에 피곤한 이유가 환자를 많이 보고 스트레스를 많이 받아서라고만 생각했습니다. 하지만 유전자 검사를 통해서 원인을 찾고 그러한 유전자 변이를 통해서 발생할 수 있는 질병을 예방하기 위한 노력을 같이 기울인 결과, 50대 중반에 접어들었음에도 불구하고 30대 때보다 더 건강한 몸 상태를 유지하고 있습니다.

어떤 사람들은 건강에 해로운 음식을 계속 먹고 마시면서도 건강을 유지하는 반면, 어떤 사람들은 건강에 좋은 음식을 먹고 몸 관리를 하는데도 불구하고 건강이 좋지 않은 분도 있습니다. 그 이유는 무엇일까요? 물론 타고난 유전자적 문제도 있지만, 더 중요한 것은 질병을 유발하는 유전자는 억제하고, 좋은 유전자는 계속해서 작동하도록 하는 질병을 예방하기 위한 바른 노력의 유무입니다.

그런 의미에서 최근 주목받고 있는 영양제로 항산화제를 꼽을 수 있습니다. 많은 항산화제 중에서 비타민 C가 가장 눈에 띄지만, 얼마나 많이 섭취하는 것이 적당할까요? 제임스 픽스는 과할 정도로 운동을 열심히 했습니다. 우리는 운동이 건강에 좋다고 생각하지만, 운동 강도에 따라 그렇지 않을 수도 있습니다. 지나친 운동은 오히려 산화 스트레스를 유발할 수 있으므로 적절한 양의 항산화제를 섭취하지 않으면 과도한 산화 스트레스로 인해 우리 몸이 더 손상될 수 있습니다. 제임스 픽스처럼 평소 운동을 즐기고 스스로 건강하다고 자부하는 사람들이 갑작스러운 질병으로 고생하는 분들을 종종 보게 됩니다. 이들은 자신의 건강을 너무 과신하여 항산화제와 비타민제를 복용하시는 것을 중요하게 생각하지 않는 것입니다. 혹시 주변에 하루에 2시간 이상 과도하게 운동하는 사람을 알고 있나요? 그렇다면 운동의 양을 줄이고, 운동량에 맞는 적절한 양의 항산화제를 복용하시기를 권해 드립니다. (QR코드: The balance of antioxidants and oxidative stress in aging)

반면에 어떤 사람들은 항산화제를 너무 많이 섭취합니다. 신체는 항상성을 유지하기 위해 스스로 노력하기 때문에 이것도 옳지 않습니다. 과도한 항산화제를 복용하면 몸은 밸런스를 유지하기 위해 더 많은 활성 산소를 생성할 수 있습니다. 과도한 활성산소를 생성하는 몸을 만든 후에 갑자기 항산화제를 줄이게 되면 우리 몸은 과도한 활성산소 때문에 산화 스트레스를 받게 됩니다. 기능의학적 관점에서 볼 때, 이 두 가지 상황은 모두 건강을 유지하는 데 걸림돌이 됩니다. 무엇이든 균형 잡힌 관리가 필요합니다.

제임스 픽스는 과체중에 담배를 피우며 건강에 해로운 음식을 많이 먹었기 때문에 그의 몸속에는 POPs(잔류유기오염물질)와 중금속이 축적되어 지방에 저장되었을 것입니다. 운동으로 과체중을 정상체중으로 바뀌는 과정에서 몸 속 지방을 태웠을 때, 그동안 지방에 저장되어 있던 여러 가지 유해 물질들이 쏟아져 나왔을 것이고, 쏟아져나온 독소를 해독하는 과정을 제대로 거치지 않았던 것이 아닐까 합니다. 여러분들 중에서도 과도하게 다이어트를 하는 분들이 있다면 해독과정이 반드시 필요하다는 것을 명심해야 하며, 그렇지 않으면 유해한 독소의 체내 재배치가 일어나게 되어 오히려 더 위험해질 수 있습니다.

제임스 픽스와 같은 사람이 주변에 있다면 자신의 건강 상태를 너무 과신하지 말고 기능의학 검사를 통해 몸의 밸런스를 확인하고, SNPs 유전자 변이 검사(MTHFR)를 통해 유전적 변이가 없는지 확인하고, 기본적인 항산화제를 복용하는 것이 좋습니다. 검사를 할 수 없는 상황이라면 기본적으로 구연산 마그네슘 400mg, 코큐텐 100mg, 비타민C

6,000~12,000mg, 해독용 킬레이트 보조제를 드시기를 추천해 드립니다. (QR코드: Redox control of NLRP3 inflammasome activation in health and disease)

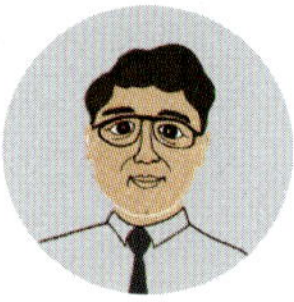

구연산 마그네슘 400mg,
코큐텐 100mg,
비타민C 6,000mg ~ 12,000mg
해독용 킬레이트 보조제

05

건강한 환자 되기

의사: "환자분은 현재 동맥경화증 검사 결과 동맥의 혈관 경화가 많이 진행된 상태입니다. 현재 나이는 52세 이지만 혈관의 나이는 70세를 넘어가고 있습니다."

환자: (무뚝뚝한 표정에 설명에 대한 반응이 거의 없음)
"그러면 치료는 가능한가요?"

의사: "주 1회 혈관 킬레이션을 받으면 어떤 분은 10회에도 호전을 보이는가 하면 30 ~40회를 넘겨야 하는 분도 있습니다. 어쨌든 꾸준히 치료하면 동맥경화도가 호전을 보이며, 혈관 내벽에 붙어 있는 플라크가 사라지는 경우도 있습니다."

환자: "그게 비타민, 영양제 복용으로 치료가 가능한지 이해가 되지 않습니다. 이미 조직학적 변화가 있는 상태인데 그게 가능할까요?"

의사: "단순히 비타민, 영양제만 사용하는 것은 아니고요. 저는 지금까지 수많은 환자를 치료해왔고, 많은 환자(치료 스케줄만 맞추면 사실 거의 모든 환자들이 호전되었었지만, 이 환자에게는 그렇게 긍정적으로 말하고 싶지 않았습니다.)가 치료에 반응을 보이고 좋아지시더군요."

환자: (여전히 미심쩍은 표정에 취조하는 듯한 말투로) "제가 공학을 전공했는데요. 믿어지질 않네요."

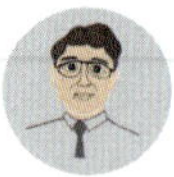

의사: "제가 그동안 유튜브에 올려놓은 영상을 보셨을 터인데, 그게 안 믿어지시면 멀리서 저를 찾아오신 이유가 뭘까요?"

환자: "직접 말씀하시는 것을 들어보고 싶었습니다."

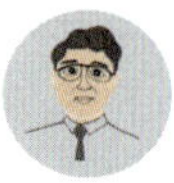

의사: "더 궁금한 것이 있으면 질문하셔도 됩니다. 앞서 환자분의 검사 결과는 설명을 다 드렸습니다."

환자: "음… 아니요. 없습니다."

(맘속으로는 '그 멀리서 믿지도 못할 의사를 찾아서 온다'는 것이 이해가 가지는 않았습니다. 제가 아무리 좋은 치료를 해드려도 좋아지기는 힘든 환자라는 생각과 함께 저의 마음속에도 답답함과 안쓰러움이 밀려 들어왔습니다.)

한 가지 일을 수십 년 동안 하다 보면 그 일에 달인이 된다는 말이 있습니다. 20년 이상 환자를 진료하다 보면 어떤 환자가 좋아지고 어떤 환자가 나빠지는지 알 수 있습니다.

어떻게 알 수 있을까요? 몇몇 환자는 의사를 만나러 올 때 이미 의사들 머리 위에 있습니다. 그들은 자기가 자신의 병을 다 안다고 생각하고, 어떤 약을 먹을지까지도 미리 결정해서 옵니다. 의사가 어떤 음식을 먹어야 하고 어떤 음식을 먹지 말아야 하는지 처방을 해주며 생활 습관을 바꾸라고 하면, 환자들은 마치 제가 만병통치약을 줄 것처럼 저를 바라봅니다. 어떤 환자분은 의사의 조언에 동의하며 고개를 끄덕이면서도 집에 가서 자기 마음대로 하기도 합니다. 이 같은 환자분들은 모두 건강해지기 힘든 환자분들입니다. 그렇다면 어떤 환자가 건강해질 수 있는 환자일까요?

1) 몸에 좋은 약은 쓰고 유익한 충고는 듣기 싫은 법입니다.

사람은 누구나 자신이 듣고 싶은 말만 듣고 싶어 합니다. 어떤 사람들은 자신이 듣고 싶은 말만 듣고 싶어 합니다. 하지만 저는 제 실수를 지적하고 올바른 방향으로 조언해주는 사람들의 말을 듣는 것을 좋아합니다. 그래야 내가 변화할 수 있고, 발전할 수 있기 때문입니다. 건강한 환자가 되기 위해서는 비록 듣기 싫은 말을 하더라도 올바른 지침을 줄 수 있는 의사를 만나야 합니다. 세상에는 많은 의사가 있지만 모두 주류 의학 개념에 대해 교육을 받았기 때문에 기능 의학 관점에서 환자를 보는 방법을 모릅니다. 그래서 병원에 가면 대부분 약부터 이야기합니다. 환자에게 줄 것이 약밖에 없으니까요. 하지만 제대로 된 기능의학 의사에게 가면 무엇이 잘못되었는지, 무엇이 이 질병의 원인인지, 그리고 약을 먹지 않아도 될 수 있도록 어떻게 고칠 수 있는지 알려줄 것입니다.

2) 올바른 의사를 만났다는 전제하에, 환자는 의사의 말을 믿고 전적으로 신뢰하며 따라야 합니다.

우리의 마음은 우리의 몸을 지배합니다. 이를 전문적인 용어로 마인드-보디(mind-body)라고 하는데, 이에 대해서는 뒷부분에서 따로 다루겠습니다. 환자가 의사의 말을 신뢰하고 따르는 마음을 가지면 몸도 그에 따라 반응합니다. 가끔 어떤 환자들은 의사가 생각해도 대단하다

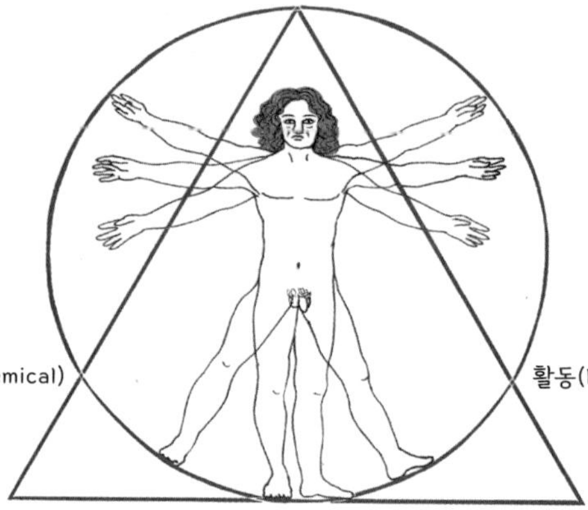

고 생각할 정도로 열심히 지시사항을 지킵니다. 그런 환자들은 대부분 무조건 좋아집니다. 의사의 노력보다는 환자분의 노력이 더 큰 역할을 하는 것입니다. 사실 제가 가장 무서워하는 환자는 의사의 말을 듣지 않는 환자가 아니라 의사가 말한 대로 따라 하는 환자입니다. 왜냐하면 그런 환자는 어떤 수단과 방법을 동원해서라도 호전되도록 해드려야 하기 때문입니다.

3) 의사가 말한 내용을 맹목적으로 믿고 따르기보다는 열심히 공부해서 왜 그렇게 해야 하는지 알아야 합니다.

모르는 것을 맹목적으로 믿고 따르는 것은 선한 믿음이 아니라 미신이자 맹신이며 처음에는 강해 보일지 모르지만 약간의 어려움에 직면하면 쉽게 깨질 수 있습니다. 확고한 믿음은 바른 지혜에서 비롯되며 바른 지혜는 바른 지식을 기반으로 세워집니다.

그래서 저는 환자에게 공부를 강요하는 의사입니다. 의사도 사람이고 세상의 모든 질병에 대해 알 수는 없기 때문에 적어도 자신의 질병에 대해서는 의사보다 더 많이 알아야 한다고 생각합니다. 다양한 환자들이 내원하기 때문에 그들에 대해 모든 것을 다 알면 좋겠지만 그럴 수 없기 때문에 환자들이 자신의 질병에 대해 더 공부해서 알려주어야 합니다. 저는 진료 중에 제가 모르는 것에 대해 환자들이 말씀해주시는 것을 좋아합니다. 제가 시간이 부족해서 못한 공부를 대신해서 알려주시니 감사해야 한다고 생각합니다.

하지만 제가 공부할 자료를 주면서 "다음에 오실 때까지 유튜브에 올린 자료를 공부하고 궁금한 점이 있으면 알려주세요"라고 말씀드리면 오히려 화를 내는 분들도 있습니다. 만나야 하는 환자들은 많고 진료시간은 부족하다 보니 더 자세한 설명을 드리기 힘들 경우 공부도 하실 겸 집에서 천천히 유튜브로 공부하시면 좋을 것 같아 말씀드린 건데, 환자분들은 마치 제가 게을러서 설명을 잘 안 하는 의사라고 생각하시는 것 같습니다.

병은 생활이 바뀌어야 극복할 수 있고, 생활이 바뀌려면 올바른 지식과 지혜가 필요합니다. 그래서 나온 격언이 '**세상에는 못 고치는 병은 없다! 단지 못 고치는 습관이 있을 뿐이다**'입니다. 저는 가능하면 환자들이 의사의 도움이 없이도 자신의 건강을 스스로 책임질 수 있는 사람이 될 수 있도록 교육하고 안내하려고 노력합니다.

06
건강을 결정짓는 5가지 요소

건강을 유지하기 위해 할 수 있는 일은 무수히 많지만, 그중에서 중요하게 고려해야 할 요소를 5가지 정도로 정리해보겠습니다. 어른들이 동물이나 아이를 키울 때 자주 하는 말이 있습니다. "잘 먹고, 잘 자고, 잘 싸면 건강한 것이여!" 정확한 표현입니다. 이 장은 앞으로 제가 이야기할 내용을 간략하게 요약한 것입니다. 여러분의 건강을 지키기 위한 기본적인 정답을 미리 기억하시고, 세부적인 내용은 뒷부분에서 추가로 공부하시면 좋을 것 같습니다.

1. 잘 먹기

사람은 죽으면 흙으로 돌아간다고 하는데, 흥미롭게도 흙의 영양분은 우리 몸을 구성하는 원료와 매우 유사합니다. 흙에서 나오는 모든 것들은 우리 몸을 구성하고 움직이는 데 필요한 원료이자 필수 요소인 것입니다. 하지만 과학의 발달과 함께 인간의 욕심으로 때문에 수익을 창출하기 위해 식량을 대량 생산을 하게 되었습니다. 1년에 1모작만 하던 논에서 2모작을 하고, 쉬지 않고 땅을 경작하다 보니 토지가 황폐하게 되어 양분이 없는 땅이 되어갑니다. 또한, 생산량을 늘리기 위해 제초제와 살충제를 뿌리다 보니 땅이 오염되기 시작했습니다. 이렇게 생산된 식량을 대량으로 보관하고 판매해야 하다 보니 방부제를 사용할 수밖에 없어졌습니다. 또한, 다양한 가공 과정에서 몸에 필요한 좋은 영양성분들이 사라집니다. 결국 우리는 쭉정이만 남은 쓰레기 음식을 먹게 됩니다.

아이를 키우다 보면 요리하는 것이 귀찮아서 패스트푸드를 찾는 경우가 많은데, 이런 것들이 아이를 망치는 지름길이 됩니다. **가능한 한 가공하지 않은, 흙에서 나온 음식을 먹도록 노력**해야 합니다. 가축을 기르는 과정도 중요합니다. 대량생산을 하기 위해 좁은 공간에 가둬 키우고, 빨리 키워서 팔기 위해 성장촉진제를 사용하기도 하며, 대량사육 과정에서 병에 걸리지 않도록 항생제도 사용합니다. 또한, 먹이로 정상적인 초지(풀)를 주기 힘드니 GMO사료를 먹입니다. 이렇게 길러진 가축은 오히려 우리 몸을 해치는 독이 될 수 있습니다. 가능하면 풀을 주식으로 먹고 스트레스를 받지 않은 항생제를 사용하지 않은 육고기를 드셔야 합니다.

2. 잘 자기

과거 전기가 없던 시절에는 밤에 할 일이 없어 일찍 잠들었고, 새벽같이 일어나서 일을 했습니다. 그런데 산업화가 진행되고 할 일이 많아지면서 점차 밤에도 일을 하게 되었습니다. 또한 휴대폰과 TV에서 나오는 블루라이트의 습격으로 우리의 수면은 점점 더 위협을 받고 있습니다. 수면이 불규칙해지면 건강도 위협을 받습니다. 잠을 자는 동안 우리 몸에서는 낮 동안 받은 스트레스와 섭취한 모든 유해 물질이 해독되는 중요한 일이 일어납니다. 그렇기 때문에 잠을 자는 시간은 해독을 위한 시간이기에 **잠은 낭비가 아니라 투자**입니다. 잠을 자는 동안 뇌는 낮에 배우고 공부한 지식을 재구성합니다. 또한, 멜라토닌을 생성하여 수면을 돕는데 이는 뇌의 활성산소를 제거하는 항산화제 역할을 합니다. 하지만 밤늦게 무언가를 먹거나 자는 시간이 불규칙하면 저녁과 밤에 해독할 시간을 놓치게 됩니다. 하루이틀은 큰 상관이 없지만, 이런 일이 너무 자주 반복되면 간은 해독 능력을 잃게 됩니다. 한편, 해독에는 시간도 중요하지만 해독에 필요한 성분도 있습니다. 해독을 위해 필요한 미네랄, 아미노산, 비타민 등은 앞서 말씀드린 '잘 먹기'를 통해서 충분히 섭취할 수 있습니다.

3. 잘 싸기

우리가 매일 배출하는 대변을 모아서 수분을 제거하고 남은 찌꺼기를 분석하면 무엇을 발견할 수 있을까요? 대변은 우리가 먹은 음식을 통해서 만들어졌기 때문에 음식물 찌꺼기라고 생각하기 쉽습니다. 그러나 우리가 보는 대변의 60%는 세균입니다. 나머지 20~30%는 장관내벽에서 떨어져 나온 세포이며, 마지막 소량 남은 것이 분해되고 남은 음식물 찌꺼기입니다. 즉, 대변은 대장균 덩어리라고 보시면 됩니다. 대장 내에는 세균이 가득한 것이지요. 세균을 오랫동안 몸속에 갖고 있는 것은 좋은 일이 아닙니다. 뿐만 아니라 대변을 통해 우리 몸속의 노폐물과 환경오염물질(POPs)도 배설되는데, 안타깝게도 이것들이 대장에서 오랫동안 머물러 있으면 다시 흡수되는 불상사가 일어납니다.

건강하기 위해서는 **매일매일 배변하는 습관**을 갖는 게 중요합니다. 정해진 시간에 규칙적으로 배변을 하기 위해 노력하십시오. 위장 대장 반사가 일어나는 식사 후가 배변활동이 가장 원활한 때입니다. 하루 중 자신의 라이프 스타일에 가장 적합한 배변 시간을 찾아서 배변하는 습관을 들이는 것이 가장 좋습니다.

4. 잘 살기

살면서 스트레스를 받지 않을 수 없습니다. 저도 의사로서 환자를 보다 보면 처방대로 말을 잘 듣는 환자들도 있지만, 시키는 대로 하지 않아 치료 효과가 없는 환자들을 보며 스트레스를 받기도 합니다. 그렇게 스트레스가 쌓이면 몸의 면역 시스템과 호르몬 균형이 깨지게 되어 있습니다. 스트레스는 교감신경을 항진시켜서 몸의 균형을 맞추려 하는데, 지속적으로 교감신경이 항진된 상태를 유지하다 보면 자율 신경계의 불균형을 초래합니다. 이러한 자율신경은 몸속에서 일어나는 모든 일에 관여합니다. 혈액을 순환시키고, 심장을 뛰게 하고, 장관 운동에 관여하고, 호르몬 분비, 체온 조절, 분비샘 조절 등 가장 기본적인 것부터 섬세한 조절에 이르기까지 모든 것에 관여합니다. 그래서 우리는 스트레스를 만병의 근원이라고는 말합니다.

스트레스를 풀 수 있는 자신만의 방법을 찾으셔야 합니다. 저는 개인적으로 낚시를 좋아합니다. 낚시를 통해서 정신적 힐링도 하고, 잡아온 깨끗한 해산물로 육체적 건강도 챙깁니다. 운동이든 사우나든, 등산이든 1주일에 한 번은 시간을 내어 스트레스를 풀어준다면 그 시간은 낭비가 아니라 발전하는 데 도움이 되는 소중한 시간이 될 수 있습니다.

5. 면역력 강화하기

창조주가 허락한 몸속 100명의 의사가 미세하게 변하는 신체의 문제를 찾아서 미리미리 수리하고 치료해서 다시 사용하거나, 아예 제거하고 다시 만들거나 하는 작용을 통해 질병을 예방할 수 있습니다. 신체의 여러 활동 중 면역기능은 건강을 유지하는 데 매우 중요한 역할을 합니다. 앞서 언급한 1번부터 4번까지가 모두 면역력에 영향을 미치며, 몸속 면역을 관리하는 100명의 의사가 잘 작동하게 하기 위해서는 적절한 운동과 간헐적 단식, 비타민 보조제가 필요합니다. 기능의학자인 제가 추천드리는 가장 기본적인 비타민은 6g 이상의 비타민 C와 2,000~5,000IU 이상의 비타민 D를 꾸준히 복용하는 것입니다. 그 외에 미네랄(아연(Zn), 셀레늄(Se), 요오드(I))이 부족할 경우에도 면역력을 저하시킬 수 있습니다. 미네랄은 검사를 통해 정확한 상태를 파악한 후에 복용하는 것이 좋습니다.

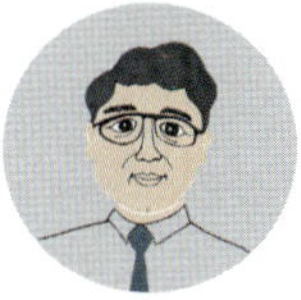

비타민C 6g 이상
비타민D 2,000IU~5,000IU 이상

07
혈액검사 판독 시 주의사항

YouTube 비타민C #1

혈액검사를 받은 후 결과지를 보면 검사 결과와 함께 해당 검사의 '참고치'가 기록되어 있습니다. 대부분의 결과 참고치는 낮은 정상(low normal)과 높은 정상(upper normal)의 수치로 적혀 있는데 보통 참고치 범위 내에 있을 경우 정상이라고 판독하게 됩니다. 그러나 여기에도 문제점이 있습니다. 이해를 돕기 위해 도표를 보여드리겠습니다.

일반인 100명을 대상으로 간기능 검사를 한다면 대부분 다음 페이지의 도표와 같은 정규분포를 보이게 됩니다. 여기서 보통 중앙값을 기준으로 아래 45%와 위 45%까지를 정상이라고 판독합니다. 모든 검사값들은 이런 식으로 기록되는데, 문제는 밑에서 6번째 값을 갖는 환자 A와 위에서 95번째 값을 갖는 환자 B가 모두 정상이라는 판독값을 갖게 되는 것입니다. 기능의학 관점에서 보면 신뢰 구간 폭을 90%보다 좁게 보는 것이 좋습니다. 정상 범위를 60~70%정도까지 좁혀 판독한다

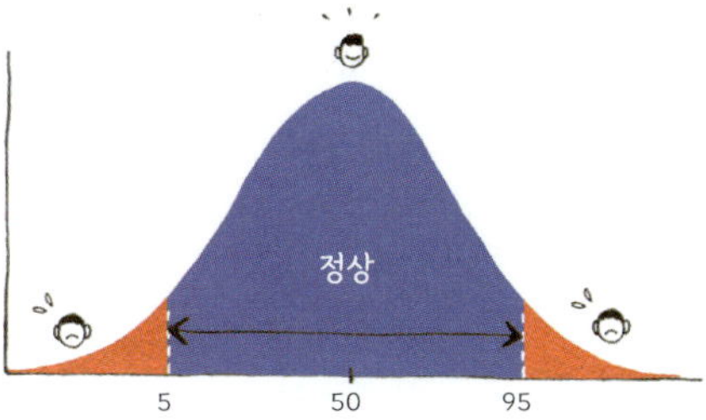

기존병원 검사결과

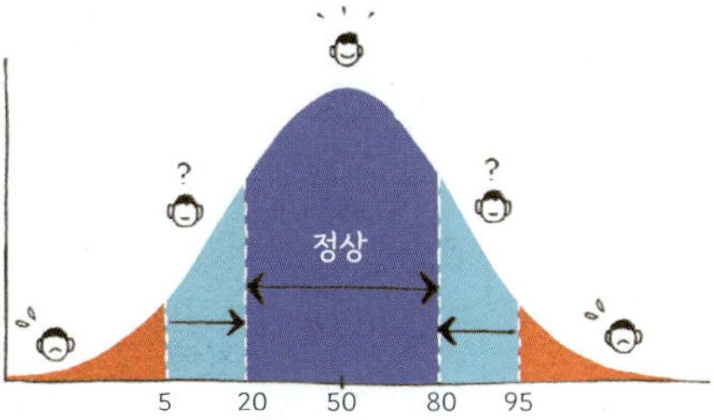

기능의학자의 시각

면 환자 A는 간기능이 저하된 상태이고 환자 B는 간기능이 항진되어 있어 해독에 문제가 있다고 볼 수 있습니다. 이렇게 본다면 환자가 아직 건강할 때 치료를 시작하여 질병이 더 진행되기 전에 스스로 건강을 관리할 수 있도록 조기에 치료를 시작할 수 있습니다.

또한, 모든 검사 항목이 의미가 있더라도, 우리의 몸은 하나의 검사 수치만으로는 완벽하게 분석할 수 없습니다. 여러 가지 항목을 복합적으로 고려하여 최종적인 판단을 해야 합니다. 그래서 여러 가지 검사를 진행할 수밖에 없습니다.

기능의학검사 후 결과를 가져오는 환자나 원내에서 검사를 받은 분에게 검사 결과를 설명드릴 때에 많이 듣는 말이 있습니다.

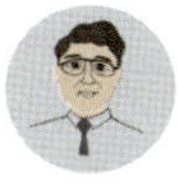

의사: "환자분의 적혈구 용적률(MCV)이 높습니다. 점점 적혈구가 커지고 있다는 뜻입니다. 이렇게 되면 모세혈관 내경보다 적혈구가 커져서 혈액 순환에 문제가 발생할 수 있습니다. 주로 비타민B9(엽산)나 비타민B12(코발아민)가 부족할 때 이런 현상이 발생할 수 있는데요, 위장기능의 저하로 인해 이런 영양소의 결핍이 발생하는 경우가 많기 때문에 위장기능검사를 통해 확인한 후 위장기능을 정상화하는 치료를 받으셔야 합니다."

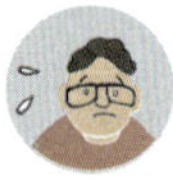

환자: "그래요?! (고개를 갸우뚱하며) 전에 다른 병원에서 같은 검사를 했을 때는 그런 이야기를 못 들었는데요. 거기선 왜 그런 말씀을 안 하셨을까요?"

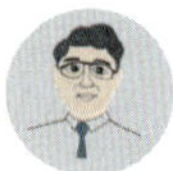

의사: "주류의학에서 판독을 할 때 사용하는 기준치가 기능의학자들이 보는 기준치와 다르기 때문입니다. 현재 환자분의 간효소 수치(rGTP)가 조금씩 높아지고 있는데, 이는 간에서 진행되는 해독과정에 부하가 걸리고 있다는 뜻입니다. 간의 해독 능력에 영향을 미치는 식단을 찾아서 관리하셔야 하는데, 제가 볼 때 그동안 건강에 좋다고 생각하고 드신 '야채수' 가 문제인 것 같습니다. 당분간 야채수를 끊으시고, 간 해독에 도움이 되는 건강보조제를 처방해 드리겠습니다."

환자: "야채수가 좋다고 해서 만들어 먹었는데, 그것 때문에 간 기능이 안 좋아졌다니 제가 바보짓을 했군요. ㅠㅠ"

보통 병원에서는 검사 결과의 기준값을 기준으로 설명하기 때문에 검사 결과가 조금만 어긋나도 원인을 찾아낼 수가 없고, 이미 질병으로 진행된 후에야 설명을 듣게 되는 것입니다. 심지어 검사 결과가 일반적인 의학 검사의 기준치보다 높더라도 특별한 이야기를 듣지 못하고 경과 관찰만 하는 경우도 종종 보게 됩니다.

환자: "원장님! 제 빌리루빈(bilirubin) 수치가 5년 동안 한 번도 정상화된 적이 없었어요. 다른 병원 의사선생님께서도 원인은 잘 모르지만, OT/PT수치가 정상이니까 그냥 지켜보자고만 하셨어요. 그런데, 선생님께 중금속 킬레이션 받고 나서 빌리루빈이 정상화되었어요!! 너무 신기해요!"

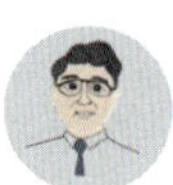

의사: "그건 중금속이 체내 헴(Heme)분자를 빌리버딘으로, 빌리버딘을 빌리루빈으로 전환하는 데 영향을 미치기 때문입니다. 중금속과 산화 스트레스(NO, UV, ROS)가 많아지면 헴옥시젠아제(heme oxygenase)를 활성화시켜서 빌리루빈이 증가하게 되는 거예요. 우리는 중금속을 제거하고 산화 스트레스를 줄여주니까 당연히 빌리루빈도 줄어들게 되는 겁니다."

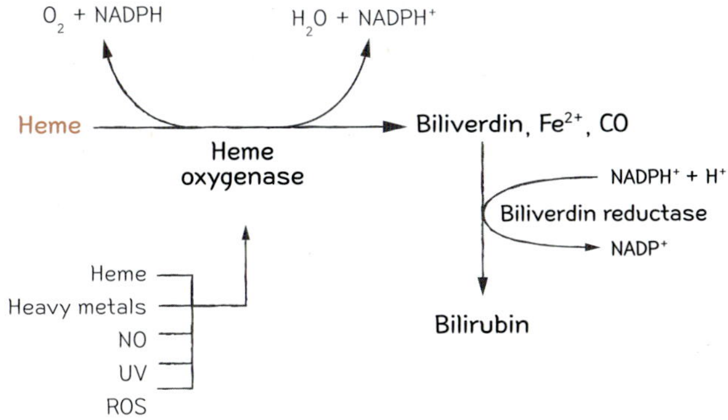

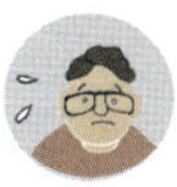

환자: "아… 그렇군요. 잘은 모르겠지만 너무 신기해요. 수년간 종합병원을 돌아다니면서 모든 검사를 다 해봤는데도 이유도 모르고 치료도 안 해줬는데, 선생님께 치료받은 증상은 이것도 아닌데 빌리루빈까지 같이 좋아지는 것을 보니 너무 신기했어요."

영양결핍 진단 시 영양 결핍은 환자가 인지하는 것보다 훨씬 일찍 진단되는 경우가 많기 때문에 아무리 건강하다고 느끼는 사람이라도 검사를 받으면 많은 부분에서 문제가 있는 것을 발견할 수 있습니다.

영양결핍을 단계별로 분석해보면 다음과 같습니다.

Stage 1: 혈액검사에서 이상 소견이 발견되지만 아무런 자각증상이 없는 단계입니다.

Stage 2: 혈액검사뿐만 아니라 조직(세포) 내에 영양결핍이 확인되지만 아직 증상이 없습니다.

Stage 3: 증상이 나타나기 시작하는 단계- 생리적, 심리적 변화를 보이며 피로감, 우울증, 감정의 변화, 불안, 과민증 등의 증상이 나타나게 됩니다. 대부분의 환자는 이 단계에서 병원에 내원하게 됩니다. 문제는 검사 결과가 기능의학적으로는 문제가 있어 보이지만 주류의학에서는 질병으로 진단하기 힘든 단계입니다.

Stage 4: 주류의학적으로도 질병으로 진단을 받고 의학적 개입이 이루어지는 단계입니다. 기능의학적으로 볼 때 이미 너무 늦은 단계에서 치료를 받는다고 생각됩니다.

'호미로 막을 걸 가래로 막는다'는 속담이 있습니다. 미리미리 관리하면 더 큰 사고를 미연에 방지할 수 있는데, 그렇지 못해서 화가 커진다는 의미인데요. 가능하면 Stage1, 2 단계에서 검사를 받고, 치료를 시작하기를 추천드립니다. 조기관리에 들어가는 시간과 비용이 아깝게 느껴지실지 모르나, 나중에 질병화되면 그 질병을 치료하기 위해서 들어가는 시간과 비용은 훨씬 크기 때문입니다. 건강을 잃은 후에 되찾기 위한 노력은 건강한 상태에서 그 건강을 유지하려는 노력보다 곱절의 에너지가 필요로 합니다. 단순히 돈과 시간의 문제보다 삶의 질이 달라집니다. 혼자만의 문제가 아니라 환자분과 연관된 주변 사람들에게도 영향을 미치게 됩니다.

08
콜레스테롤이 동맥경화증의 범인이 아니다.

YouTube 유튜브: 콜레스테롤 #2

여러분의 집에 불이 났다고 상상해 보세요. 불을 끄기 위해서 소방차들이 집 앞에 집결했습니다. 그런데 열심히 불을 끄고 있는데, 지나가던 사람들이 "아이구 불이 났네! 어, 그런데 소방차가 많이 모여있네? 소방차가 불을 지른 범인인가?"라고 한다면 여러분은 그 사람들에게 뭐라고 말할까요? 이해를 돕기 위해 이 예시로 계속 설명을 해보겠습니다. 불이 난 집은 손상되어 재생이 필요한 혈관이며, 소방차는 LDL콜레스테롤이며, 소방차가 뿌리는 물은 콜레스테롤이라고 할 수 있습니다. 즉 콜레스테롤은 집에 불을 낸 범인이 아니라 불을 끄기 위한 도구입니다. 결국 범인은 따로 있습니다. 혈관 벽에 손상을 일으켜 동맥경화증을 유발하는 원인이 불을 낸 범인입니다.

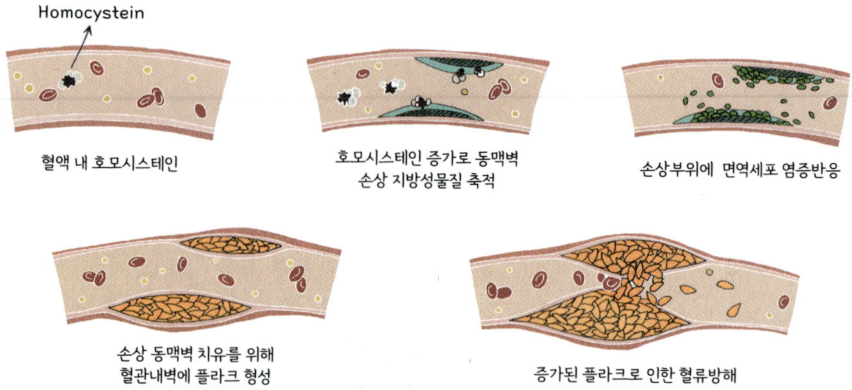

혈관 벽 손상에는 크게 물리적인 손상과 화학적 손상의 두 가지 유형이 있습니다. 물리적 손상에는 혈관 내 압력을 높이는 고혈압과 혈액을 뻑뻑하게 만드는 당뇨병이 있고, 화학적 손상에는 산화 스트레스로 인한 활성산소와 중금속이 있습니다. 대표적인 활성산소는 호모시스테인(homocysteine)으로, 이 호모시스테인이 혈관을 돌아다니면서 혈관 벽에 손상을 입히면 손상된 조직을 재생하기 위해 콜레스테롤이 모이게 됩니다. 그리고 이 콜레스테롤과 함께 철(Fe), 칼슘(Ca) 등이 침착하여 혈관 벽을 단단하고 두껍게 만드는 것을 **죽상동맥경화증**이라고 합니다. 그리고 치료가 완료되면 HDL콜레스테롤이 혈관에 침착되어 있던 콜레스테롤을 다시 꺼내서 간으로 운반하는 역할을 합니다. 정확한 비유는 아니지만 이해를 돕기 위해 빗대어보자면 화재 현장에서 다친 환자를 이송하는 앰뷸런스 역할을 하는 것이 HDL콜레스테롤입니다. 그래서 많이들 HDL콜레스테롤을 좋은 콜레스테롤이라고 말합니다. 그러나 일부 연구에서는 HDL콜레스테롤이 정상 level(40~60mg/dL)보다 높을 경우 심장마비로 사망할 확률이 50% 더 높은 것으로 나타났습니다. 이렇게 높은 수준의 HDL 콜레스테롤은 LDL 콜레스테롤 제거 과정을 늦추는 것으로 알려져 있습니다. 앞선 예에서 화재 현장에 소방차보다 엠뷸런스가 더 많다면 화재 진압이 어렵겠지요?

호모시스테인은 활성산소로 작용하기 때문에, 동맥경화증뿐만 아니라 피부에 여드름(QR코드: Serum homocysteine higher in acne patients)을 유발하기도 하고, 뇌에서 혈관성 치매도 유발합니다.

(QR코드: Homocysteine induced cerebrovascular dysfunction)

콜레스테롤은 참으로 많이 억울할 것 같습니다. 그동안 많은 동료 의사들은 콜레스테롤에 대해 '높으면 나쁘고 낮으면 좋다'는 단순한 관점을 가지고 있었습니다. 맥락을 고려하지 않고 혈액 검사에서 총 콜레스테롤 수치가 높게 나오면 "고지혈증입니다. 동맥경화증으로 진행될 수 있어서 고지혈증약을 처방해드릴 테니 꼭 드세요!"라고 말하며 고콜레스테롤 음식을 줄이도록 교육하고 약을 처방합니다. 그러나 우리가 식단을 통해서 섭취하는 콜레스테롤은 10~20% 정도이고 나머지 80% 이상은 간에서 합성합니다. 물론 일시적으로 고콜레스테롤 식사를 하면 혈중 콜레스테롤 수치가 높아지지만, 우리 몸은 며칠 내로 몸에 필요한 레벨로 조정하여 평형을 유지합니다. 이것이 고기를 먹지 않고, 야채를 아무리 많이 먹어도 콜레스테롤이 낮아지지 않는 이유입니다. 신체에 필요한 콜레스테롤의 양은 환자마다 다를 수 있습니다. 사람마다 다를 수 있을 뿐만 아니라 같은 사람이라도 상황에 따라서도 달라집니다. 그렇기 때문에 환자의 콜레스테롤 수치가 "왜" 높아졌는지 이유를 찾으려는 노력이 필요한 것입니다.

기본적으로 우리 몸은 필요한 만큼의 콜레스테롤을 생성하며, 우리 인체에서 다음과 같은 일들에 필요한 기본 원료에 해당됩니다.

세포 재생: 모든 세포는 새롭게 만들어지고 사멸하는 생리적 활동을 태어나서 죽을 때까지 계속 반복합니다. 콜레스테롤은 세포벽을 구성하는 조직의 기본 원료입니다. 신경세포에서 신경섬유다발을 감싸는 보호막도 콜레스테롤로 이루어져 있습니다. 뇌 구성물질의 70%가 콜레스테롤입니다. 세포 손상이 많거나 재생해야 할 세포가 많을 경우 신체는 원료가 되는 콜레스테롤을 더 많이 만들 수밖에 없습니다.

호르몬: 우리 몸에 필요한 호르몬은 여러 가지가 있습니다. 성호르몬, 스트레스 호르몬 등은 콜레스테롤을 원료로 만들어집니다. 스트레스로 코티졸(cortisol)이 많이 필요하게 되면 일시적으로 간에서는 콜레스테롤을 많이 만들어냅니다.

에너지원: 여러 가지 영양소 중에서 지방은 지방산(fatty acid)으로 분해되어서 에너지원으로 사용됩니다. 여성이 남성보다 체지방이 많은 이유 중 하나는 육아를 하기 위한 에너지를 저장해 놓기 위함입니다.

콜레스테롤 패밀리(family)에 속하지만, 건강에 가장 해로운 영향을 미치는 것은 콜레스테롤의 산화된 형태인 트랜스 지방입니다. 트랜스지방은 고열로 가열하거나 기름에 튀기다 보면 발생하는데, 이렇게 산화된 콜레스테롤을 환원시키는 데 필요한 영양소가 항산화제입니다. 과거에 비하여 현대인들의 식단에는 산화스트레스를 유발하는 성분이 더 많기 때문에 항산화제를 더 많이 섭취해야 합니다.

혈중 콜레스테롤을 낮추기 위한 목적으로 개발된 대표적인 약물이 스타틴(statin)계열의 약물입니다. 스타틴의 약리 기전은 HMG-CoA 환원효소 억제제 역할을 하는 것으로, 결론적으로 콜레스테롤 합성을 억제하게 만드는 것입니다.

그런데 이 기전은 단순히 콜레스테롤이 만들어지는 것을 막는 것뿐만 아니라 다음과 같은 문제를 일으킵니다.

GLUT4: 인슐린 저항성을 높여서 혈당의 세포 내 흡수를 억제하고, 결국 2형 당뇨병에 걸릴 확률을 높이게 됩니다. 이것이. 정상인의 경우 스타틴 약물을 장기간 복용하면 간혹 약물의존성 당뇨가 발생하기도

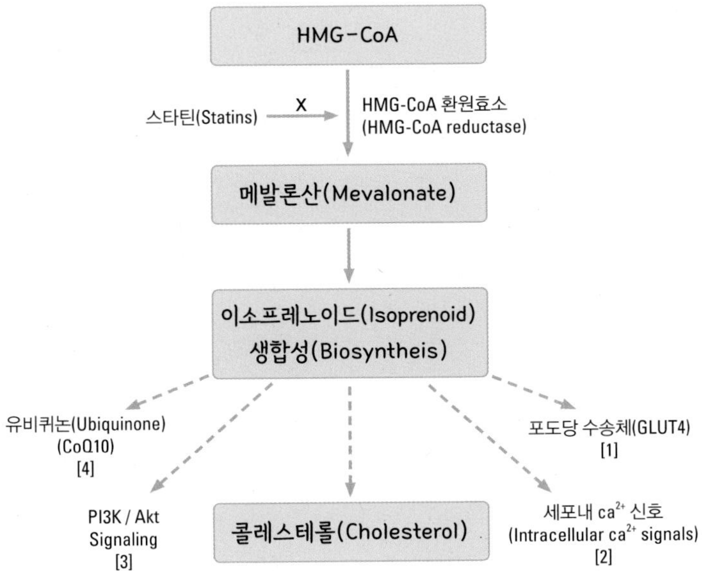

하는 이유입니다. 그러나 이 기능은 암세포의 성장을 성장을 막는 데 필요하므로 암환자들에게는 off-label 개념으로 더 급한 불을 끄기 위하여 스타틴계 약물을 처방하기도 합니다.

근육통, 근육 손상: 스타틴계열 약물 복용자 중 10~30% 정도가 근육통 및 두통 등의 증상을 호소하며, 드물지만 심각한 부작용으로는 근육이 녹아내리는 횡문근융해증이 있습니다.

간 손상: 간세포 손상에 의한 간수치(AST/ALT)가 높아질 수 있습니다.

코큐텐 저하: 코엔자임Q10은 세포 수준에서 에너지를 만드는 과정에 필수적인 영양소이며, ATP(에너지)를 만들 때 없어서는 안 되는 영양소입니다.

기능의학 환자를 보는 의사로서 고지혈증 약물을 복용하다가 병원을 방문하는 환자분들을 참 많이 보게 되는데, 그런 분들 중 상당수가 약물 부작용으로 고생하는 것을 봅니다. 그분들은 정작 무엇 때문에 힘들었는지 모르고 있다가 치료를 위해 복용하는 약의 부작용일 뿐이라고 말해주면 큰 충격을 받습니다. 약을 끊고 대신 콜레스테롤이 높아질 수밖에 없는 원인을 찾아 그 원인을 치료하면, 과거 약물을 복용했을 때보다 더 콜레스테롤 관리가 잘 되며 약물 부작용도 사라져서 몸이 훨씬 좋아지는 것을 경험하게 됩니다.

약물은 우리 몸에 필요한 성분이 아닙니다. 어떤 의미에서 약물은 독극물에 가깝습니다. 고용량을 사용하면 몸에 해를 끼칠 수 있기 때문에 정해진 용량만 사용해야 합니다. 그래서 저는 정말로 필요할 때가 아니면 가급적 약물을 사용하지 않으려 노력하는 편입니다.

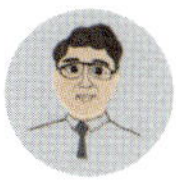

의사: "환자분이 드시고 있는 고지혈증 약을 끊으셔야 합니다! 지금까지 말씀하신 여러 불편하신 증상들은 모두 고지혈증 약물 부작용입니다. 그리고 현재 환자분의 혈액검사 결과 총콜레스테롤(TC)이 97, LDL콜레스테롤이 56입니다. 정상인의 평균 level은 TC가 200, LDL이 100입니다. 지금 환자분은 말하자면 기아에 허덕이고 계신 겁니다 .

환자: "그런데 병원에서는 이걸 안 먹으면 동맥경화증이 더 진행되어서 심장이 위험하다고 하니, 걱정돼서 안 먹을 수도 없고요…ㅠㅠ 지금 관상동맥에 스텐트를 세 군데나 했고요. 어쩌면 좋지요?"

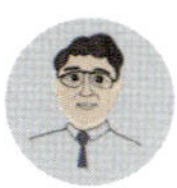

의사: "처음에는 걱정이 될 거예요. 정확하게 이해가 되지 않고, 자칫 잘못하면 내가 죽을 수도 있다는 생각이 있으시면 뭐든 의사가 시키는 대로 하게 됩니다. 그러나 바른 치료를 받으시면 콜레스테롤약을 끊고도 건강해질 수 있습니다. 저와 함께 혈관 청소, 킬레이션 치료를 받으시면서 환자분의 혈관이 어떻게 좋아지는지 제가 확인시켜 드릴 테니, 저를 믿고 지금은 콜레스테롤 약을 끊으시는 게 좋겠습니다. 콜레스테롤은 몸을 구성하는 원료인데, 지금 환자분은 원료가 너무 부족합니다. 낮아도 너무 낮아서 심각한 수준입니다. 이러면 다른 모든 신체 기능이 떨어지게 됩니다."

환자: "네. 그러면 선생님만 믿고 끊어볼게요. 말씀하신 간격으로 열심히 다니면서 치료받겠습니다. 잘 부탁드립니다."

위의 환자는 콜레스테롤약을 끊고 6개월째 기능의학으로 치료 중입니다. 혈관 킬레이션 치료를 50회 정도 받았고, 현재 혈중 총콜레스테롤 수치는 140대, LDL 콜레스테롤 수치는 80대에서 유지되고 있습니다. 혈관경화도 검사 결과도 과거에 비해서 많이 좋아졌습니다. 컨디션은 말할 것도 없습니다. 과거에 비해서 혈색도 좋고 치료에 만족하고 계십니다. 하지만 너무 오랫동안 먹어 왔던 스타틴계 약물 부작용으로 당 대사 문제가 아직은 해결되지 못해서 현재 당뇨약을 드시고 계십니다. 이 또한 언젠가는 끊을 수 있도록 노력 중입니다.

환자: "선생님. 저는 얼마 전 건강검진에서 총콜레스테롤이 285, LDL콜레스테롤이 163이 나왔습니다. 병원에서는 고지혈증이라고 하면서 약을 먹으라고 하는데 어떻게 하면 좋을까요?"

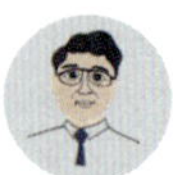

의사: "현재 환자분의 상태는 고지혈증 상태가 맞습니다. 그런데, 콜레스테롤이 높아져 있는 이유를 바르게 아셔야 합니다. 몸속에 필요한 원료로서 콜레스테롤이 많이 필요할 경우 간에서 많이 만들어서 혈액으로 내보냅니다. 그만큼 필요한 곳이 많다는 뜻이 됩니다. 단순히 고지혈증 약물을 복용하시는 것은 원인을 치료하는 것이 아니라 그저 혈액 속 콜레스테롤을 낮추는 역할만 하게 됩니다. 그러면 정작 필요한 곳에는 콜레스테롤 부족으로 인한 문제가 더 심각해질 수 있습니다. 저라면 몸에 좋은 불포화지방산(오메가3)을 넣어주고 지방산 대사를 호전시키겠습니다. 그러면 콜레스테롤 요구량이 떨어지면서 호전될 것으로 판단됩니다."

환자: "네. 그러면 3개월 정도 선생님 말씀대로 치료해보고 재검사를 해보도록 하겠습니다."

위의 환자도 고지혈증약을 중단한 후 기능의학적 치료로 정상 콜레스테롤 level을 유지하고 있습니다.

기능의학자라고 해서 무조건 고지혈증 약물을 싫어하는 것은 아닙니다. 때에 따라서는 고지혈증 약물을 사용하기도 합니다. 원인치료 시 어느 정도 약리작용의 도움을 받기 위해 사용하기도 하며, 암환자의 경우에는 암세포를 굶기기 위한 암대사 치료목적으로 사용하기도 합니다. 특수한 경우를 제외하면 저는 대부분 드시는 약물을 끊는 방향으로 안내를 해드리며, 그와 함께 근원적인 원인을 찾아서 원인치료를 권하는 편입니다.

09
우리도 모르게 먹고 있는 농약과 중금속

바다 오염

YouTube 유튜브: 중금속#10

많은 사람들이 야채가 건강에 좋다고 생각합니다. 제가 알고 있는 여러 의사 선생님들 중에서도 비건 식단이 건강에 훨씬 좋다고 이야기하거나, 육고기 섭취보다 복합 탄수화물을 권하는 의사들이 제법 많습니다. 충분히 일리가 있고, 이해가 되는 주장입니다. 저는 중립적인 입장에서, 오염되지 않은 식재료를 구하는 것이 더 중요하고, 원재료의 문제보다는 어떤 방식으로 조리할 것인가가 더 중요한 문제라고 봅니다.

그렇다면 바다에서 나는 해조류의 경우는 어떨까요? 미역이나 다시마, 톳은 요오드와 미네랄이 풍부하게 들어있는 좋은 식재료입니다. 오염되지 않았다는 가정하에 해조류에는 현대인들에게 필요한 모든 영양

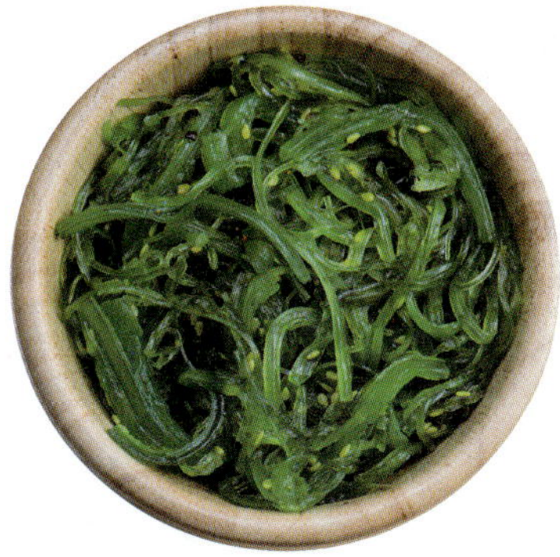

소가 다 들어있다고 볼 수 있습니다. 하지만 현재 지구의 오염된 상태를 고려하면 이야기가 달라집니다. 오염된 해조류를 많이 먹으면 오히려 더 위험하게 될 수 있는 것입니다.

다시마, 미역, 톳 같은 해조류의 엑기스를 모아서 만든 '환' 속에 중금속이 많이 들어있다는 뉴스를 본 적이 있습니다. 혈액을 맑게 해준다고 해서 실제로 많은 사람들이 먹고 있었는데, 제품을 수거해 검사한 결과 모든 제품에서 평균적으로 38ng/mL의 비소가 검출되었습니다. 또한, 톳 환 제품 14개에서도 기준치의 8배나 되는 카드뮴이 검출되었습니다. 이렇게 오염된 재료로 만든 제품을 먹음으로써 사람들이 중금속에 노출되었을 뿐만 아니라 제조 과정에서 오염 물질이 섞였을 수도 있습니다. 제가 진료한 환자 중에는 요오드와 미네랄 섭취를 위해 바다에서 나오는 생다시마를 데쳐서 즐겨 먹다가 심각한 중금속 중독에 시달리는 분도 있습니다.

이분이 처음 내원하셨던 날짜가 1월 13일입니다. 그때 비소 수치가 16.2가 나왔는데, 혈중 비소 기준 수치는 12까지로 잡기 때문에 기준치를 넘은 것입니다. 1월 13일부터 저와 함께 여러 가지 중금속 킬레이션 치료를 했고, 이 당시 일주일에 두 번 이상 꼬박꼬박 내원해주셨습니다. 그래서 1월 28일은 13.3ng/ml, 2월 9일에는 기준치 이하인 9.6ng/ml까지 떨어졌습니다. 이론적으로 봤을 때 계속 킬레이션 치료를 받았기 때문에 수치가 점점 더 떨어지는 것이 맞지만, 2월 23일 17.2ng/ml로 처음보다 수치가 더 올라갑니다. 이때 저는 무엇인가 외부에서 중금속이 들어왔다고 생각하고, 환자에게 어떤 음식을 드셨는지 여쭈어보았습니다.

날짜	As(비소)
1월 13일	16.2
1월 28일	13.3
2월 9일	9.6
2월 23일	17.2
3월 13일	118.56

날짜	As(비소)
4월 8일	95.8
4월 14일	70.4
4월 20일	48.5
4월 29일	38.1
5월 20일	30.4
6월 29일	19.9
9월 14일	97.3

상추나 야채를 많이 드셨다고 해서 무농약 유기농 식재료를 잘 선별해서 드시길 권했습니다. 아마 야채 위주의 식재료들만 생각하셨던 모양입니다. 하지만 3월 13일에는 이전 검사를 한 지 20일밖에 지나지 않았는데 수치가 118.56ng/ml까지 올라간 것을 볼 수 있었습니다. 어마어마한 양인데요. 비소의 경우 50ng/ml부터는 독성이 나타나는데, 118ng/ml이면 비소 중독 증상이 나타날 수 있는 수치입니다. 이때까지만 해도 환자분이 원인을 찾지 못했기 때문에 모든 음식을 중단하고 제가 권하는 음식만 드실 것을 말씀드렸습니다. 그리고 외부에서 차 종류도 드시지 못하게 하였습니다. 동시에 킬레이션 치료를 여러 차례 반복한 결과 6월 29일까지 점점 수치가 떨어져서 19.9ng/ml까지 되었습니다. 단 한 달 만에 전체 수치의 60~70%가 떨어진 것입니다.

비소의 경우 킬레이션에 대한 치료 반응이 다른 중금속에 비해 빠릅니다. 비소는 특별한 킬레이션 수액치료 없이도 중금속이 들어오는 루트를 찾아서 제한하고 비타민C 수액만 맞아도 수치가 비교적 쉽게 낮아지기도 합니다. 간혹 의사분들 중에서 자신들이 치료하는 환자가 킬레이션 치료를 하는데도 수치가 떨어지지 않는다면서 저에게 문의해오는 분도 계십니다. 이런 경우, 저는 대부분의 환자가 자신도 모르게 중금속에 오염된 식사를 하고 있는 것이라고 말씀드립니다. 중금속이 어떤 경로를 통해 체내에 유입되어 수치가 높아지기도 하며, 조직 속에 축적되어 있던 중금속이 킬레이션이라는 치료를 통해 혈액으로 용출되어 나오는 경우도 있습니다. 이 경우 중금속이 재배치될 수 있으므로 수액으로 중금속 킬레이트을 할 때는 중금속의 재배치가 일어나지 않도록 주의해서 치료를 받으셔야 합니다.

유해물질이 몸속에 들어오면 우리의 몸은 방어기전으로 유해한 물질을 일반적으로 가장 안전하다고 생각하는 장소인 지방에 저장합니다. 그런데 다이어트로 갑작스럽게 살을 빼거나 중금속 킬레이션을 하다 보면 안전한 곳에 있던 독성 중금속이 혈액으로 빠져나와 소변으로 모두 배설되지 못하고 조직으로 재유입될 수 있습니다. 이러한 조직 내 재배치가 일어날 때가 더 위험할 수도 있습니다. 우리의 뇌는 70% 이상이 지질(지방)로 이루어져 있으며 수은과 같은 중금속은 지질 친화성이 높으므로, 체지방 속에 있던 중금속을 뇌로 옮겨다 주는 위험한 상황을 연출할 수도 있습니다.

다시 표로 돌아가서 살펴보면, 꾸준한 치료를 통해 수치가 점점 낮아지고 있으며 지속적인 치료를 통해 정상화될 수 있는 상황이었습니다. 그런데 그 사이에 일정상의 어려움 때문에 치료를 받는 시기가 지연되었고, 9월 14일에 실시한 검사에서 수치가 97.3ng/ml까지 상승했습니다. 환자분이 열심히 드셨던 음식을 더듬어본 결과 여름을 지나면서 생다시마와 톳 등을 많이 드셨다는 것을 알 수 있었습니다. 그래서 앞으로는 생다시마와 톳을 드시지 못하게 하였고, 경구제를 통해 비소의 체외

배출에 도움이 되는 킬레이션 약물을 처방한 후 혈중 비소 수치가 점차 감소하는 것을 확인할 수 있었습니다.

다음은 수액치료와 기능의학적 영양치료를 병행하신 다른 환자분의 치료 케이스입니다. 치료 전 검사에서 중금속에 크게 노출된 흔적은 발견되지 않았습니다. 킬레이션 치료와 함께 호전을 보이고 있던 중, 갑자기 증상이 나빠지기 시작했습니다. 원인을 찾기 위해 검사를 실시한 결과 혈중 수은(Hg) 수치가 갑자기 상승한 것을 볼 수 있었습니다. 수은에 노출되는 주요 경로는 치과용 아말감을 통한 무기 수은과 바다 생선을 통한 유기 수은입니다. 이분은 치과 치료를 받으신 적이 없기 때문에 오염된 생선을 드셨을 가능성이 높았습니다. 환자분과 문진을 할 때 환자는 자신이 뭘 잘못했는지 판단할 지혜가 없다 보니 특별히 먹었던 것이 없다고만 하셨습니다. 그래서, 좀 더 구체적으로 질문하기 시작했습니다.

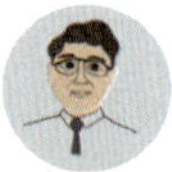
의사: "최근 들어서 참치를 드신 적이 있으신가요?"

환자: "아니오. 없습니다."

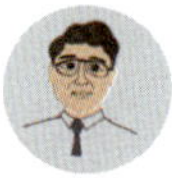
의사: "연어, 고등어, 과매기, 방어 등의 등푸른 생선을 드신적이 있으신가요?"

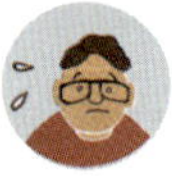
환자: "아뇨. 그것도 먹은적이 없습니다."

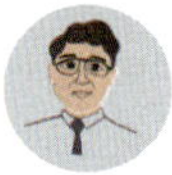
의사: "그러면 최근 제사음식을 드신적이 있으십니까?"

환자: "네. 있습니다. 얼마전 저희 집에 제사가 있었습니다."

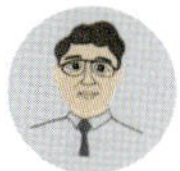

의사: "그러면, 제사에 나온 음식중에 생선이 있었을까요?"

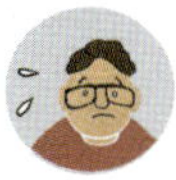

환자: "네. 돔배기를 좀 먹었습니다."

경상북도 지역에서는 '돔베기'라는 생선이 제사에 자주 사용됩니다. 돔베기는 상어 고기를 잘라서 토막으로 판매하는 생선입니다. 참치, 상어, 고래 등 덩치가 큰 생선에는 수은(Hg) 중금속이 많이 축척되어 있습니다. 이분은 제사상에 올린 돔베기 고기를 몇 점을 먹은 후 혈중 수은 수치가 급격히 상승했습니다. 환자는 돔베기 몇 점을 먹은 것이 어떻게 혈중 수은 수치를 그렇게 증가시킬 수 있는지 이해하지 못하는 것 같았습니다. 먹는 횟수는 중금속 오염에 노출될 가능성을 높이지만 얼마나 오염되었는지가 더 중요합니다. 오염이 된 식품을 한 번이라도 먹으면 우리 몸이 오염되기 때문입니다.

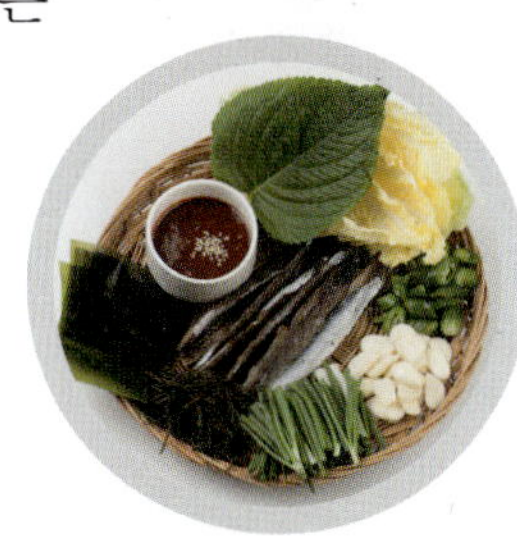

제가 있는 지역이 포항이다 보니 바다가 가깝습니다. 구룡포에서 과메기 덕장을 운영하는 환자가 있는데, 겨울철에 검사한 모발 중금속 검사에서 수은이 기준치 이상으로 높게 측정되었습니다. 과메기 덕장을 운영하시며 거의 매일같이 과메기를 드신다고 하셨습니다. 다른 환자분

중에서도 과메기를 너무 좋아하셔서 겨울이면 거의 매일 같이 드신다는 분이 있었는데 이분도 역시 검사결과 수은이 기준치 이상으로 높았습니다. 과메기는 꽁치를 말려서 만드는데요. 꽁치와 같은 작은 등푸른 생선도 미량일지언정 수은에 오염된 바다로부터 자유로울 수 없습니다. 그래서 저는 과메기를 좋아 하지만 자주 먹지는 않습니다.

토양 오염

조용한 산골인 청도에서 5년 이상 사람의 손길이 닿지 않은 땅을 사서 무농약 유기농으로 과일을 재배한 한 사람의 일화가 있습니다. 주변 과수원들과 거리가 멀어서 농약이 날아올 일도 없고, 실제로 농약을 한 번도 사용하지 않고 농사를 지어서 백화점에 납품하였습니다. 그래서 백화점에서는 계약할 때 무농약 유기농 과일이라고 광고하며 판매하려 계획했는데 정작 검사를 해보니 과일에서 농약 성분이 검출되었습니다. 원인은 토양이었습니다. 5년 전 사용되었던 농약 성분이 시간이 오래 지났음에도 불구하고 토양에 남아 농작물에 영향을 주었던 것입니다.

포항에는 바닷바람을 맞고 자라는 시금치가 유명합니다. '포항초'라고 부르며, 맛과 향이 일품입니다. 원내 환자분 중에서 장누수증 때문에 치료받은 분이 있었습니다. 이분은 혈액검사 결과 음식 지연형 면역반응(food IgG4) 검사에서 다양한 음식 항원에 알러지 반응을 보여 식단을 제한하다 보니 먹을 수 있는 식재료가 많지 않았습니다. 그래서 좋아하는 시금치를 거의 매일같이 하루 3끼 드셨다고 합니다. 2~3개월간 치료 후 정기 혈액검사에서 초기 검사에서는 보이지 않던 비소(arsenic) 수치가 상상할 수 없는 수준인 135ng/㎖(정상은 12ng/ml 이하)로 상승한 것으로 나타났습니다. 다른 음식에는 의심스러운 점이 없었기 때문에 가급적 유기농, 무농약 야채를 구해서 드시기를 권하고, 일단 포항 시금치를 중단시켰습니다. 3개월간 식단관리를 하고 1개월 간격으로 재검사를 한 결과, 혈중 비소 수치가 73.5ng/ml, 64.0ng/ml, 28.2ng/ml까지 떨어졌습니다. 여전히 비소 수치를 낮추기 위해 열심히 노력하고 있습니다.

포항처럼 산업단지로 둘러싸인 지역에서는 산업단지에서 배출되는 오염물질로 인한 토양오염을 해결할 방법이 없습니다. 수십 년간 하루도 쉬지 않고 배출되는 대기오염물질은 하늘로 올라가서 비가 되어 땅으로 내려옵니다. 그런 토양에서 자란 채소가 건강에 좋을 수가 없습니다. 여기서 한 가지 더 생각해야 할 것은 폭로 횟수입니다. 만약 가끔씩만 먹었다면 혈중 비소 수치가 이렇게 많이 올라가지 않았을 것입니다. 그런데, 이분은 하루 3끼 모두 일반인들이 먹는 것보다 더 많은 양의 시금치를 드셨습니다. 한 가지 식재료를 너무 반복해서 자주 먹을 때는 주의하셔야 합니다. 그 식재료가 오염되지 않았다면 상관이 없지만 이렇게 오염된 식재료일 경우에는 심각한 중독으로 이어질 수 있으므로 주의해야 합니다. 보통 사람들은 이렇게 편중된 식사를 잘 하지 않습니다. 건강이 좋지 않은 분 중 자신의 건강을 신경 쓰는 과정에서 오히려 몸에 좋다는 식재료를 매일 과량으로 섭취하는 때도 있는데 이것이 위험할 수 있습니다. 반드시 검사를 통해 문제가 없는지 확인하셔야 합니다.

잎줄기 채소를 재배할 때 생각하는 것보다 더 많은 농약이 살포되는 경우가 많습니다. 상추, 깻잎, 시금치 등과 같은 잎줄기 채소를 드실 때는 우선 물에 1~2분 담가 놓았다가 물을 버리고 깨끗한 물에 손으로 문질러 씻어 주시면, 잎에 남아 있는 농약을 최대한 제거하는 데 도움이 될 것입니다.

최대한 농약에 노출되지 않은 좋은 식재료를 찾는 것도 중요하지만, 오염되지 않은 토양을 찾는 것이 더 힘든 현재 상황에서는 한 가지 식재료만을 너무 반복해서 먹지 말아야 하며, 우리 몸에 소량씩 들어오는 독소들을 잘 해독하는 것이 필요합니다. 해독이야말로 내 몸을 지키는 최고의 방법이 될 것입니다.

한약재의 오염

대학병원에서 근무할 때의 일입니다. 70대 노부부가 치매 증상으로 입원해서 진료 중이었습니다. 노부부의 치매 원인을 찾는 과정에서 제가 근무하던 예방의학과로 협진 의뢰가 들어왔습니다. 노부부의 뇌 CT(단층촬영) 검사결과 뇌 속에 금속성분의 이물질이 쫙 깔려 있는 듯한 모습이 보였으며, 뇌 실질의 위축도 심하게 보였습니다. 노부부의 직업은 대대로 내려오는 '환'을 만드는 일이었습니다. 소화가 잘 안 될 때 집어서 먹으면 소화가 잘된다고 하며 전국적으로 팔렸던 '환'이었습니다. 이 부부도 평소 소화가 잘되지 않을때 종종 드셨다고 합니다. 노부부가 작업하던 곳에 찾아가 그동안 만들어 놓은 환을 수거해서 성분검사와 함께 X-ray 검사를 진행하였고, 놀랍게도

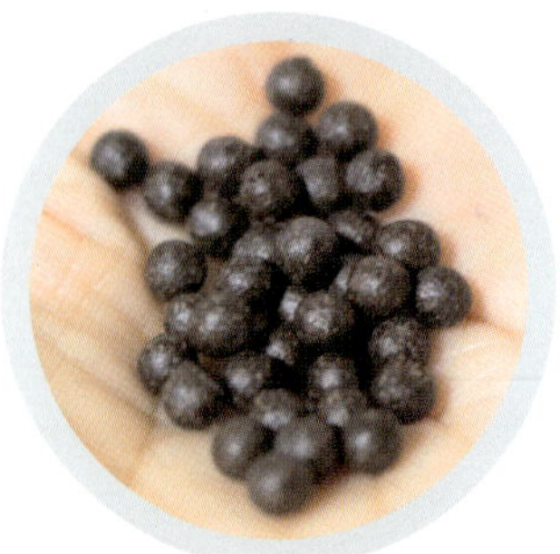

그 '환'에는 납(Pb), 비소(As), 알루미늄(Al) 등 중금속이 과다하게 함유돼 있었습니다. 이 부부는 대대로 내려오는 방법에 따라 '환'을 만든다고 했지만, 이렇게 개인의 비법으로 만드는 한약재의 성분은 국가에서 철저하게 관리하기가 쉽지 않습니다. 그래서 저는 확인되지 않은 '환'으로 만든 한약은 가급적 드시지 않도록 권하고 있습니다.

제 친구 중에도 한의사가 있습니다. 우리가 살고 있는 토양이 너무 오염되다 보니 과거 허준이 살던 시대처럼 아주 양질의 한약재를 구할 방법이 별로 없습니다. 그래도 지리산이나 아주 산골짜기에서 약초를 캐 드시는 분들 정도는 그나마 나은데, 우리나라에서 소비되는 한약재의 양이 실제로 채집되는 한약재의 양보다 훨씬 많기 때문에 어쩔 수 없이 수입해야 합니다. 그러나 보니 중국에서 오염된 한약재를 수입하게 되는 경우가 상당히 많습니다.

일부 한약재에서는 인체에 치명적인 카드뮴 중금속이 기준치에 무려 20배나 넘게 검출되었습니다. 경기도 특별사법경찰에 붙잡힌 김모씨는 자신이 불법으로 제조한 한약재에 멋대로 다른 업체의 제조허가번호를 붙여 판매했습니다. 수입한 향부자를 볶거나 갈아 한약재를 만들었고, 이 과정에서 제조사명과 제조일자, 유효기간 등을 멋대로 인쇄해 포장지에 붙인 겁니다. 김씨가 판매한 한약재에서는 인체에 치명적인 카드뮴과 이산화황이 각각 기준치의 5배와 21배를 초과하여 검출되었습니다. 〈연합뉴스〉

가능하면 안전하게 검증된 한약재를 드시길 권하며, 완전히 입증되지 않은 한약재를 먹었을 때는 오히려 독이 될 수 있음을 명심하셔야 합니다.

생활속 중금속

1. 참치캔

참치캔은 많은 사람이 마트에서 흔하게 구입하는 식재료입니다. 캔에 담긴 가공식품은 아주 여러 가지가 있지만, 그중 참치캔에 들어있는 중금속에 관해 이야기하고자 합니다.

> 참치캔에서 중금속의 한 종류인 비소가 검출되었습니다. 소비자 단체는 참치캔에도 비소 허용기준을 만들어야 한다고 주장하고 있는데요. 참치캔 생산 업계는 인체에 전혀 문제가 없다며 맞서고 있습니다. 그런데 한 소비자 단체가 시중에 판매되는 참치캔 27종류 제품 성분을 조사한 결과 중금속인 비소가 소량 검출되었습니다. 모든 제품에서 적게는 kg당 0.36mg, 많게는 1g 가까이 나온 겁니다. 쌀의 비소 허용기준은 kg당 0.2mg 이하, 정제 소금은 kg당 0.5mg 이하로 되어있지만 참치캔은 기준이 없습니다. 식품의약품안전처는 유기, 무기 비소를 구분해 허용기준을 마련하는 방안을 검토 중입니다. –굿모닝A 뉴스(채널A)

대표적인 생선인 참치에는 비소(As)보다는 수은(Hg)이 더 많이 들어있을 수 있습니다. 그런데 뉴스 보도에서는 수은 검사 결과에 대한 발표는 없었습니다. 몇 가지 숙지해야 할 것이 있다면 참치를 가공하는 과정에서 비소가 들어있는 첨가물질이 있을 것이라는 점입니다. 보존제 역할을 하는 베이스나 기름 성분 속에 비소가 있다는 뜻이 되는데, 보통 참치캔 속에는 '카놀라유'나 '대두유'를 보존제로 사용합니다. 식물성 기름 성분에 비소가 들어 있기 때문에 검사에서 검출되었을 것입니다. 또한 쌀과 소금에는 비소의 허용기준치가 있는데 참치캔은 없기 때문 과량이 포함되어 있어도 규제를 할 수 없습니다. 이렇듯, 우리가 흔하게 구해서 먹을 수 있는 음식 안에 우리도 모르게 중금속이 들어있을 수 있습니다.

2. 조리도구

음식을 만들 때 사용되는 조리기구를 통해서도 중금속에 노출될 수 있습니다. 모발 중금속 검사결과 알루미늄(Al) 수치가 높은 사람들을 의심해 볼 수 있는데, 이런 사람들은 보통 외식을 많이 합니다.

첫째로 조리기구를 반복적으로 사용하거나 짠 음식이나 산성 음식을 조리할 때 조리기구가 긁히거나 손상되면 문제가 됩니다. 흠집이나 코팅이 벗겨지면서 드러나는 하얀 알루미늄이 음식을 끓일 때 녹아 나오기 때문입니다. 알루미늄, 납, 카드뮴, 크롬, 니켈 등의 금속성분이 음식에 녹아 나와 우리의 입속으로 들어오는 것입니다. 특히 간장, 된장 등 염분이 많은 음식과 김치, 양배추 같은 산성이 강한 음식은 알루미늄을 더 잘 녹게 하여 위험합니다. **두 번째**로 부침 요리와 볶음 요리를 할 때 사용하는 코팅된 프라이팬을 이용할 때 뒤집개를 많이 사용하는데, 이때 코팅이 벗겨지면서 유해 성분이 묻어날 수 있습니다. **세 번째**, 스테인리스 스틸 조리기구는 비교적 안전하지만, 크롬과 니켈이 합금 된 경우 눌어붙은 음식물을 철 수세미로 박박 긁으며 세척을 하면 손상될 수 있는데, 이러한 상태에서 장시간 반복적으로 가열하거나 태울 때 유해금속이 나올 수 있습니다. **네 번째**, 금속 주전자의 경우 한 번 끓이고 남은 물을 버리지 않고 여러 번 끓이기를 반복하면 유해 성분이 용출되므로 주의가 필요합니다. 이러한 조리기구는 한 번 사용하고 마는 것이 아니라 매일 사용하는 것이기 때문에, 적은 양이라 해도 손상된 조리기구를 통해 음식물에 섞인 금속성분을 장기간 섭취하게 되면 중금속 중독으로 이어질 수 있는 것입니다.

또한 중금속은 쉽게 배출되지 않고 몸에 축적되는데 몸속에 쌓이는 동안 특별한 증상이 나타나지 않아 더 위험합니다.

니켈이나 납과 같은 유해 중금속에 중독될 경우 두통이나 빈혈 등의 혈액 계통 질환, 신경마비와 같은 신경계 질환, 심지어 암까지 유발할 수 있습니다. 알루미늄에 중독될 경우 피부 알레르기, 기억력 감퇴를 유발할 수 있고, 특히 어린아이들의 경우 집중력이 떨어지고 학습능력이 저하될 수 있습니다. YSO환경기술연구원의 도움을 받아, 실제 주부들이 사용하고 있던 네 가지 종류의 금속제 조리도구로 요리를 했을 때 유해금속 성분이 나오는지 실험해 보았습니다. 요리 과정을 가정해 각각 다른 금속제 조리기구에 불순물이 정제된 증류수 500mL를 붓고 5분간 끓인 다음, 전문 장비를 통해 물속에 있는 중금속 성분을 알아보았습니다. 실험 결과 흠집이 많이 난 금속제 조리도구에서 크롬, 니켈, 비소 등의 중금속이 검출되었고, 특히 네 가지 조리도구에서 알루미늄이 가장 많이 검출된 것을 확인할 수 있었습니다. 또 산성이 강한 김칫국물을 알루미늄 냄비에 조리한 뒤 알루미늄 성분을 측정했습니다. 먼저 정확한 실험을 위해 김칫국물 자체의 알루미늄 양을 알아보았더니 451.119ppb가 들어있었습니다. 그런데 이 김칫국물을 알루미늄 냄비에 끓인 후 측정해보니 놀랍게도 2540.695ppb의 알루미늄이 검출되었는데 김치 자체에서 나온 양을 빼면 2089.576ppb로, 이는 증류수를 넣고 끓였을 때보다 자그마치 세 배가 넘는 양입니다.

– 위기탈출 넘버원

저는 요리를 좋아해서 조리기구를 많이 가지고 있는데, 조리를 잘못해서 냄비 바닥에 스크래치가 생겼을 경우, 아내는 조리기구를 산 지 얼마 되지 않았을지라도 과감하게 버립니다. 하지만 식당에서는 조리기구를 곱게 다루기가 쉽지 않습니다. 지저분한 조리기구를 금속 수세미로 닦으면서 스크래치가 생길 수밖에 없고, 스크래치가 생긴 조리기구들로 조리를 하면 당연히 중금속이 많이 용출될 수밖에 없습니다. 그래서 저는 중금속에 오염된 환자분들께 가급적 외식을 삼가하도록 권유합니다.

3. 아말감 치아: YouTube 유튜브-중금속 #1

치과 선생님들과 많은 연관이 있는 치과용 아말감으로 인한 수은 중독에 관한 이야기입니다. 아말감은 지금도 흔하게 사용되고 있고 국가에서도 아말감 시술은 보험 처리를 승인하고 있지만, 실제로 미국 치과의사의 50% 이상은 아말감 시술을 반대하고 있습니다. 하지만 여전히 아말감에 무감각한 치과 의사들이 많이 있습니다. 저는 가능하면 아말감을 사용하지 않는 것을 권하고 있으며, 이미 하고 계신 분들은 제거하도록 권하는 편입니다.

아말감으로 인한 중금속 중독 여부를 알아보기 위해 아말감을 10개 정도 하신 환자의 입안에서 수은 증기를 직접 측정해보았습니다. 결과는 0.072mg로 정상보다 무려 7배나 높은 수치였습니다. 이번에는 껌을 씹어 아말감 치아에 자극을 준 후 다시 측정해보았습니다. 결과는 0.1mg으로, 단 10분 만에 수치가 올라갔습니다.

로저박사: "뜨거운 물을 마시거나, 질긴 음식물을 많이 씹으면 그만큼 아말감에 있는 수은이 많이 올라와 체내에 축적됩니다. 수은이 인체에 나쁘다는 것은 전 세계가 알고 있습니다. 아말감이 굳으면 수은이 나오지 않아 해롭지 않다고 주장해 왔지만, 50년 된 오랜 아말감에 조금만 열을 가하면 수은 증기가 다시 올라오는 것이 특수촬영으로 확인되었습니다."

현재 미국 치과 병원들의 반 이상이 아말감을 사용하지 않는다고 합니다. 아말감의 유해성을 알리기 위해 실험 영상을 직접 제작해서 주목받은 로저 박사입니다. 그는 50년 된 낡은 아말감 치아를 가지고 여러 가지 실험을 보여주기로 했습니다.

로저박사: "은과 수은으로 입힌 낡은 아말감을 지우개로 문지를 것입니다. 이때 수은 증기가 올라오는지 확인해 볼 것입니다."

로저 박사가 아말감 치아를 몇 번 문지르자 곧바로 수은 증기가 올라옵니다. 그렇다면 100도가 넘는 뜨거운 물에 아말감을 넣으면 어떻게 될까요?

로저박사: "뜨거운 스테이크를 씹거나, 뜨거운 커피나 차를 마실 때, 뜨거운 음식을 씹을 때, 이런 일들이 일어나는 것입니다."

뜨거운 물 속에 아말감을 넣었다 빼서 보니까 이번에도 수은 증기가 잘 보입니다. "후드 없이 금 합금을 녹이는 건 매우 위험합니다. 왜냐하면, 금 합금을 가열하게 되면 수은이 많이 증발하기 때문이죠." 아말감을 제거하지 않은 치아를 금으로 덮어씌우면 훨씬 더 위험하다고 합니다. 아말감에 있던 수은이 금에 스며들어 전기 배터리 효과를 일으키기 때문이죠. **"인간이 수은에 노출되었을 때 위험성에 대해 연구를 하던 중 수은에 대해 가장 쉽게 노출이 되는 경로가 치아 아말감이라는 것으로 결론**이 났습니다. 대부분의 사람들이 이 사실을 모른다는 것은 슬픈 일입니다." 1980년대 초반에 제기된 아말감 유해성 이론은 미국 내 커다란 반향을 일으켰습니다. 특히 양과 원숭이의 치아에 아말감을 충전한 실험 결과는 매우 충격적이었죠. "단 30일 만에 수은이 양의 치아에서 턱뼈, 신장, 내장, 심지어는 발까지 퍼졌습니다. 수은이 아말감에만 갇혀있지 않고 동물의 몸 전체에 퍼진 것을 발견할 수 있었습니다."

치과의사: "우리 세대는 일도 열심히 많이 했고, 아말감을 손으로 떡 주무르듯이 날마다 만졌어요. 저도 그랬고요. 그래서 치과의사들이 아픈 사람이 많고 수명이 짧아요. 치과 동료 의사들이 세상을 많이 떠났습니다. 저는 그 원인이 아말감에 의한 피해라고 보고 있습니다."

충분한 과학적 증거가 나타날 때까지 아말감은 지금처럼 계속 사용되겠죠. 하지만 아말감이 유해하다는 의혹은 여전히 불편한 진실로 남아 있을 것입니다. – EBS 다큐

지금도 환자들에게 아말감 제거를 권유하면 치과의사들은 멀쩡한데 왜 아말감을 제거하는지 이해가 안 된다는 말을 자주 듣습니다. 치과의사들은 직접 경험하지 않았기 때문에 여전히 문제의 심각성을 깨닫지 못하고 있습니다. 아말감을 제거할 때에는 한 번에 너무 많이 제거하는 것은 좋지 않습니다. 제거 과정에서도 중금속이 다량 배출되기 때문

에 수은 킬레이션 약물을 복용하면서 제거하시는 것이 좋습니다,

이처럼 우리도 모르게 우리가 삶 속에서 마주칠 수 있는 중금속이 많다는 사실을 알아보았습니다. 가능한 폭로를 최소화하도록 노력해야 하며, 이미 노출되어 체내에 축적되었다면 몸 밖으로 배출하려는 노력이 필요합니다.

4. 중금속 교차반응: 치사량(Lethal Dose)

중금속 검사를 해보면 어떤 사람은 특정 금속 수치가 매우 높은 반면, 어떤 사람은 허용 가능한 수준이라고 할 수 있는 임계치에는 미치지 못하지만 여러 가지 중금속이 조금씩 혼합되어서 나타나기도 합니다. 예를 들어, 일반인은 체내 중금속 수치가 높은 사람이 중금속 수치가 낮은 사람보다 훨씬 더 위험할 것이라고 생각합니다. 하지만 중금속 수

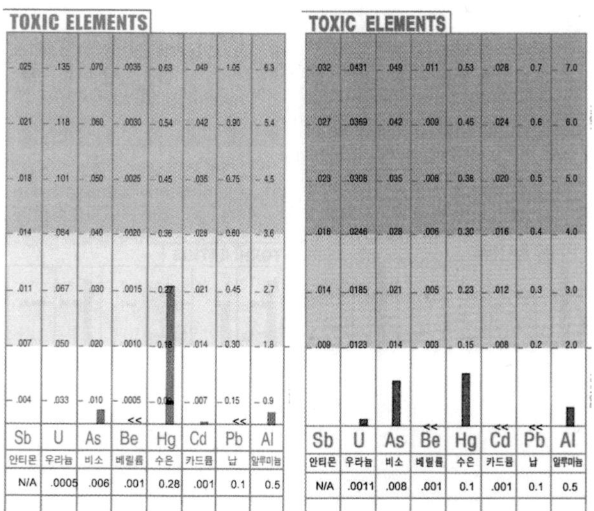

치가 기준치 이하라고 해서 반드시 안전하다고 말할 수는 없습니다. 학문적으로 그 기준을 정해놓은 것일 뿐, 실제로는 기준치보다 낮은 수치라고 해서 반드시 안전한 것은 아니기 때문입니다.

사람을 대상으로 중금속 실험을 할 수는 없지만, 동물을 대상으로 한 실험 데이터를 가지고 인체에 적용 가능한 정보를 얻을 수는 있습니다. 동물을 대상으로 한 연구의 데이터에 LD(Lethal Dose: 치사량)가 있습니다. 100마리의 실험 동물에게 독을 투여했을 때 100마리 중 몇 마리가 죽는가를 표시하는 개념입니다. LD50은 실험군 중 50%를 죽이는 용량을 의미합니다. 만약 쥐 100마리에게 일정량의 납을 투여했는데 100마리 중에서 1마리만 죽었다면 투여한 용량을 LD1이라고 표기할 수 있겠지요. 각각의 중금속마다 동물을 죽일 수 있는 치사량을 계산할 수 있습니다. 그리고 연구진들은 놀라운 사실을 발견하게 됩니다. 납 LD1 농도와 수은 LD1 농도를 모두 투여했을 때 LD50(납+수은)이 된 것입니다. 즉 실험쥐 200마리 중에서 100마리나 죽은 것입니다. 100마리 중 각각 1마리를 죽일 정도의 납과 수은이 합쳐졌을 뿐인데 200마리 중에서 100마리나 죽일 수 있는 강력한 독성이 나타났습니다. 다른 모든 중금속으로도 비슷한 연구결과가 나왔습니다.

이런 실험 결과는 중금속 간에 교차반응이 있다는 사실, 즉 아무리 소량의 중금속이라도 동시에 투여되면 훨씬 더 높은 치사량을 낸다는 사실을 보여줍니다. 그렇기 때문에 소량일지라도 여러 가지 중금속에 노출되는 것은 좋지 않습니다. 예를 들어 환자의 중금속 검사결과 As(비소), Hg(수은), Al(알루미늄)이 모두 소량씩 검출 되었더라도 결코 안전하다고 할 수 없습니다.

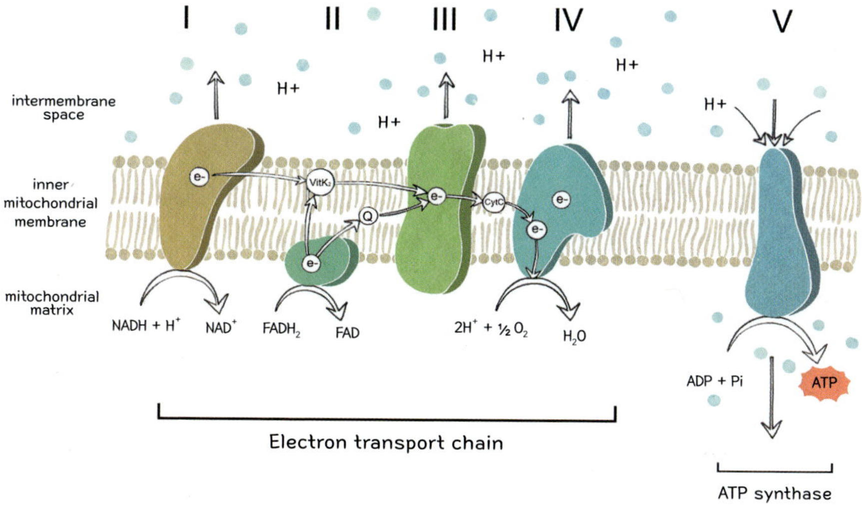

인체실험이 불가능하므로 인체 내에서 여러 소량 중금속들 간 교차 반응이 어떤 역할을 할지는 모르지만, 동물실험 결과를 통해 중금속 수치가 기준치 이하라도 신체에 여러 가지 부작용을 일으킬 수 있다는 것을 추측할 수 있습니다. 비슷한 맥락으로 인체실험을 시행한 연구 중에 전자전달계와 중금속에 관한 연구가 있습니다. 우리 몸의 세포들은 여러 에너지 대사를 통해서 ATP라는 에너지를 만드는데, 그 과정에서 전자전달계(electron transport chain)를 통해서 에너지를 만듭니다. 그런데 중금속이 전자전달계에 영향을 주어 전자가 원활하게 공급되지 못하게 한다는 연구 결과가 있습니다. 한 학자가 이것을 연구하여, 중금속마다 각기 차단하는 위치가 다르다는 것을 알아냈습니다. 예를 들어 1번부터 5번까지의 전자전달계 중 수은은 1, 3, 5번, 납은 2, 4번, 카드뮴은 1, 2, 3, 4번, 비소는 4, 5번을 차단합니다. 수은과 납에 동시에 노출된 사람은 전달계 1, 2, 3, 4, 5번이 전부 차단되므로 우리 몸에 더 많은 악영향을 끼치게 되는 것입니다.

따라서 여러분이 중금속 검사를 받았을 때 중금속 수치가 아무리 낮더라도 중금속을 제거하기 위한 노력이 필요합니다. 저 역시 검사상 수치가 기준치보다 낮은데도 불구하고 중금속 제거를 위해 한 달에 한 번씩 킬레이션과 항산화치료를 하고 있습니다. 나이가 50이 넘어가면서 항산화치료와 킬레이션 치료들이 더욱 필요하며, 향후에 생길 수 있는 질병을 예방하는 차원에서도 필요하다고 생각합니다.

5. 중금속의 유해 작용

최근 한 환자가 저희 병원에 내원하여 중금속 검사를 받았는데 수은 수치가 매우 높았습니다. 이분은 수은 외에도 비소, 납, 알루미늄도 수치가 높았습니다. 중금속마다 인체에 미치는 영향은 조금씩 다르지만, 그중에서도 인체에 가장 해로운 것으로 알려진 수은의 영향에 대해서 알아보겠습니다.

일단 수은은 크게 세가지 기전을 통해 우리 몸에 좋지 않은 역할을 하게 됩니다.

산화스트레스: 수은은 신체의 산화 스트레스를 증가시킵니다. 활성산소가 지나치게 많아지면 우리 몸에 치명적인 영향을 미칩니다. 이 문제를 해결하는 가장 중요한 모체 역할을 하는 항산화제가 글루타치온입니다. 그래서 수은에 중독된 사람의 글루타치온 농도가 자꾸 떨어질 수밖에 없습니다. 수은이 축적되면 우리 몸에 나쁜 영향을 계속주기 때문

에 밑 빠진 독 꼴이 되어 항산화제 역할을 하는 성분들이 계속 고갈됩니다. 그렇기 때문에 우리 몸이 건강할 수가 없게 되는 것입니다.

염증반응: 세포벽에서 지질과산화(lipid peroxidation)를 유발해 세포 내 염증 매개 물질을 만들어냅니다. 이는 우리 몸에서 만성적인 염증반응을 유발하게 되고, 혈관 내피세포의 염증을 유발하여 동맥경화증과 암의 발생률을 증가시킵니다. 신경세포의 염증은 신경 손상에 의한 치매를 촉진합니다.

세포 독성: 세포가 건강을 유지하기 위해서는 세포막이 건강해야 합니다. 세포막의 기능은 세포질과 세포 밖의 칼슘 농도 차이를 유지하는 것입니다. 수은은 세포 외부와 세포질에서 칼슘 농도를 유지할 수 없게 만들어 세포를 파괴합니다. 이런 현상은 세포막에서뿐 아니라 미토콘드리아 막에서도 일어납니다. 세포 안에 있는 성분 중에서 핵과 미토콘드리아가 건강한 세포는 세포막에 의해 보호되어 있기 때문에 절대로 이것에 대한 자가 항체를 만들 수가 없습니다. 그러나 이런 분들의 혈액검사를 보면 전형적인 자가면역 관련 항핵항체(ANA), 항미토콘드리아항체(AMA)검사에서 양성 반응을 보이는데, 이는 세포 내에 있는 핵과 미토콘드리아에 대한 항체가 만들어졌음을 의미합니다. 결국에는 세포가 파괴되었다는 이야기입니다. 세포막이 제 역할을 하지 못해 세포가 파괴되면 그 안에 있는 핵이나 미토콘드리아가 노출되면서 그것에 대한 항체를 만드는 것이죠. 이러한 현상의 첫 번째 원인이 우리가 가장 싫어하는 중금속인 수은에 대한 노출입니다.

(QR코드: Journal of Heavy Metal Toxicity and Disease Open Access)

다른 중금속 역시 이와 비슷한 비슷한 역할을 하므로 중금속 검사를 받는 것이 매우 중요하며, 수은, 납, 카드뮴, 비소, 알루미늄 등 중금속 수치가 높은 경우 중금속을 몸 밖으로 빼주는 킬레이션 치료를 받아 체외로 배출하는 것이 좋습니다.

6. 중금속 킬레이션 YouTube 유튜브-중금속 #6

환자: "저는 중금속 검사에서 수치가 높게 나와 서울에서 킬레이션 치료를 20회 정도 받았는데, 아무런 변화가 없어요. 원장님 ㅠㅠ"

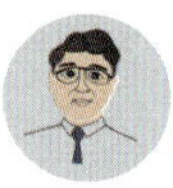

의사: "우선 검사를 해보겠습니다. 그동안 치료하면서 수은이 잘 배출되고 있는지 검사는 받으셨었나요?"

환자: "아뇨. 한 번도 중간에 검사를 받아본 적은 없습니다."

그래서 과거의 검사와 비교하기 위해 추가 검사를 진행하였습니다.

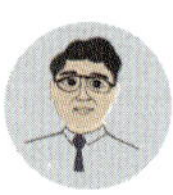

의사: "검사결과 오히려 과거 기초 검사보다 더 많이 올라갔네요. ㅠㅠ 이 경우 첫 번째 가능성은 환자분께서 드시는 식단에서 수은을 추가로 섭취했을 가능성이 있습니다. 두 번째 가능성은 조직 내에 녹아있던 중금속이 킬레이션을 통해 배출되는 과정에서 혈관으로 나왔을 수도 있습니다. 우선 치료를 하며 잘 빠지는지 확인해 보겠습니다."

원내에서 킬레이션 치료 7회 실시한 후에 재검사 결과 혈중 수은이 28.6에서 14.0까지 떨어졌습니다.

검체정보	Random Urine	보고일시
임상정보/기타 : 202105274321		

보험코드	검사항목	검사결과	단위	
D5511023	Al (aluminum)	127.7	μg/L	≤ 7.0
D5511103	Hg (mercury)	44.1	μg/L	≤ 1.9

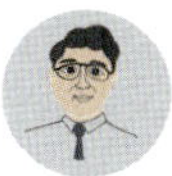

의사: "혈중 수은 농도가 많이 떨어졌네요. 치료 효과가 있다는 것입니다. 소변으로 배출되는 수은의 양도 엄청납니다. 정상적으로는 소변 수은 배출 허용량은 1.9 이하로 보는데 환자분은 킬레이션 수액을 맞은 상태에서 소변으로 배출되는 수은의 양을 측정해본 결과 44.1이 빠져나가는 것을 볼 수 있습니다. 환자분은 신장 기능이 매우 좋기 때문에 이렇게 잘 빠져나갈 때는 열심히 빼셔야 합니다. 가능하면 시간이 되는 대로 내원해서 꾸준히 수은 배출 치료를 받으시기 바랍니다."

환자: "네. 감사합니다. 최대한 노력해서 시간이 되는 대로 치료받으러 오겠습니다."

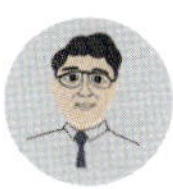

의사: "주의사항은 킬레이션 받는 날에는 물을 3L 가까이 많이 드셔야 한다는 것입니다. 몸속의 중금속을 체외로 배출하는 방법 중에 소변만큼 쉽고 빠른 것이 없기 때문입니다."

혹시 의사선생님께서 이 책을 읽으신다면 도움이 되실까 하여 남겨봅니다. 기능의학을 공부했다면 킬레이션에 사용되는 약물에 대해 잘 알고 있을 것입니다. 문제는 아직 이 약물을 얼마나, 어떤 용량으로 사용해야 하는지에 대한 데이터가 없다는 점입니다. 즉, 선생님들마다 노하우가 다르다는 사실인데, 다들 국가에서 허용한 용량이 아닌 오프라벨(off-label) 개념으로 사용하시다 보니 치료 내용을 오픈하기가 쉽지 않습니다. 그러나 안정적인 약물이기에 선생님의 재량에 따라서 가감하면서 환자분에게 효과적인 용량을 찾으셔야 합니다. 치료하시면서 반드시 치료의 효과가 있는지, 본인이 생각한 대로 환자가 치료되고 있는지 확인하시기를 부탁드립니다. 앞서 말씀드린 환자분도 서울에서 킬레이션을 20~30회 하는 동안 한 번도 검사하지 않았다고 하십니다. 환자가 좋아지면 괜찮지만, 나빠지면 모든 책임은 치료한 의사에게 돌아갑니다.

제 전공은 예방의학입니다. 의학은 크게 기초학문과 임상학문으로 나눌 수 있습니다. 임상학문은 여러분들이 알고 있는 소아청소년과, 내과, 가정의학과 등 환자를 직접적으로 치료하는 학문이고, 기초학문은 이런 사람들이 치료를 잘할 수 있도록 기본적인 바탕이 되는 데이터를 데이터를 제공하는 학문입니다. 그 안에 생리학, 생화학, 해부학, 그리고 제가 전공한 예방의학이 있습니다. 그리고 예방의학 중 제가 세부전공한 '역학(epidemiology)'이 있습니다. 역학의 개념을 쉽게 설명하자면, 가끔 전염병이 돌거나 한 학교에서 단체로 식중독이 발생하면 직접 가서 이 병이 어떤 루트를 통해서 왔는지를 찾아내어 임상의사들이 환자를 치료하는 데 도움을 주고 또 다른 질병의 발생을 예방하는 기초학문이라고 할 수 있습니다. 무엇인가 원인을 찾아 나가는 것에 흥미를 많이 느꼈던 저는 어려서 형사, 수사반장 등이 되는 꿈을 꾸곤 했습니다. 그래서 저는 어떤 아이디어가 떠오르면 그냥 받아들이는 것이 아니라 좀 더 연구해서 이것을 임상적으로 더 잘 쓸 방법을 찾고자 노력합니다. 그렇게 찾아진 결과를 다시 임상의사에게 전달하면, 제 아이디어를 가지고 임상환자를 치료하는 데 더욱 도움이 될 수도 있겠지요.

저는 병원에 오는 환자들에게 중금속 검사를 많이 권하는 편입니다. 요즘은 환경이 많이 오염되어 있어 많은 사람들이 자신도 모르게 중금속에 노출되어 있기 때문에 거의 루틴처럼 중금속 검사를 하고 있습니다. 방문하는 환자에게 앞서 소개한 내용으로 교육을 하고, 원내에서 각각의 중금속에 친화력이 있는 킬레이트 제제를 이용해서 중금속 배출 치료를 해드리며, 집에서도 중금속 배출이 되도록 경구제를 처방해 드리기도 합니다.

이번에는 '어떻게 하면 부작용을 줄이면서 환자의 몸에서 중금속을 가장 잘 제거할 수 있을까?'라는 질문에 대한 답으로, 어떤 약물과 영양제가 중금속 배출에 도움이 되는지에 대해 말씀드리고자 합니다. 안타깝게도 우리나라에서 중금속 제거를 위해 사용할 수 있는 킬레이션 약들은 매우 제한적입니다. 미국만 해도 많은 약품을 쉽게 구할 수 있지만 우리나라는 사용 허가를 받은 약물이 몇 종류 되지 않습니다. 전문 의약품 중 의사의 처방이 필요한 약물은 칼슘 EDTA, D-페니실라민(D-penicillamine) 정도입니다. 외국 비타민을 직구하는 사이트에서 경구제로 EDTA를 판매하고 있기 때문에 간혹 환자분들께서 직구로 구한 비타민을 가져오기도 하십니다. 하지만 검사 없이 복용하는 것은 권장하지 않으며, 가급적 의사와 상의하고 검사 후에 드시기를 추천해 드립니다.

중금속이 킬레이트화되어 체외로 배출되는 경로에는 신장을 통한 소변 배출, 장을 통한 대변 배출, 피부에서 땀으로 배출되는 세 가지 경로가 있습니다. 그중 가장 쉽고 많은 부분을 차지하는 것이 소변 배출입니다. 조금만 생각해보시면 소변을 통한 배출이 가장 쉬운 방법인 것을 알 수 있습니다. 그렇기 때문에 킬레이션 치료를 진행할 경우 수분섭취가 중요합니다. 가급적 3L 이상의 충분한 수분을 섭취하시는 것이 좋습니다.

다음 페이지의 표는 '어떤 중금속에 노출되었는가'에 따라 사용 가능한 약물 리스트입니다. 표의 상단부터 살펴보면 BAL이라는 성분은 비소, 수은, 납을 골고루 다 제거할 수 있습니다. 그다음으로 DMSA는 수은, 납, 비소를 제거할 수 있고, DMPS는 수은과 비소 두 가지를 제거할 수 있습니다. 페니실아민(penicillamine)은 구리, 비소, 납 등의 배출에 도움이 됩니다. EDTA는 납(Pb)의 체외배출에 특화된 약물이지만

Complexing and chelating agents used in therapy

Chelator	Use
Dimercaprol(BAL)	• acute arsenic poisoning • acute mercury poisoning • lead poisoning (in addition to EDTA)
DeMercaptoSussinic Acid(DMSA)	• lead poisoning • arsenic poisoning • mercury poisoning
Dimercapto-propanesulfonate(DMPS)	• severe acute arsenic poisoning • severe acute mercury poisoning
Penicillamine	• Mainlyin: cooper toxicity Occasionally adjunctive therapy in • gold toxicity • arsenic poisoning • lead poisoning • rheumatoid arthritis
Ethylenediaminetetraaceticacid(EDTA)	• lead poisoning
Deferoxamine and Deferasirox	• acute iron poisoning • iron overload

납만 제거되는 것은 아닙니다.

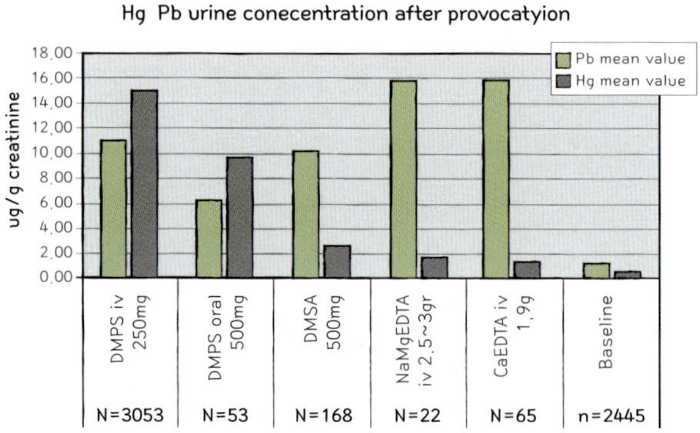

앞 페이지의 그림은 우리가 사용할 수 있는 약물을 우리 몸에 투여한 후 소변으로 배출되는 중금속의 양을 측정하여 어떤 중금속이 가장 많이 배출되는지 알아본 그래프입니다. 회색 막대는 수은, 녹색 막대는 납을 표현하고 있는데, DMPS가 메인으로 수은을 가장 많이 제거하는 것을 볼 수 있습니다. 특히 혈관으로 DMPS를 250mg만 투여해도 엄청난 양의 수은을 배출할 수 있습니다. DMPS를 경구제로 500mg 섭취했을 때에도 주사제보다는 못하지만, 상당량의 수은이 배출되는 것을 볼 수 있습니다. Ca-EDTA가 제거하는 수은의 양은 경구제 DMPS에 비하여 1/5 수준입니다. 그와 반대로 납은 DMPS보다는 EDTA에 친화력이 크기 때문에 납 킬레이션으로는 EDTA를 추천해드리겠습니다.

15년 이상 킬레이션 요법을 해오면서 환자들을 검사하고 어떻게 치료되고 있는지 연구해본 결과, 정상적인 상태에서 소변으로 배출되는 중금속의 양은 극히 미미한 것을 알 수 있었습니다. 킬레이션 약물을 투여 후 소변으로 배출되는 중금속의 양을 측정해보면 대부분이 국가에서 허용하는 기준치를 훌쩍 넘게 배출되는 것을 볼 수 있었습니다. 체내 중금속 오염 정도에 따라 다르지만, 대부분의 환자들은 보통 30~40회 이상의 킬레이션 치료가 필요했습니다.

교과서에는 수은을 제거하는 세 가지 유형의 약물이 나와 있습니다: DMPS, DMSA, D-penicilamine입니다. 우리나라에서 만든 D-penicilamine이 있지만, 제가 테스트해본 결과 효과가 많이 떨어져서 처방받아 복용하더라도 별 효과를 못 보겠다는 생각이 들어 그것은 제외시켰습니다. 그리고 외국에서 구할 수 있는 DMPS와 DMSA로 테스트를 해보았는데 생각보다 효과가 좋게 나와서 이렇게 소개합니다.

결과치			
	Al(알루미늄)	Hg(수은)	Pb(납)
Base line	1.2	0.5	0.7
DMPS 복용 후	2.9	1.7	1.3
DMSA 복용 후	36.0	2.2	1.7
수액 킬레이션 후	151~164	4.0~13.4	4.4~5.0
참고치	0~7ug/L	0~1.97ug/L	0~1.47ug/L

제가 테스트했던 데이터입니다. 알루미늄, 수은, 납 수치를 측정했고, base line은 약 복용이 없고 치료를 받지 않은 상태에서의 정상 소변을 검사 했을때 배출되는 중금속의 양을 뜻합니다. 알루미늄 1.2. 수은 0.5, 납 0.7이 배출된 것을 볼 수 있습니다. 이것을 표의 참고치와 비교해 보면 기준치 이하의 레벨로 나오고 있다는 것을 알 수 있습니다. 이 참고치에 대한 개념은 '정상적인 사람들이 생활하면서 폭로되는 중금속이 소변으로 빠져나갈 때의 양을 측정할 때 이 정도 이하로 나오는 것은 무시해도 된다'는 기준치입니다. '우리가 어쩔 수 없이 오염된 환경에서 살고 있다 보니 나올 수 있는 양을 이 정도로 잡겠다'는 의미로 이해하시면 좋을 것 같습니다.

제가 제일 먼저 테스트했던 것이 DMPS입니다. DMPS 25mg을 하루 3회 5일간 복용 후 검사한 결과입니다. 권장량보다 더 과량으로 복용해도 문제가 없어야 하기 때문에 과량 복용을 해보았습니다. 그 결과 알루미늄은 2.9, 수은은 1.7, 납은 1.3이 배출되었습니다. 조금씩은 올라갔지만, 우리가 기준치를 이야기하는 수은 같은 경우도 1.9를 넘지 않았고, 납도 1.4를 넘지 않았습니다. DMPS 같은 경우는 실제로 수은 중에서도 유기수은이 아닌 무기수은에 좀 더 특화되어서 배출되기 때문에 수은 폭로가 치과 아말감, 한약재 등이 원인인 무기수은일 경우 저는 DMPS를 추천할 것 같습니다.

또한 해산물(생선)을 통해서 폭로된 유기수은의 경우는 DMSA를 추천합니다. 저는 아말감 치아가 없고 생선을 자주 먹기 때문에 유기수은이 많이 쌓여 있을 텐데요. 그렇기 때문에 저는 DMSA를 통한 킬레이션의 결과가 더 좋았습니다. 알루미늄은 36.0, 수은은 2.2, 납은 1.7 정도로 기준치 이상 배출되는 것을 볼 수 있습니다. 각자의 생활 패턴에 맞춰서 구별해 드시기를 추천드립니다. 중금속이 배출된 양이 생각보다 적다고 생각할 수도 있지만, 집에서 중금속 킬레이션 치료를 한 효과로 보면 의미가 있습니다.

제가 원내에서 사용하는 방법으로 수액치료를 했을 때의 결과를 보면 알루미늄은 상당히 많은 양이 빠져나오는 것을 볼 수 있습니다. 150

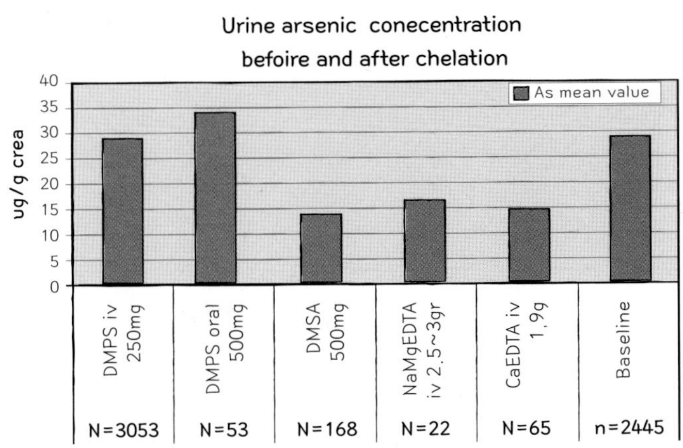

에서 164가 빠져나왔습니다. 수은은 적게는 4, 많게는 13.4가 빠져나옵니다. 수액치료를 통한 배출의 양이 많은 것은 당연한 사실입니다. 하지만 보통 환자는 수액치료를 일주일에 한 번 하므로 치료한 당일에 빠져나가는 양이 이 정도이고, 다음 날에는 킬레이션 효과가 나타나지 않기 때문에 6일간은 이런 효과가 없다고 봐야 합니다. 하지만 매일 DMSA 경구제를 꾸준히 복용해서 매일 2.2씩 중금속이 빠져나갔다고 생각해봅시다. 그렇다면 일주일 동안 10에서 14레벨까지도 빠질 수 있다는 뜻입니다. 경구제를 매일 복용한다면 누적량을 무시하지 못할 것입니다.

위에서 진행한 테스트 용량은 DMPS 25mg씩 3회, DMSA 20mg씩 3회 각각 5일간 복용 후 측정한 것입니다. 그리고 혹시라도 이 약물이 제조되는 과정에서 오염물질의 노출로 인한 문제로 우리 몸의 해독과정 중에 간이나 신장에 부담이 되는지를 파악하기 위해 일주일간 신장기능과 간 기능 테스트를 진행하였습니다. 그 결과 간 기능이나 신장기능에는 아무런 변동이 없었기 때문에 저는 안심하고 먹어도 되겠다는 판단을 했습니다. 그러나 병원에 오시는 환자들은 병원에서 알아서 관리해드릴지라도 집에서 킬레이션을 하시는 분들은 근처 병원에서 꼭 신장기능을 확인하시길 권합니다. 1달에 1회는 반드시 검사를 받으면서 킬레이션 약물을 복용하시기를 바랍니다.

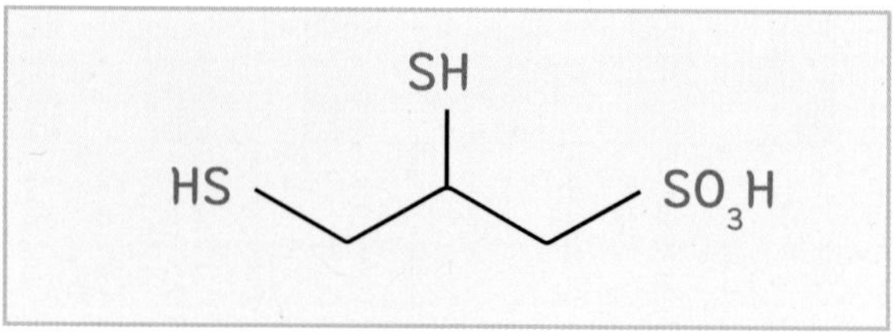

DMPS

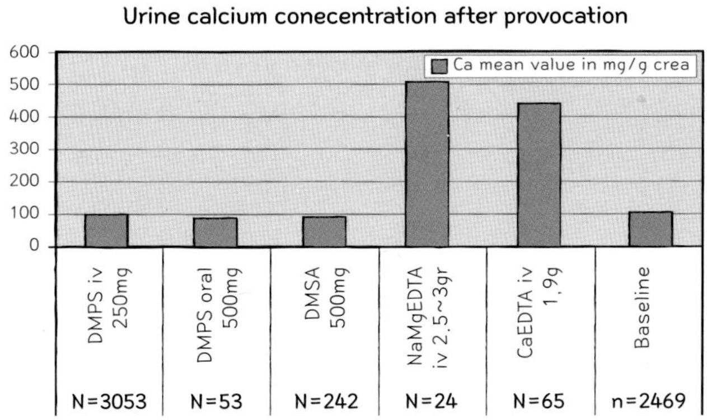

다음으로 비소를 살펴보겠습니다. 비소에 노출된 환자도 제법 많은데요. 차트를 보면 DMPS나 DMSA로도 제거가 되기는 하지만 EDTA 역시 적정량의 비소를 제거하는 데 도움이 됩니다. DMPS가 정맥주사보다 경구제를 사용했을 때 더 많은 비소 배출에 도움이 되는 것처럼 나옵니다. DMSA나 EDTA 같은 경우도 적당량의 비슷한 정도의 제거 비율이 나타납니다.

차트에서 보면 baseline으로 측정된 비소의 수치가 EDTA킬레이션 후 비소 수치보다 오히려 높은 것처럼 보입니다. 그러나 제가 직접 임상실험을 한 결과에서는 킬레이션하기 전의 baseline 비소보다 킬레이션 후 배설되는 비소의 양이 훨씬 많았습니다. 경험적으로 비소를 제거하는 데에도 킬레이션 수액치료가 도움이 되었습니다.

한계가 있는 것은 역시 수은일 것입니다. 수은은 EDTA만으로는 제거가 힘들기 때문에 다른 보조제를 함께 사용합니다. 그런데 체내 중금속을 빼내는 과정에서 미네랄들이 같이 빠져나간다는 사실을 주의해야 합니다. 아연은 대표적인 미네랄이자 우리 몸에 필요한 원료인데요, 차

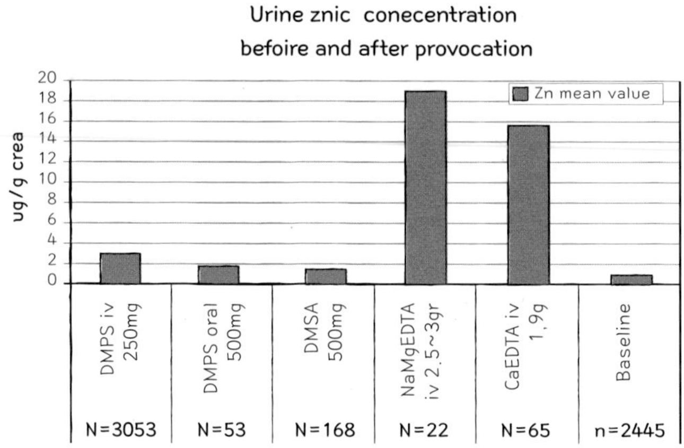

트를 보시면 EDTA 치료 시 굉장히 많은 양의 아연이 같이 제거되는 것을 볼 수 있습니다. DMPS나 DMSA는 아연을 거의 제거시키지 않은 데 비해서 EDTA를 사용하여 치료하면 엄청난 양의 아연이 몸 밖으로 빠져나가게 됩니다. 그렇기 때문에 EDTA 킬레이트를 계속하다 보면 아연 결핍이 오기 때문에 꼭 따로 아연을 보충하시기를 권합니다.

저 역시 킬레이션 치료를 할 때 미네랄 보충제를 주거나 수액치료 시 따로 미네랄을 넣어주기도 합니다.

아연처럼 의도하지 않게 빠져나가는 또 다른 미네랄 중 하나가 바로 칼슘입니다. 칼슘도 EDTA 치료 시 많이 제거됩니다. 따로 칼슘을 보충하지는 않지만, 식사하실 때 꼭 멸치와 김을 빠짐없이 드시기를 권하고 있습니다.

수액으로 중금속을 제거하기 위해서는 경험 있는 의사의 도움이 필요하지만, 집에서 경구제를 복용하여 몸속 중금속을 제거할 수도 있습니다. 어떤 영양성분과 약물이 중금속 제거에 도움이 되는지 말씀드리겠습니다.

우리가 중금속(수은) 제거에 사용하는 약물인 DMPS나 DMSA의 분자구조를 살펴보면 재미있는 결과를 볼 수 있습니다. DMPS의 분자는 그림 B에 표시되어 있고, DMSA의 분자는 그림 A에 표시되어 있습니다.

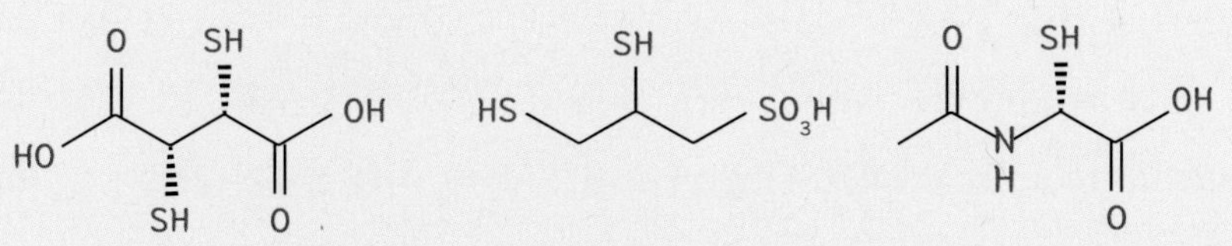

A. DMSA B. DMPS C. NAC

위 그림을 자세히 관찰하면 공통점을 발견할 수 있는데, 바로 SH기가 붙어 있다는 것입니다. 이 황(S) 성분이 수은과 결합해서 수은을 배출하는 데 도움을 준다고 해석할 수 있습니다. 그렇기 때문에 우리는 황성분이 들어가 있는 약재를 많이 사용합니다. 부가적으로 황(SH)기가 있는 약재를 사용하면 중금속 배출에 도움이 될 수 있습니다.

대표적으로 기능의학자들이 많이 사용하는 약재로는 알파리포산(alpha-lipoic acid)이 있습니다.

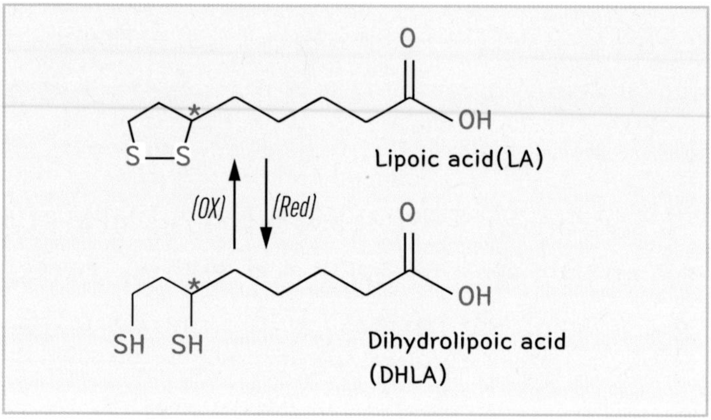

위 그림은 알파리포산(치옥타시드)의 분자구조인데요. 알파리포산이 몸에 들어가면 원래 SS기가 붙어 있는 상태가 우리 몸 안에서는 Dihydrolipoic acid(DHLA)로 바뀌게 되는데 이때 SH가 2개가 생기게 됩니다. 이로 인해서 우리가 앞서 이야기했던 DMPS나 DMSA 같은 분자구조와 유사한 형태를 가지게 되고, 수은을 제거할 수 있는 보조제로 사용할 수 있게 된다는 것입니다.

그렇다면 똑같은 구조 즉 SH기가 있는 것을 찾아보시면 재미있는 것을 볼 수 있습니다. 대표적으로 뮤테란(NAC: n-acetyl cysteine)이라는 약물에도 SH기가 있는데 이 역시 킬레이션 치료에 사용할 수 있습니다. 그리고 시스테인(cysteine)은 글루타치온의 원료로도 사용됩니다. 여러분들이 알고 있는 백옥주사라는 별명의 글루타치온은 강력한 항산화제로 수은 킬레이션에 도움이 됩니다. 결론적으로 수은 제거가 필요한 환자에게 뮤테란, 알파리포산, 글루타치온 등을 사용할 수 있습니다.

또한 앞서 말씀드린 알파리포산, NAC보다도 SH기가 훨씬 풍부한 단백질 성분 중에 메탈로치오닌(Metallothionein)이 있습니다. SH기가 풍부한 만큼 다양한 중금속과 친화력이 있어 수은, 납, 카드뮴, 비소 등의 중금속을 킬레이션하는 효과가 있습니다.

메탈로치오닌(QR 코드: Metallothionein) 성분이 들어있는 영양제도 개발되어 있습니다.

이렇게 우리가 킬레이션에 우회적으로 사용할 수 있는 약물이 많이 있습니다. 그중 일부는 수액으로 투여할 수 있고 일부는 경구로 복용할 수 있습니다. 가급적 모든 치료에 사용되는 것들은 킬레이션을 전문으로 하는 기능의학자와 상의 후 드시기를 추천드립니다. 저 같은 경우는 신장 기능, 간 기능 검사를 한 다음 환자와 상의하여 경구용 약물을 처방하거나, 원내에서 수액주사 치료를 하기도 합니다.

분자구조를 살펴보면 흥미로운 것이 또 하나 있습니다. 바로 기능의학의 감초라고 부르는 글루타치온입니다. 저는 거의 모든 기능의학 환자들에게 기본 치료제로 글루타치온을 사용하고 있습니다. 글루타치온은 글루타메이트(glutamate), 시스테인(cysteine), 글라이신(glycine) 글리신이라는 세 가지 아미노산의 조합인데, 그중에서 글라이신 성분이 무척 재미있습니다. 글라이신은 제초제 성분인 글라이포세이트(glyphosate)와 글라이신의 분자구조가 비슷합니다.

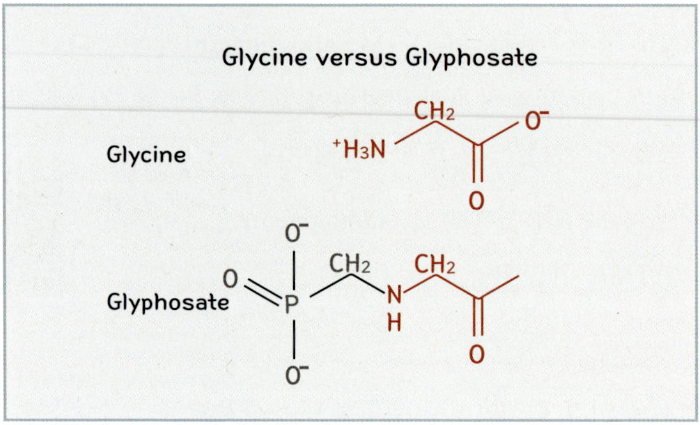

글라이포세이트는 대표적인 잔류성 유기화합 오염물질(POPs)입니다. 글라이포세이트는 우리 몸에 들어와서 면역 체계를 교란시키고 공격하는 물질 중에 하나로 농약과 제초제에 들어있는 성분이며 거의 모든 수입농산물에는 다 들어있다고 볼 수 있습니다. 이것이 우리 몸에 들어와서 여러 가지 독소로 작용을 하는데 글루타치온이 이 독소를 해독하는 일을 합니다. 글라이신과 글라이포세이트가 유사한 분자구조를 가지고 있기 때문에 글라이포세이트가 우리 몸에 들어와서 자리 잡을 수 있는 곳에 글라이신이 가서 막아주는 것입니다.

요즘 경구용 글루타치온에 대해 문의하시는 분들이 많습니다. 글루타치온은 분자구조가 복잡하고 크기가 커서 경구제로 섭취할 경우 흡수가 잘 되지않기 때문에 3가지 아미노산을 각각 분해해서 따로 흡수한 다음 체내에서 재조합해야 하는 문제가 있습니다. 그런 단점을 보완하기 위해서 나온 방법이 리포좀 공법의 글루타치온입니다.

리포좀 공법은 글루타치온을 인지질 성분으로 감싸서 아미노산이 분해되지 않고 체내에 흡수될 수 있도록 하는 방법이지만 가격이 다소 비싼 편입니다. 가격대비 효율적인 부분에 있어서 저는 경구제로는 글루타치온의 기본 원료가 되는 NAC(n-acetylcysteine)를 추천합니다. NAC를 투여했을 때 혈중 글루타치온 농도가 증가되었다는 연구결과가 있기 때문에 상대적으로 저렴한 NAC를 추천하는 편입니다.

다음은 식단을 통해서 **체내 중금속 배출**을 하기 원하시는 분에게 제가 추천하는 식단입니다

현미: 파이트산(phytic acid)이 풍부해서 음식물과 함께 들어오는 중금속을 킬레이트해서 체외로 배출하는 데 도움을 줍니다.

콜리플라워, 브로콜리, 케일, 양배추: 앞서 말씀드린 중금속 킬레이션에 필요한 -SH기가 풍부한 식재료이며 십자화과(cruciferous) 식물이라고 말합니다.

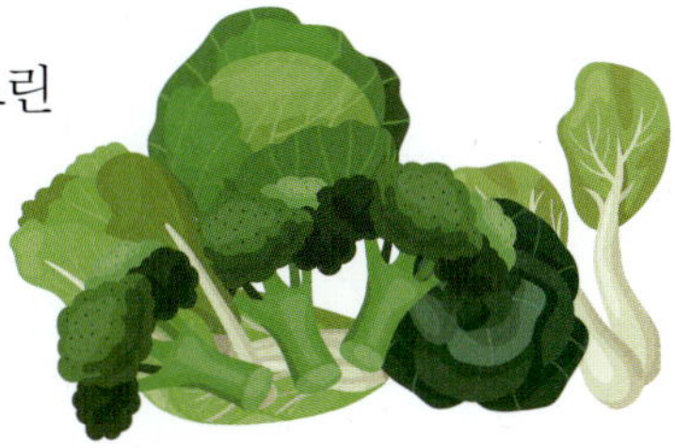

아스파라거스, 양파, 마늘, 시금치, 당근, 토마토, 미니양배추, 아보카도: 티올기(Thiol)가 풍부해서 알파리포산(ALA: alpha-lipoic acid)의 좋은 공급원이 됩니다.

초지 계란, 초지 소고기: 유황 함유 아미노산이 풍부한 식재료입니다.

브라질넛: 셀레늄의 주요 공급원으로 중금속 킬레이션에 도움이 됩니다(10장 셀레늄 참조).

POPs(잔류성 유기화학 오염물질)

1945년까지 지속된 제2차 세계대전 동안 85,000개 이상의 새로운 화학 오염 물질이 개발되었으며, 지금도 전 세계 기업들은 매년 새로운 유기화학 오염물질들을 앞다투어 개발하여 내놓고 있습니다. 우리가 매일 먹는 음식 속에는 350종의 다양한 살충 성분들이 포함되어 있는데 그중 55종은 발암성 물질에 해당합니다. 이미 우리 몸에는 700종의 잔류성 유기오염물질(POPs)이 존재합니다. 환경 오염은 경제 발전의 피할 수 없는 결과입니다.

몇 년 전 우리는 '가습기 살균제' 파동을 경험했습니다. 눈에 보이지 않는 미생물을 죽이기 위해서 살균제를 사용하면서 사람들의 폐 세포가 파괴되어 영구적인 폐 손상을 겪게 되었고, 일부 어린이는 사망에 이르기도 하였습니다. 최근 코로나(COVID-19) 팬데믹을 경험하는 과정에서 소독과 방역에 대한 권고사항들이 우후죽순처럼 많아졌지만, 정작 소독 방역에 사용하는 살균제 성분들이 인체에 얼마나 해로운지는 아무도 생각하지 않는 듯합니다. 폐쇄된 공간에서 살균제를 뿌리고 제대로 환기도 시키지 않은 상태에서 그 공간을 이용한다면 인체에 심각한 영향을 미칠 것입니다. 문제는 그 영향이 폭로 직후에 나타나지 않고 오랜 시간이 지난 후에 서서히 발생하기 때문에 인과관계를 밝히기가 매우 어려우며, 왜 아픈지도 모른 채 아픈 환자들이 발생할 수 있다는 것입니다.

1999년 한 해 동안 전 세계적으로254만 톤의 살충제가 땅에 뿌려졌으며, 해마다 사용되는 살충제의 양은 늘어만 가고 있습니다. 제초제는 더 많은 농작물을 생산하기 위해 사용되었지만, 잡초가 제초제에 내성을 갖게 되고 벌레가 살충제에 내성을 갖게 되면서 더 독성이 강한 살충제와 제초제가 개발되기 시작했습니다. 거기에 더해서 유전자가 조작된 작물(GMO)도 개발됩니다. GMO가 처음 개발되었을 때만 해도 살충제의 필요성을 줄일 수 있을 것으로 믿었지만, GMO 작물을 생산하는 과정에서 살충제 사용량은 10배나 증가했습니다. GMO 작물을 가공하는 과정에서 농약이 제거되어야 하지만, 검사 결과 잔류 농약이 발견됩니다. 그렇게 생산된 농작물들이 우리들의 식탁을 위협합니다. 1990년부터 2010년까지 미국에서 제초제(glyphosate) 사용량의 증가와 함께 자폐증(autism) 환자의 증가율을 분석한 자료를 보면 놀랍도록 일치합니다. 98.8%의 일치율을 보입니다. 소아 자폐증의 발생 건수에 글라이포세이트가 영향을 미쳤을 가능성이 98%라는 뜻이 됩니다.

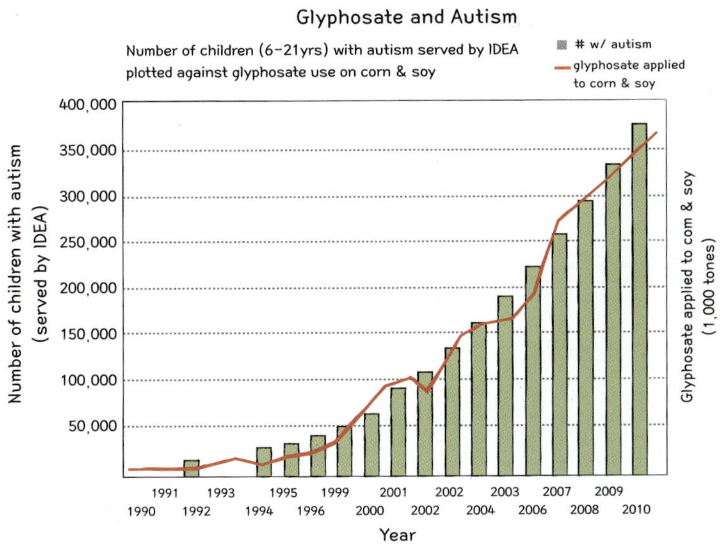

우리가 매일 먹는 음식에 들어있는 제초제 및 살충제 성분들이 인체 내에서 어떤 영향을 미치는지에 대한 연구가 제대로 진행된 적이 없었기 때문에 어떤 사람들은 제가 이런 주장을 하는 것을 증거도 없이 음모론을 제기하는 것처럼 바라봅니다. 사실 저는 이미 반평생을 살았고, 앞으로 살 날이 얼마 남지 않았기 때문에 우리 세대에 대해서는 크게 걱정하지 않지만, 우리 아들과 손자 세대에 대해서는 걱정하고 있습니다. 독성 성분들의 홍수 속에서 바른 해독을 하지 않을 경우 심각한 부작용을 경험하게 될 것이기 때문입니다.

시장에 가보면 할머니, 할아버지들이 직접 재배한 농작물을 들고 나와 판매하시는 것을 볼 수 있습니다. 직접 키우셨다고 자랑을 하시는데, 대부분의 작물들이 벌레 먹은 곳이 없이 깨끗합니다. 많은 사람들이 그런 깨끗한 채소를 좋아합니다. 벌레 먹은 채소는 사람들이 싫어해서 상품성이 떨어진다고도 합니다. 농사를 조금이라도 지어본 사람이라

잔류 농약 검출 건수(5년기준)

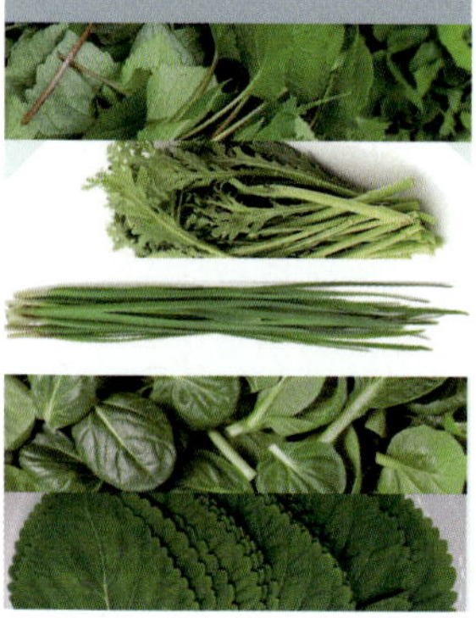

품목명	기준치 초과 건수
취나물	538
쑥갓	429
부추	406
시금치	393
깻잎	390

면 농약을 사용하지 않으면 사람들이 먹을 것이 남지 않는 것을 아실 것입니다. 그래서 어쩔 수 없이 저농약 재배를 하기도 합니다. 시중에서 판매되는 무농약 야채에도 맹점은 있습니다. 국가에 등록되지 않은 미등록 농약을 사용하는 경우도 흔하며, 무농약 인증을 받은 제품 중에서도 기준치를 초과하는 농약이 검출되는 경우도 많습니다. 어쩔 수 없이 농약에 노출될 수밖에 없는 상황이라면 농약의 체내 유입을 최대한 줄이고 이미 체내에 들어온 농약은 최대한 빨리 배출하도록 노력해야 합니다. 가급적 유기농, 무농약 야채를 선택하고, 씻을 때는 물에 1분 이상 담가 두셨다가 그 물은 버리고 새로운 물을 담아 손으로 문질러 씻어주면 좋습니다. 그럼에도 불구하고 섭취한 농약 성분을 장관 내에서 흡착해서 체외로 배출하는 가장 좋은 방법은 현미를 드시는 것입니다. 현미 속에 있는 리그닌(Lignin)이 POPs를 흡착해서 배출하는 역할을 하기 때문입니다.

친환경 인증 물품 농약 검출 건수

인증명	기준치 초과 건수
친환경(인증) 무농약	233
친환경(인증) 저농약	140
친환경(인증) 유기가공품	67
GAP(인증)	57

우리는 가벼운 감기만 걸려도 약국과 병원에서 약을 처방받아 복용하고, 우리 몸에서 대사를 거친 약물 찌꺼기는 소변으로 배설되어 강물로 흘러 들어가고 우리가 마시는 음용수로 되돌아옵니다. 전 세계적으

로 쏟아내는 노폐물과 쓰레기, 환경 호르몬들은 강을 통해서 바다로 모이고, 세월이 흐르면서 바다는 점점 더 오염되고 바다에 사는 생명체들도 오염됩니다. 우리는 이렇게 오염된 물고기와 해초를 먹고, 먹이사슬의 최상위에 있는 인간에게 모든 오염물질이 축적되어 들어올 수밖에 없게 됩니다. 문명의 발전으로 우리의 삶은 더 편해졌을지 모르지만, 그 과정에서 수없이 쏟아지는 POPs(잔류성 유기 오염물질)의 홍수 속에서 우리의 육체는 점점 힘들어져 갑니다. 평균수명은 늘었지만, 건강수명은 정작 점점 줄어들고 있습니다.

환경호르몬의 증가와 함께 여성들의 초경 연령이 빨라지고 생리통을 경험하는 여성의 비율도 증가하고 있습니다. 주변에서 많은 여성들이 생리통을 경험하다 보니 생리통이 정상이라고 생각할 수 있지만 그렇지 않습니다. 여성 호르몬(estrogen)에 영향을 주는 환경호르몬을 제노에스트로겐(zenoestrogen)이라 부릅니다. 여성 호르몬은 아니지만, 분자구조가 여성 호르몬과 유사하여 에스트로젠이 붙는 곳에 달라붙어서 여성 호르몬과 비슷한 역할을 한다는 뜻입니다. 제노에스트로젠 역할을 하는 성분에는 폴리염화비페닐(PCBs: polychlorinated biphenyls), 비스페놀A(BPA: bisphenol A) 및 프탈레이드 등의 잔류성 유기오염물질(POPs)과 내분비 교란물질(EDC: Endocrine Disrupting Compounds)이 있습니다. 제노에스트로겐에 대한 노출은 주로 오염된 음식과 음료를 섭취함으로써 발생하지만, 소량은 신체의 피부와 점막을 통해 흡입되거나 흡수될 수 있습니다. 생리통이 심한 사춘기 여성이나 다낭성 난소 증후군, 월경 전 증후군, 자궁근종과 같은 부인과 질환이 있는 성인 여성이라면 환경호르몬 노출을 최대한 줄이고 체내에 들어온 환경호르몬을 체외로 배출하려고 노력해야 합니다.

십자화과 야채: 브로콜리, 양배추, 케일, 컬리플라워 등과 같은 십자화과 야채 속에는 3-Diindolymethane(DIM)이 풍부하게 들어있어서 유사 호르몬의 체외배출을 돕습니다.

화장품: 기능성 화장품 사용을 금해야 합니다. TV 광고에서 주름을 없애주고 젊어지게 해준다는 말은 즉 화장품 속에 제노에스토로겐이 많이 들어있다는 뜻입니다. 가급적 색조 화장은 피하시고, 보습과 피부 건강을 위해 사용하는 제품도 POPs 물질이 적은 자연제품으로 사용하시기를 권합니다. 자녀 중 화장을 하지 않으면 안 될 정도로 스트레스를 받는 아이가 있다면 좋은 화장품을 사주시기를 바랍니다. 저렴하고 싼 화장품일수록 POPs가 많을 수 있습니다.

기름병: 환경호르몬은 플라스틱에서 용출되는 경우가 많기 때문에 가급적 집에서 사용하는 기름병은 유리병을 사용하는 게 좋습니다. 슈퍼에 가면 많이 보이는 플라스틱병에 담긴 식용 기름은 드시면 안 됩니다.

식재료 담는 용기: 플라스틱보다는 조금 무겁고 관리가 힘들지만, 유리와 스테인리스 용기를 추천드립니다. 전자레인지에 음식을 조리할 때에도 절대로 플라스틱에 담아서 돌리시면 안 됩니다. 대표적으로 컵라면 조리법에 전자레인지에 돌려서 먹도록 하는 것이 있는데 상당한 양의 환경호르몬이 용출될 수 있습니다.

컵: 카페에서 뜨거운 음료를 시키실 때는 일회용 용기에 담아서 드시지 말고 머그잔에 받아서 드셔야 합니다. 머그잔이 없다고 하면 찬 음

료를 드시든지, 개인용 스테인리스 텀블러에 담아 드시는 것이 좋습니다.

옷: 피부에 직접 닿는 옷은 100% 면으로 된 옷감을 선택하시고, 폴리에스터가 함유된 옷은 될 수 있으면 피부에 닿지 않게 하시면 좋겠습니다. 사춘기 여성들의 속옷도 될 수 있으면 성인이 되기 전까지는 예쁘고 화려한 것보다는 100% 면으로 된 것을 추천드립니다.

생리대: 집에 있을 때는 될 수 있으면 천 생리대를 사용하도록 노력하시고, 외출 시에는 자연 성분으로 만든 생리대를 사용하시되 자주 갈아주셔야 합니다. 생리혈에 젖은 상태로 오랫동안 두면 피부 점막을 통해서 환경호르몬이 체내로 들어올 수 있습니다.

허브 영양제: 순결나무(vitex) 추출물이 함유된 영양제나 디인돌리메탄(DIM)성분을 주요 성분으로 만든 영양 보조제를 드실 수도 있습니다. 자연 허브 제품이기에 환경호르몬에 의한 생리통을 완화해줄 것입니다. 그와 함께 비타민B6 25~50mg나 마그네슘 400mg을 같이 드시면 더 좋은 효과를 보실 수 있습니다.

10

지방의 패러독스

YouTube 유튜브: 지방의 패러독스

비만은 많은 연구 논문을 통해 심혈관 질환, 고혈압, 당뇨 등의 주요 내과 질환은 물론 근골격 계통의 퇴행성 변화를 포함한 여러 질병의 위험 요인으로 잘 알려져 있습니다. 그래서 많은 분이 다이어트를 열심히 합니다. 또한 혈당 조절이 되지 않는 대표적인 질환인 당뇨병의 원인으로 비만이 꼽히기도 합니다. 그러나 최근 발표되는 많은 논문을 보면 당뇨병의 원인이 단순히 체중 증가 때문만은 아니라는 사실이 밝혀졌습니다.

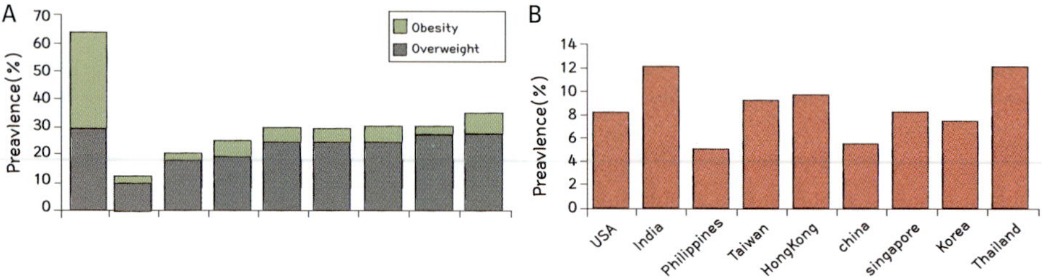

A그래프는 나라별 과체중과 비만 유병률을, B그래프는 나라별 당뇨병 유병률을 말합니다. 미국과 한국을 비교해 보면 미국은 전 국민의 60% 이상이 과체중이며, 그중 비만 인구는 약 30%에 육박합니다. 그에 비해 한국은 비만과 과체중 인구가 전체 인구의 30%도 되지 않고, 미국보다 비만율도 매우 낮습니다. 그런데 B그래프의 당뇨병 유병률을 보면 미국과 한국의 차이가 크지 않습니다. 심지어 비만 유병률이 10% 남짓한 인도는 당뇨병 유병률이 가장 높습니다. 이 자료만 보더라도 단순히 체중의 증가가 당뇨병의 주요 위험요인이라고 말하기 어렵습니다.

1970~1989년도 당뇨병 유병률의 변화와 1990~2005년도 당뇨병 유병률의 변화를 보여주는 자료입니다. 미국의 당뇨병 유병률은 2.5% 증가해서 1.6배 상승을 보인 것에 반해 한국의 당뇨병 유병률은 6%에 가까운 증가를 해, 20년 전보다 5배나 상승하였습니다.

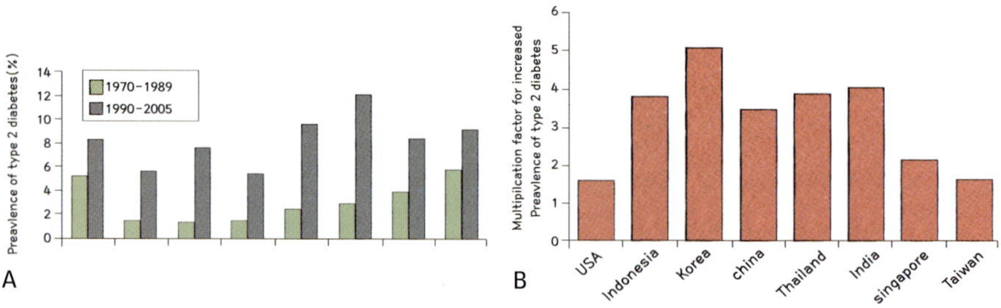

1970~80년대에 비하여 한국은 더 살기 좋아지고 산업도 발전하였지만, 그와 함께 대표적인 대사질환인 2형 당뇨병은 5배 증가하였습니다. 이는 단순히 비만 인구의 증가만으로는 설명이 어려우며, 당뇨를 악화시키는 뭔가 다른 요인이 있다는 뜻입니다. 기능의학자들은 이런 당뇨병 유병률 증가의 주된 범인을 POPs(잔류성 유기 오염물질)로 보고 있습니다.

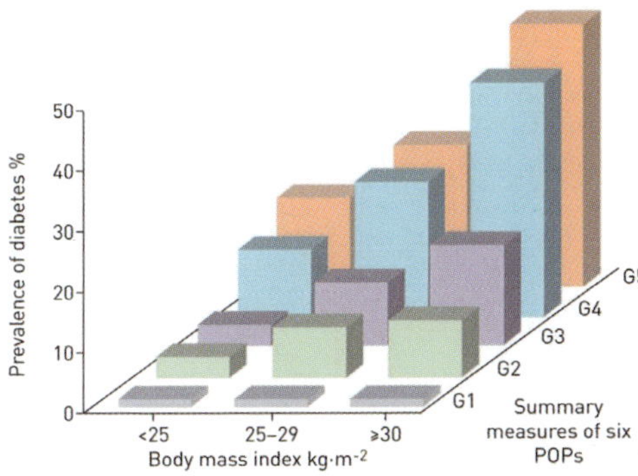

다른 연구 자료를 보겠습니다. 도표의 X축은 BMI(체질량지수), Y축은 당뇨병 유병률, Z축은 POPs의 체내 농도입니다. X축의 BMI에서 25 이하는 정상, 25~29는 과체중, 30 이상은 비만으로 분류하고, Z축은 G1에서 G5까지 체내에 쌓여있는 POPs 농도를 의미하는데 숫자가 높을수록 체내에 쌓인 POPs의 농도가 높다는 뜻입니다.

POPs 노출 농도가 가장 낮은 G1에서는 체질량지수의 차이에 따른 당뇨병 유병률이 차이가 없게 나타났으나, POPs의 합이 커질수록 당뇨병 유병률은 통계적으로 유의미하게 증가하는 모습을 볼 수 있습니다. 체질량지수가 25 이하인 정상 체중 사람들을 대상으로 한 연구결과에서도 POPs의 합이 클수록 당뇨병 유병률이 비례하여 증가하는 것을 볼 수 있습니다. 이 연구결과만 본다면 당뇨병의 주요 위험요인은 체중의 높고 낮음이 아니라 POPs의 체내 농도입니다.

대부분의 POPs는 지질 친화성이 높아서 우리 몸에서 지방에 저장됩니다. 인체의 장기 중 지질 성분이 풍부한 중요한 장기에는 뇌가 있습니다. 뇌는 70% 이상이 지질 성분으로 구성되어 있기에 지질 친화성이 높은 POPs는 뇌에 치명적인 영향을 미칩니다. 우리 몸은 중요한 장기인 뇌를 보호하기 위해 오염물질이 몸에 들어오면 가장 안전한 장소인 체지방에 저장합니다. 대부분의 다이어트는 지방을 제거하고 근육을 단련하기 위한 것인데, 이때 주의해야 하는 이유가 지방 속에 저장해두었던 POPs의 체외배출이 잘 일어나지 않으면 중요한 장기로 재배치될 수 있기 때문입니다. 그래서 다이어트를 할 때는 반드시 해독과정을 신경 써야 합니다. 더불어, 어르신들에게 과도한 다이어트와 체중감량을 요구해서는 안 됩니다. 연세 드신 분들이 갑자기 체중이 줄어들 때 치매 유병률이 오히려 증가합니다.

이렇게만 말씀드리면 비만인 환자분들이 체중감량을 하지 않아도 되는 것처럼 생각하실지 모르겠습니다. 그렇지 않습니다. 적정 체중을 유지하는 것은 아주 중요하며, 이미 과체중인 분들이 체중 조절을 목적으로 다이어트를 하신다면 반드시 항산화제와 해독제를 같이 복용하시기를 권해드립니다.

11 면역력이란?

YouTube 면역이란?

의사: "환자분! 면역이 강한 게 좋은걸까요? 약한 게 좋은걸까요?"

환자: "당연히 면역이 강한 게 좋은거 아니에요?"

의사: "^^;; 그렇지 않습니다. 면역은 강해도 문제고, 약해도 문제 입니다. 엄밀히 이야기하면 제 질문이 틀렸습니다."

환자: "그렇군요. 저는 TV에서도 면역력을 높이기 위한 영양보조제들을 많이 팔기에 면역력이 높은 게 좋은 건 줄 알았습니다."

의사: "면역이 좋다는 것은 면역이 너무 강하지도 않고 너무 약하지도 않은 적절한 균형을 이룬 상태를 말합니다."

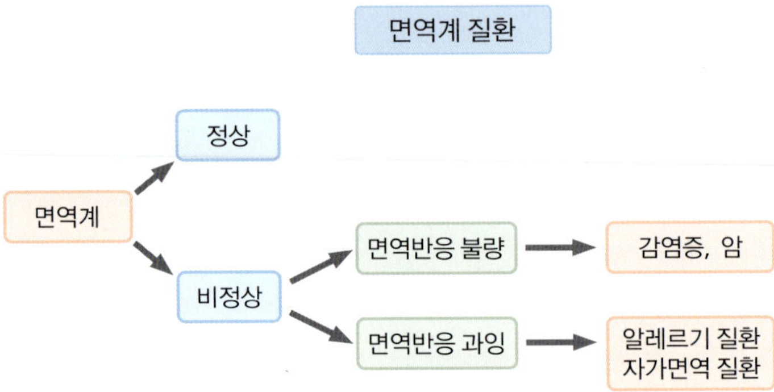

면역이란 무엇일까요? 단어의 뜻만 본다면, '인체에 들어온 원인 항원에 대한 항체를 만들어서 같은 항원이 들어올 때는 저항력을 갖고, 감염이나 질병에 대항하여 병원균을 죽이거나 무력화하는 작용'을 의미합니다. 그와 함께 '같은 일이 되풀이됨에 따라 그것에 무뎌지거나 무감각해짐을 비유적으로 이르는 말'이란 뜻도 있습니다. '면역이 좋다!' 라는 말은 결국 위에 말씀드린 것들이 잘 이루어지는 상태를 의미하고, 면역이 나쁘다는 뜻은 원인 항원에 대한 항체 형성을 잘하지 못하거나, 반복되어 폭로되는 어떤 일에 대해서 무뎌지거나 무감각해지지 못하고 계속해서 과민반응을 보인다는 뜻이 됩니다.

인체에서 일어나는 반응으로 설명해본다면, 항원-항체 면역체계가 활성화하면 감염에 대한 저항력이 생긴다는 뜻이 되며, 이상세포(암세포)가 발생할 때 즉각적으로 제거하는 능력이 있다는 것입니다. 반면 면역반응이 불량할 때는 감염에 취약해져서 바이러스에 잘 감염됩니다. 면역력은 바이러스에 감염된 세포를 찾아내서 빨리 제거함으로써 몸 전체로 퍼지는 것을 막고 건강한 몸으로 만듭니다.

반복되는 자극에 관하여는, 그것이 건강상 큰 문제가 아니라면 너무 과한 반응보다는 평범한 반응을 보이는 것이 더 낫습니다. 면역이 과잉반응을 보일 때는 과민반응으로 인한 알레르기 질환과 자가면역 질환이 생길 수 있습니다. 가장 많은 알레르기 반응을 일으키는 집먼지진드기를 예로 들면, 집먼지진드기가 없는 집은 없으며 모든 사람이 매일매일 집먼지진드기에 폭로되어 살아갑니다. 그런데, 어떤 사람은 아무런 반응을 일으키지 않지만 어떤 사람은 과민반응을 일으킵니다. 해마다 독감철이 되면 독감 예방접종을 많이 합니다. 그런데 어떤 분은 접종 후 아무런 이상 반응이 없는 반면 어떤 분들은 접종 후 마치 정말 독감에 걸린 듯한 과민반응을 보입니다. 최근 코로나 백신 접종 후에 많은 과민반응을 보이는 분들이 있었습니다. 이것은 평소 면역관리가 잘 되지 않았다는 방증입니다. 물론 백신 제조과정에서의 여러 이물질에 대한 문제도 있었을 수 있습니다. 백신을 접종했을 때 우리 몸에서 스스로 이물질을 제거하고 항체를 형성하는 능력은 기본적인 면역기능으로 이것이 건강한 분들은 큰 문제를 일으키지 않지만, 평소 면역기능이 불량하거나 과잉이신 분들은 모두 문제를 일으킵니다. 감염 이후 적당한 항체를 만들어서 추후 다시 감염이 일어날 때 스스로를 보호해야 하는데, 항체 형성이 잘 안 되어 추후 감염원이 다시 침입할 때 다시 감염이 일어날 수 있습니다. 또 감염되었을 때 균을 제거하는 정도의 정상 면역반응이면 충분한데, 너무 과한 면역반응을 보이면 면역물질이 우리 몸을 공격하는 자가면역증상이 일어나게 됩니다. 이 같은 대표적인 자가면역 질환으로는 하시모토 갑상선염, 길리암-바레 증후군, 다발성 경화증, 셀리악병, 크론병, 궤양성 대장염, 백반증, 건선, 경피증, 원형탈모, 류마티스, 루프스, 쇼그렌, 베체트, 강직성 척추염 등이 있습니다.

과유불급이라고 하지요. 기능의학자는 면역기능이 너무 강해도 문제이고, 너무 약해도 문제라고 말합니다. 흥미로운 것은 몸에 필요한 영양소가 부족해지면 이 두 가지 문제가 다 발생한다는 것입니다.

결핍성분	결과
비타민A	항원과 유사분열 물질에 대한 림프구 반응 감소
비타민B군	적절한 항체 반응,세포성(T cell) 면역 저하
엽산(B9)	유사분열 저하 (기형아)
비타민D	바이러스 면역저하, 암발생 증가
비타민C	탐식세포, 세포성(T cell) 면역 저하
비타민E	T-세포 의존성 항원에 대한 항체 반응 감소 셀레늄 부족 시 더욱 악화
철(Fe)	면역 기능 둔화 (과잉 시 암 발생)
아연(Zinc)	림프구기능 억제, 탐식세포능력 저하, nk-cell 활성도 저하
구리(Cu)	과립세포의 살균력 저하
셀레늄(Se)	체액성 면역(B 림프구; Ag-Ab) 반응 저하
마그네슘(Mg)	항체 생산 세포(B cell, memory cell)수 감소, Ig 감소
필수지방산	림프조직의 위축과 항체반응 저하

그래서 노벨상을 두 번이나 수상한 라이너스 폴링(Linus Pauling) 박사는 "거의 모든 질병은 영양결핍에서 비롯된다"고 말씀하셨습니다. 라이너스 폴링 박사는 20대에 대학교수를 역임할 정도로 석학이셨으며,

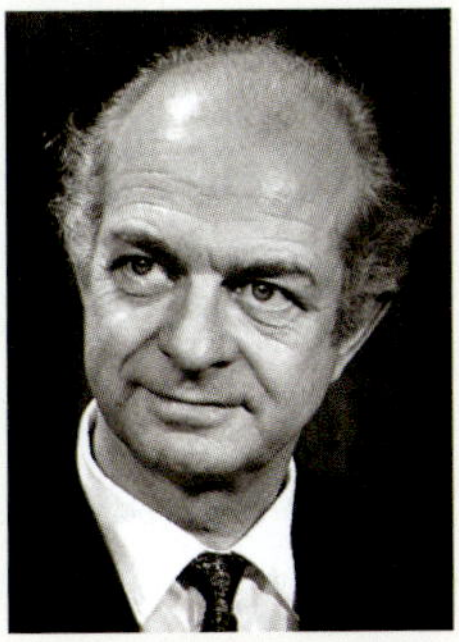

Linus Pauling

I have reached the conclusion that the regular ingestion of gram quantities of vitamin C should bring about a 75% reduction in the agespecific death rate. I take 10 grams of vitamin C a day. I think that's enought to cut the probability of my dying to a quarter of what it might otherwise be.

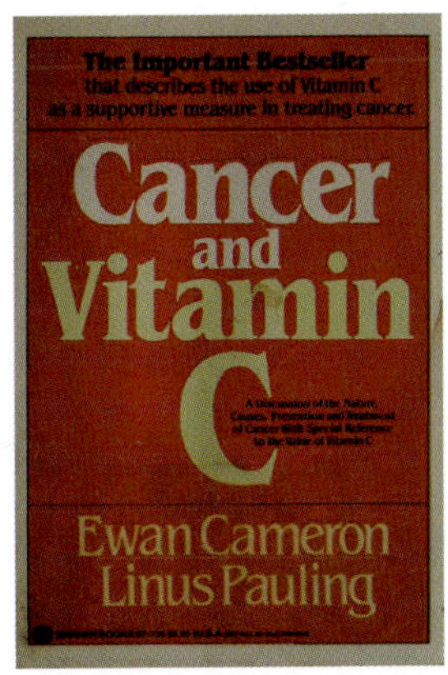

매일 비타민C를 10g씩 드셨다고 합니다. 1901년에 태어나서 1994년 돌아가시기 전까지 비타민C 보급에 힘쓰셨습니다. 대표적인 저서로는『암과 비타민C(Cancer and vitamin C)』가 있습니다.

현대 의학에서 백신의 보급으로 많은 이익이 있었다는 것은 부정할 수 없습니다. 그러나 긍정적인 부분만 있는 것은 아닙니다. 백신으로 인한 문제점도 상당히 지적되고 있지만 아직까지는 많은 의사선생님들은 백신을 긍정적으로만 바라보는것 같습니다. 저는 백신을 권장하지 않는 의사 입니다. 특수한 상황에서 어쩔수 없이 맞아야 하는 경우를 제외하고는 스스로 감염되어서 이겨내는 자연면역을 더 선호합니다.

그 이유를 잠시 말씀드리자면 다음과 같습니다.

지금까지 밝혀진 항원-항체 면역반응을 유도하는 백신 접종으로 얻어지는 예방효과가 그리 오래가지 않습니다. 심지어 최근 유행하고 있는 코로나백신 접종만 봐도 접종자와 비접종자에서의 발병률 차이가 거의 없습니다. 예방 효과는 없다는 뜻이 되는데, 이럴 때 의사들은 접종하고 걸리면 덜 고생하고 약하게 하고 넘어간다고 말합니다. 그러나 실제 환자를 보다보면 환자분의 개인 면역에 따라서 접종하고도 코로나에 걸려서 심각한 후유증을 남기는 환자가 있는가 하면 접종하지 않고 있다가 코로나에 걸렸어도 1주일 정도 감기 증상 정도로 잘 넘어가시는 환자분 있습니다. 저희 병원에서 치료중인 환자 중에서도 예약날짜에 코로나 확진 판정으로 취소하시는 분들이 많으셨는데, 대부분은 아무렇지도 않게 잘 넘어갔다고 하십니다. 그동안 꾸준히 면역관리를 하시고 비타민C 수액을 맞고 계셨던 분들은 수월하게 잘 넘어가신듯 보였습니다.

균이 몸속에 들어와서 면역반응을 일으키는 과정에 대해서 연구하고 있지만 완벽하게 그 모든 과정을 다 이해하고 있는 것은 아닙니다. RNA 바이러스인 독감 같은 경우에는 18개의 H(Hemagglutinin) 서브타입과 11개의 N(Neuraminidase) 서브타입의 조합으로 백신을 만들고 있습니다. 이런 서브 타입은 이것만 있는 것이 아니라 지금까지 인간이 찾아낸게 이 정도라는 뜻입니다. 이보다 훨씬 많은 바이러스 표면항원 물질이 있을 수 있다는 뜻입니다. 그중에서 H1N1이 대표적인 스페인 독감이었습니다. 과거 스페인 독감때 수천만 명이 목숨을 잃었지만 요즘 H1N1 독감의 경우에는 과거 스페인 독감과는 결과가 다릅니다. 단순히 면역이 좋아져서 그렇다고 보기에는 뭔가 다른 게 있다는 것입니다. 실제 바이러스가 몸속에서 면역반응을 일으키는 기전에는 이것만 있는 것이 아닙니다. 수없이 많은 여러가지 반응 중에서 몇 가지 주된 반응만을 찾아서 백신을 개발하고는 백신이 마치 바이러스로 부터 안전하게 우리를 지켜줄 것처럼 말을 합니다. 건강한 자연면역으로 바이러스에 노출된 이후 체내에서 스스로 만드는 면역물질이야 말로 진정한 몸을 지킬 수 있는 기능을 할 것이라고 생각합니다. 비유컨대 싸움도 싸워본 사람이 잘합니다. 싸움을 책으로 배우거나, 싸울 때마다 옆에서 누가 도와준다면 나중에 혼자서 싸워야 할 때가 왔을 때 잘 싸울수 없습니다. 힘들어도 스스로 싸우는 법을 배워야 합니다.

올바른 영양공급과 유해 환경 오염물질의 체외 배출로 스스로의 면역을 키워서 어떤 바이러스가 들어오더라도 이겨낼 수 있는 건강한 면역을 만드는 것이 유일한 예방책이 될 것이라고 믿습니다.

12
마이드-보디(Mind-Body) 효과 플라시보(placebo) & 노시보(nocebo)

환자: "두통이 심해요. 약간 어지럽기도 하구요."

의사: "어느 쪽 머리가 아프세요? 아플 때 증상이 어떤지 상세하게 말씀해 주세요."

환자: "양쪽 옆머리가 조이듯이 아파요."

함께 의료봉사에 참여한 대원 중 한 분이 치치료를 받으러 왔는데 가져간 모든 약을 거의 다 소진한 상태여서 진통제도 없고 두통에 맞는 약을 찾을 수가 없었습니다. 그래서 저는 환자에게 위장약을 드리면서 이렇게 말씀드렸습니다.

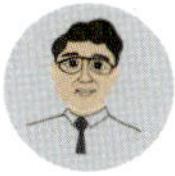

의사: "그러면, 제가 효과 좋은 두통약을 드리겠습니다. 이 약을 드시면 30분 이내에 두통이 사라질 겁니다. ^^;;"

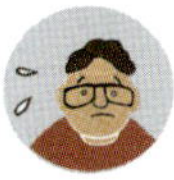

환자: "그래요? 그렇게 좋은 두통약이 있었어요? 어서 주세요. 너무 아파요."

약을 드시고 30분이 되기도 전에

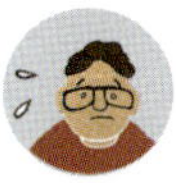

환자: "선생님! 두통이 많이 좋아졌습니다. 감사합니다."

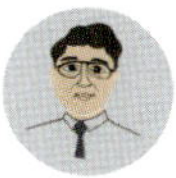

의사: "좋아지셨지요? 다행입니다. ^^;;"

신약을 개발할 때는 약물의 효과를 확인하기 위해 임상시험을 하게 됩니다. 그중 하나가 위약효과(placebo effect) 실험입니다. 두통약을 하나 개발했다고 가정해봅시다. 200명의 환자를 2군으로 나누고 A군(100명)에는 진짜 약을, B군(100명)에는 밀가루가 들어있는 약을 줍니다. 진짜 약과 위약에 해당하는 약물의 모양과 맛과 향은 똑같아서 자신이 어떤 약을 먹는지 알 수 없습니다. 심지어는 약을 주는 의사도 모릅니다. 이렇게 진행되는 연구를 이중맹검 실험(double blind test)이라 부릅니다. 연구에 참여하는 모든 사람의 생각이 연구 과정에 반영되지 못하게 하기 위함입니다.

연구 결과를 예측해본다면, 가짜 약을 먹은 사람들은 별다른 변화가 없고 진짜 약을 먹은 사람들은 호전될 것으로 예상할 수 있지만, 대부분의 위약 연구에서 가짜 약을 먹은 B 그룹 사람들의 50% 정도, 진짜 약을 먹은 A 그룹 사람들의 80%가 증상 호전을 보입니다. 두 군 간의 증상 호전 차이를 약의 실제 효과로 판단합니다. 그렇다면 밀가루가 들어있는 가짜 약을 먹었지만, 증상의 호전을 보인 환자들이 보인 효과는 무엇을 의미할까요? 실험에 참여한 200명의 참가자는 모두 신약 실험에 참여할 때 그 약을 먹으면 자신의 병이 좋아질 거라는 기대를 하고 약을 먹었을 것입니다. 즉 치료에 대한 기대심리만으로도 증상의 호전이 있다는 것입니다.

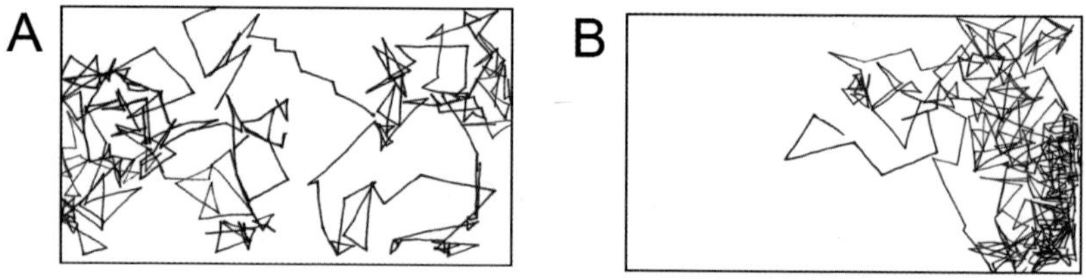

'염력'이라는 개념에 대해 들어보신 적이 있을 것입니다. 물리적 에너지를 매개로 하지 않는 조건에서 생각(의지, 의도)을 집중하는 것만으로 물질계에 직접 영향을 주는 것을 칭하는 말입니다. 이런 염력은 영화에서나 보지 직접적으로 확인해 보신 분들은 없을 것 같습니다. 그런데 이 염력을 직접 실험을 통해서 확인한 사람이 있습니다. 랜덤하게 움직이는 기계가 있습니다. 그리고 부화해서 처음 보는 대상을 어미로 인식하는 병아리의 특성을 이용하여, 병아리 15마리가 알에서 부화하자마자 이 기계를 보여주어 기계를 어미로 인식시켰습니다. 그리고 한 번은 기계만 작동시키고, 한번은 케이지에 병아리를 두고 그 앞에서 기계를 작동시켰습니다. A는 랜덤하게 움직이는 기계의 이동한 궤적입니다. B는 기계를 어미로 인식하는 병아리를 케이지에 넣어 놓은 상태에서 기계의 이동 궤적입니다. 80회의 실험 중 71%에서 '염력' 반응(B) 양성의 결과가 나왔습니다. 즉 병아리가 어미를 찾는 울음소리만으로 무생물인 기계가 반응했다는 뜻입니다. (QR코드: Psychokinetic Action of Young Chicks on the Path of An Illuminated Source)

플라시보(placebo) 효과와 반대되는 노시보(nocebo) 효과도 있습니다. 노시보 효과란 부정적인 생각이 부정적인 결과물에 미치는 영향을 말합니다. 예를 들어 어떤 약을 처방하면서 “이 약을 드시면 여러 가지 부작용이 발생할 수 있는데, 가장 흔한 부작용으로 두통이 있습니다.”라고 말하면, 이 약을 먹은 환자군의 두통 발생률이 증가합니다. 부작용에 대한 언급 없이 처방한 경우에 비해 두통 발생률이 더 올라가는 것입니다. 이렇듯 긍정적인 생각이 우리의 몸에 긍정적인 영향을 미치고 부정적인 생각은 건강에 부정적인 영향을 미칩니다. 그런 의미에서 동네에 한두 명씩 있는 항상 웃고 다니는 바보에게는 암도 치매도 오지 않는다는 이야기를 하곤 합니다.

여러 환자를 치료하다 보면 이러한 기이한 현상을 종종 경험하게 됩니다. 전문적인 용어로 마인드-보디(mind-body)라고 표현하는데, 쉽게 설명해 드리자면 우리의 몸은 우리가 생각하는 대로 반응하게 된다는 뜻입니다. 이 마인드-보디를 전적으로 잘 보여주는 동화가『마지막 잎새』입니다. 병상에 누워 창밖의 잎사귀가 다 떨어지면 자신도 죽을 거라는 우울한 생각으로 하루하루 보내던 환자가, 심한 비바람이 몰아친 후에도 떨어지지 않는 잎사귀를 보고 자신도 병을 이겨낼 수 있다고 생각이 바뀐 후 정말로 건강하게 회복했다는 이야기입니다. 같은 치료를 받더라도 어떤 환자는 치료를 받으면 나아질 것이라고 믿고 배운 대로 최선을 다하는 반면, 어떤 환자는 해결되지 않은 문제로 우울해하고 아무리 치료를 잘 받아도 부정적인 생각으로 하루하루를 보내기도 합니다. 이런 분들은 치료 효과가 좋지 못합니다.

기장: "안녕하십니까? 저는 여러분을 LA까지 안전하게 모셔다 드릴 기장 ***입니다. 비행시간은 앞으로 12시간 소요될 예정이며, 고도 2만 피트, 속도 900km/hr로 운항할 계획입니다. 불편한 사항이 있으면 언제든 저희 승무원을 불러 말씀해 주시기 바랍니다."

2시간 정도 순항 중 난기류를 만나서 비행기가 많이 흔들리자

승객 1: "승무원~~~!! 비행기가 왜 이래요? 이러다 추락하는 것 아닌가요?"

승무원: "아닙니다. 손님. 지금 잠시 난기류를 만나서 그런 것이니 너무 걱정하지 마세요."

승객 2: "승무원. 목이 마른데 물 한 잔만 주세요~"

승무원: "네, 곧 가져다드리겠습니다."

4시간 순항하다가 또다시 난기류를 만나자

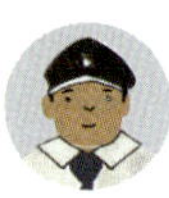

기장: "승객 여러분! 기장 ***입니다. 지금 잠시 난기류로 인해서 기체가 흔들릴 것인데, 난기류 지역을 벗어나면 곧 안정화될 것이니 안전벨트를 잘 매시고 좌석에 앉아 계시기 바랍니다."

승객 1: "승무원~~~!! 비행기에 이상 있는 것 아닌가요? 왜 이렇게 자주 흔들립니까? 이럴 수 있는 거예요?"

승무원: "아닙니다. 손님. 방금 기장님께서 말씀하셨듯이 조만간 괜찮아질 겁니다."

승객 1: "불안해서 숨을 쉴 수가 없네요…"

승객 2: "무슨 일 있었어요? 저는 잠을 자다 옆에 사람이 하도 난리를 쳐서 깼는데."

승무원: "아뇨. 손님. 별 문제 없습니다."

승객 2: "그러면, 배가 고파서 그런데 기내식 좀 주세요."

승무원: "네. 곧 준비해드리겠습니다. 옆에 계신 승객분도 식사 준비해드릴까요?"

승객 1: "아뇨! 저는 불안해서 밥이 안 넘어갑니다. 소화도 안 될 것 같아요."

결국 승객2는 편안하게 여행을 즐기면서 맛있는 것도 먹으며 목적지에 도착했지만 승객1은 불안해서 여행의 즐거움은 사라지고 불편한 마음으로 12시간을 보내야 했습니다. 우리가 승객1이 될 것인지, 승객2가 될 것인지 아닌지는 비행기에 달려 있지도 않고, 기장의 실력에 달려 있지도 않고, 승무원의 친절도에 달려 있지도 않습니다. 그것은 승객이 어떤 마음을 먹는가에 따라서 달라집니다.

'위약효과'나 '염력'은 환자 스스로가 만들어내는 것입니다. 신뢰를 줄 수 있는 실력 있는 의사가 되는 것은 의사의 몫이지만, 아무리 실력이 부족한 의사를 만난다고 하더라도 그 의사를 믿고 신뢰함으로 자신이 스스로 치료할 수 있는 능력을 이용하는 것은 환자 본인의 몫입니다. 위약효과에서 말씀드렸듯이 자신의 마음가짐으로 나타나는 치료 효과는 50%가 넘습니다.

유튜브에서 성상신경절 차단술(SGB: satellate ganglion block)에 대해서 강의를 한 적이 있습니다. 그 강의를 보고 수년 동안 불면증으로 고생하던 환자분이 제게 시술을 받으러 오셨습니다. 기본적인 수액 치료와 함께 한쪽 성상신경절을 치료해드렸는데, 1회 치료만으로도 그날 저녁 너무나 푹 주무셨다고 기뻐하셨습니다. 수년간 지속하여오던 불면증이 단순히 1회의 성상신경절차단술 만으로 치료가 되기는 쉽지 않은 일입니다. 그런데, 이분이 시술에 예민하게 반응하며 즉각적인 효과를 볼 수 있던 것도 저는 마인드-보디 효과라고 봅니다. 이 시술을 받으면 좋아질 수 있다는 긍정적인 생각이 몸의 변화를 만들었을 것입니다. 그와 반대로 노시보(nocebo)효과도 보곤 합니다. 아무리 좋은 치료를 해드려도 치료하는 의사에 대한 믿음과 신뢰가 없이 항상 두려워하고 궁금해하는 분들의 신체 반응은 좋지 못할 경우를 많이 봅니다.

긍정적인 생각을 반복하는 것이 중요하듯이 부정적인 생각을 멈추는 것 또한 중요합니다. 자신만의 스트레스를 유발하는 모든 생각을 중단하고 완전히 마음을 비운 상태로 하루에 1시간 이상을 유지하시는 것이 건강에 중요합니다. 저 역시 매일매일 몸이 불편한 환자들을 상대해야 하는 직업을 갖고 있다 보니 어쩔 수 없이 부정적인 에너지를 받을 수밖에 없습니다. 그런 에너지를 긍정적인 에너지로 바꾸지 않으면 저 또한 질병에 노출될 가능성이 커집니다. 그래서 저는 바다에 자주 나가

푸른 바다와 파란 하늘을 보면서 낚시를 하는 것을 좋아하는데요. 낚시하러 가는 것이 힘들 때도 있지만, 그것을 통해 무념무상이 되고, 반복적으로 머릿속에서 맴도는 여러 가지 부정적 생각으로부터 나를 보호할 수 있기 때문입니다.

질병 치료를 축구 경기로 비유하자면, 의사는 감독, 환자는 직접 경기를 뛰는 선수라고 할 수 있습니다. 감독은 조언을 하고 지도를 할 수는 있지만 직접 뛸 수는 없습니다. 실제 그 치료에 임하는 것은 환자분 스스로 해내야 하는 일입니다. 감독이 조언을 잘해야 경기에서 이길 확률이 높기는 하지만, 아무리 조언을 잘해도 선수가 열심히 뛰지 않으면 승리할 수 없는 것입니다.

13
질병의 시작은 장에서부터

YouTube 유튜브: 장누수증 #1

"모든 질병은 장(腸)에서부터 시작된다."

-히포크라테스 (기원전 460~377)

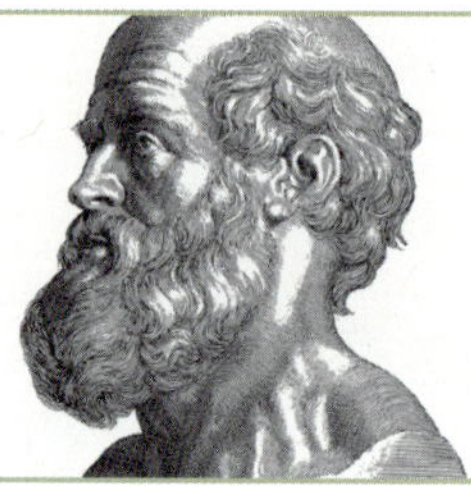

'의학의 아버지'라고 불릴 정도로 뛰어난 통찰력을 갖고 있던 히포크라테스는 "모든 질병은 장에서부터 시작된다"라고 말한 바 있습니다. 현대 의학 분야에서 노벨상을 두 번이나 수상한 라이너스 폴링(Linus Pauling) 박사는 "거의 모든 질병은 영양결핍에서 비롯된다"라고 말했습니다. 두 분의 말씀이 다 옳습니다. 장이 건강하지 못하면 영양섭취를 바르게 할 수 없으므로 영양결핍이 생길 수밖에 없습니다.

여기서는 면역의 최전선에서 우리의 건강을 책임지고 있는 장에 대해서 배워보겠습니다.

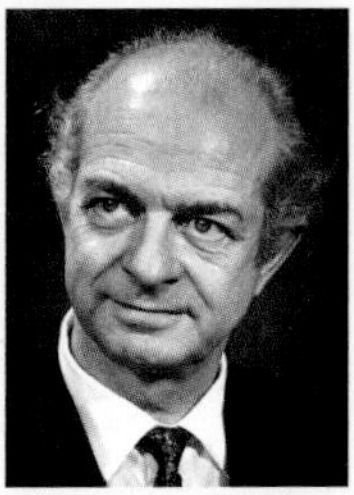

"거의 모든 질병은 영양결핍에서 비롯된다."

-라이너스 폴링(Linus Pauling)-

장 표면적: 200m²~600m²에 이릅니다. 장 점막을 펼치면 테니스장 면적에 해당합니다. 단일 장기로 볼 때 폐 표면적보다 넓은 면적입니다. 넓은 만큼 우리 몸에서 가장 많은 면역반응이 일어나는 곳이기도 합니다. 외부 환경으로부터 몸을 보호하기 위한 치열한 싸움이 벌어지는 곳이기 때문에 장점막의 기능은 아주 중요합니다.

장내세균: 장에는 인체의 세포 수보다 더 많은 세균이 살고 있습니다. 세균의 무게를 측정해보면 약 1.2kg에 달하며, 그 수가 많기 때문에 체세포보다 10배나 많은 유전 정보를 가지고 있습니다. 이 정도면 세균이 인체에 기생하는 것인지, 사람이 세균에 기생하는 것인지 잘 모르겠습니다.

대변의 구성: 우리가 매일 보는 대변에서 수분을 모두 제거하고 남은 찌꺼기의 성분을 분석해 보면 가장 많은 부분을 차지하는 것이 세균입니다. 장내세균이 50~60%를 차지하고, 다음으로는 장상피세포가 15~20%, 나머지가 음식물 찌꺼기입니다. 이처럼 대변의 구성요소 중 가장 많은 부분을 차지하는 것이 세균인 만큼 장관 내 세균의 다양한 분포가 장 건강을 좌우합니다. 유익한 균이 많으면 좋겠지만, 더 중요한

것은 균주의 다양성입니다. 환자를 치료할 때 유산균을 많이 사용하게 됩니다. 우리 병원에도 4종류의 유산균이 있습니다. 보통은 영양제는 종류별로 가장 좋은 제품 1개 정도 세팅을 하는 데 반해 유산균은 여러 종류를 갖추고 있습니다. 환자분들의 장 상태에 따라서 각기 다른 유산균 제품들이 효과를 보기 때문입니다.

누구에게는 A라는 유산균이 잘 맞는 데 반해 다른 환자는 B라는 유산균이 잘 맞습니다. 질병으로 치료받는 중에는 자신에게 맞는 한 가지 유산균을 꾸준히 드시는 것이 좋지만, 건강해진 후에는 여러 가지 다양한 유산균들을 복용하시는 것이 좋습니다.

장 속은 우리의 몸속이 아니다: 흔히 음식을 먹으면 그것이 내 몸속에 들어왔다고 생각합니다. 그렇지 않습니다. 입과 항문이 열려 있다고 가정하면 입에서부터 식도, 위장, 십이지장, 소장, 대장, 항문까지 이어지는 하나의 관이라고 보시면 됩니다. 우리가 음식을 먹으면 음식이 이 관을 통과하면서 여러 가지 놀라운 일이 일어납니다. 음식 속에 있는 영양소를 분해해서 흡수하기도 하고, 장내 미생물이 우리 몸에 필요한 영양소를 합성해주기도 합니다. 유해 세균이 몸속으로 들어오는 것을 막기도 하고, 음식을 통해서 들어온 오염물질들을 체외로 배출하기도 하고 흡수하기도 합니다. 우리 몸에서 일어나는 면역반응의 70%가 장에서 일어납니다. 그렇기 때문에 단순히 음식을 삼켰다고 해

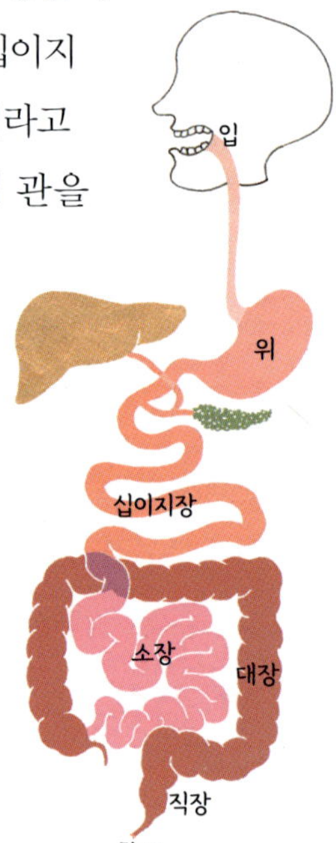

서 다 끝나는 것이 아닙니다. 위장에서는 음식물을 잘 분해해야 하므로 위산과 펩신(pepsin)이 충분히 분비되어야 합니다.

위장에서 분해된 음식물은 소장을 통해서 체내로 흡수되는데, 소장에서 세균이 과증식하면 영양분의 흡수 장애와 함께 장내 가스 형성, 복통, 설사, 변비 등의 대장 증상도 나타나게 됩니다. 그러므로 장 속에서 발생하는 여러 가지 일들을 고려해서 몸속으로 들어오는 영양소와 독소를 잘 조절하는 것이 건강해지는 첫걸음이 될 것입니다.

비타민 균형: 장내세균은 비타민B군 일부와 비타민K 합성에 영향을 미치며, 체내 비타민 공급에 중요한 역할을 합니다. 장내 세균총이 건강하면 좋은 영양소를 체내로 흡수할 수 있게 해주지만, 장내 세균총이 건강하지 않으면 영양결핍뿐만 아니라 유해물질의 체내 유입으로 인해 다양한 면역반응과 이상 반응이 나타나게 됩니다.

장내세균이 우리의 몸을 만든다: 장내세균의 중요성에 관한 연구 중 재미있는 결과가 있습니다. 날씬한 쥐의 대장에 있는 변을 뚱뚱한 쥐에게 이식한 결과 평소 뚱뚱했던 생쥐가 점점 날씬한 쥐가 되었다는 것입니다. 사람을 대상으로 한 연구도 있습니다. 평소 정상체중인 궤양성 대장염 환자에게 과체중인 정상인의 대변을 이식(fecal transplantation)했

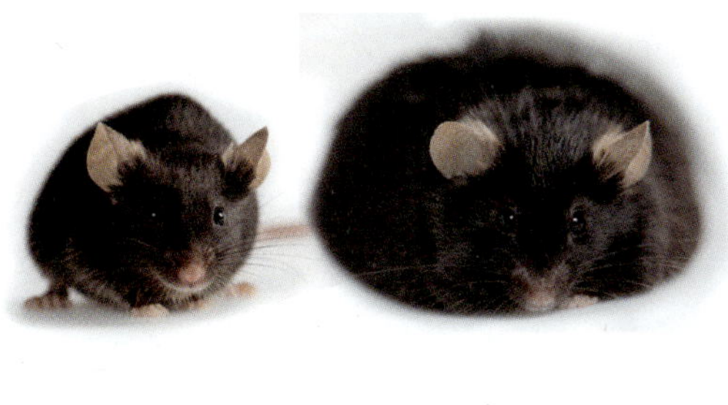

습니다. 대변 이식 후 식단관리와 충분한 운동을 하였음에도 불구하고 점점 체중이 증가하게 되는 경험을 하게 됩니다. (Open Forum Infect Dis. 2015 Jan; 2(1):ofv004.Weight Gain After Fecal Microbiota Trans plantation) 장내세균의 분포가 체내 대사(metabolism)에도 영향을 미친다는 의미입니다. 누구는 아무리 노력해도 살이 빠지지 않는다고 하고 누구는 살이 좀 쪘으면 좋겠다고도 합니다. 누구든지 자신이 가지고 있지 않은 것에 대해서 갖고 싶어 하는 것이 인지상정입니다. 그러나 살이 찌고 살이 빠지는 눈에 보이는 현상보다도 건강한 몸을 유지하는 것이 더 중요합니다. 아무리 날씬하고 말랐어도 건강하지 못한 분이 있는가 하면 평균보다 과체중 일지라도 건강한 분도 있습니다. 기능의학적 관리의 개념으로 볼 때 인체가 자신의 체질에 맞는 적정 몸무게로 맞추어 가는 것 같습니다.

2018년 한국에도 대변을 저장해 놓는 '대변은행'이 생겼습니다. 궤양성 대장염이나 크론병과 같은 심각한 장염을 앓고 계신 환자분들에게 건강한 사람의 대변을 이식함으로써 질병을 치료할 기회가 생긴 것입니다. 불규칙한 식사와 인스턴트, 패스트푸드를 즐겨 먹는 현대인의 상당수가 장내세균의 불균형 상태입니다. 어떤 음식을 먹는가에 따라 장내 미생물의 분포가 달라집니다. 장내 미생물 중 유해균이 좋아하는 음식은 대표적으로 '단 음식'입니다. 설탕은 물론 인공 감미료가 들어간 음식과 과당이 함유된 과일을 좋아한다면 장내 유해균의 증식을 도와주게 됩니다. 반면에 장내 유익균은 '식이섬유'를 좋아합니다. 김치와 현미, 나물 등은 한국인이 즐겨먹는 대표적인 식이섬유 식단입니다. 하지만 장이 손상된 상태에서 내원하신 분이 식이섬유가 풍부한 음식을 섭취하시면 바로 장이 좋아지는 것이 아니라 오히려 장내 가스 생성을 증가시켜 복통을 유발하는 경우도 있습니다. 장에 좋은 음식을 먹고 속이 편하신 분들은 장이 건강하신 분이고, 오히려 먹으면 속이 불편하신 분들은 장이 좋지 않은 분이라고 보시면 됩니다. 그런 분들은 기능의학자를 통해 위장부터 대장까지를 치료하여 좋은 식단을 먹어도 되는 몸을 먼저 만드셔야 합니다.

위장에 기생하는 헬리코박터균은 위장벽세포를 파괴하여 위산 분비 기능을 떨어뜨려 위산으로부터 자신을 보호하려고합니다. 감염된 헬리코박터균은 위장기능이 회복되지 않으면 재발할 가능성이 높으며, 과거에 치료를 받은 적이 있는 환자도 재발하여 내원하는 경우가 많습니다. 60세 이상은 치료 후 재발률이 높기 때문에 내과에서는 연세 드신 분들에게 헬리코박터 치료를 권하지 않는 경우가 많습니다. 그러나 기능 의학 관점에서 헬리코박터 제균은 위장 기능 회복을 위한 필수 조건입니다. 힘들더라도 꼭 제균 치료를 받아야 하며, 거기서 만족하지 말고 위장기능 회복치료를 통해 재감염되지 않기 위한 노력을 하셔야 합니다. 헬리코박터균이 사라졌다고 해서 위장기능이 바로 정상화되는 것은 아니기 때문입니다.

소장과 대장 치료는 위장기능을 정상화시키고 나서 진행하시는 것이 좋습니다. "윗물이 맑아야 아랫물이 맑다"라는 속담이 있듯이 위장기능이 정상이어야 소장과 대장의 기능도 호전될 수 있습니다. 또한 위장 기능뿐만 아니라 구강 위생도 중요합니다. 음식물 속에 들어있는 미생물은 사실 그렇게 많지 않습니다. 대부분은 구강 내 세균 증식이 문제이며, 세균이 가장 많이 번식하는 시간은 잠자는 시간입니다. 노인들은 종종 구강 건조증을 호소합니다. 잠자는 동안 구강 내 세균이 과증식하고, 치아가 좋지 않아 양치질을 잘 하지 않으면 세균이세균이 더 증식하는 악순환이 반복됩니다. 이럴 때 가장 좋은 기능의학적 관리는 아침에 일어나서 '오일 풀링(oil-pulling)'을 것인데, 이는 밤새 증식한 세균을 입 밖으로 배출하는 개념입니다.

가급적 음식물과 함께 세균이 체내로 유입되는 것을 막으려 노력해야합니다. 그럼에도 불구하고 들어온 세균은 위장에서 분비하는 위산이 제거하게 되는데, 위가 제 기능을 하지 못하면 세균을 다 제거하지 못하고 소장으로 넘어가 유해 세균이 과다 증식하게 됩니다. 유기산검사와 장내세균 분석을 통해서 소장 세균 과증식(SIBO: small intestinal bacterial overgrowth)과 소장 내 곰팡이 과증식(SIFO: small intestinal fungal overgrowth)이 의심될 때는 항생제, 항진균제를 통한 대장 제균을 할 수 있습니다. 이때 사용하는 항생제는 비흡수성 항생제로 장관에 머물며 세균을 사멸하는 기능을 하게 됩니다.

대장 제균 약물의 복용은 위장만큼 힘들지 않고 치료 순응도도 높으며 결과도 좋습니다. 하지만 가장 큰 문제는 섭취하는 음식에 따라 장내세균의 불균형과 과증식이 쉽게 재발할 수 있다는 것입니다. 4~8주간 열심히 대장 제균 약을 드시고 많이 좋아지신 분들이 잘못된 식사 한 끼로 다시 장이 나빠져 오시는 경우를 볼 때가 있습니다. 그 정도로 균의 증식 속도는 빠릅니다.

장점막 세포의 재생은 3~4일 정도면 가능하지만, 저는 장 조직 전반적인 기능이 정상화되기 위해서는 적어도 1년 동안의 기능의학적 관리가 필요하다고 말합니다. 이것도 철저히 바른 관리를 했다는 조건에서 말씀드리는 기간입니다. 환자들은 조금만 개선될 기미가 보이면 예전의 나쁜 습관으로 되돌아가는 것 같습니다. 나쁜 습관은 고치기가 힘들고 좋은 습관을 만드는 것도 힘듭니다. 그래서, "고치지 못하는 병은 없으며, 고치지 못하는 습관만 있을 뿐이다"는 명언이 있는 것입니다.

PART Ⅳ

기능의학을 알면 건강이 보인다

비타민 & 영양제

04

01

비타민 일일권장량의 불편한 진실

YouTube 비타민 일일권장량

'어떤 비타민을 먹느냐?'도 중요하지만, '비타민을 얼마나 먹어야 하느냐?' 또한 중요한 문제입니다. 실제로 비타민의 일일권장량에 대하여 많은 문의를 받습니다. 미디어에 나오는 비타민 일일권장량에 대한 정보는 대부분 왜곡되어 있습니다. 이러한 이유로 비타민에 대한 본격적인 공부를 하기 전에 비타민 일일권장량에 대한 부분을 정확하게 짚고 넘어가고자 합니다.

RDA	하루권장량, 일일권장량(보통 영양제를 사면 뒷부분에 명시되어있습니다)
TDA	모든 사람들에게 적용할 수 없는 특정 환자를 치료할 때 사용되는 사용량

> When diet is wrong, medicine is of no use. When diet is correct medicine is of no need.
>
> (우리가 잘못된 음식을 먹었을 경우, 약은 소용이 없습니다. 우리가 먹는 음식이 바를 경우에는 더 이상 약은 필요하지 않습니다.)

RDA는 '각 영양소의 결핍으로 인한 질환을 예방하기 위한 최소단위'라는 개념으로 이해할 수 있습니다. 이 개념은 1940년경 영양학자들이 '하루권장량'에 대한 개념을 논의할 때 영양소의 결핍으로 인하여 발생할 수 있는 수많은 질병(야맹증, 각기병, 괴혈병 등)을 예방하기 위한 영양소의 최소량으로 하루권장량에 대해 논의하면서 처음 도입되었습니다. 이러한 질병들은 과거 영양결핍이 만연했던 과거에는 흔했지만 현재는 드물게 나타납니다. 저도 수십 년 동안 현장에서 환자를 치료해 왔지만 교과서에서 보았던 야맹증, 각기병, 괴혈병 등을 앓는 환자를 본 적은 없습니다. 그렇다면 그러한 특정 질병을 예방하기 위한 최소단위를 섭취하는 것으로 우리들의 몸의 건강을 유지할 수 있을까요? 우리가 단순히 이런 질환들을 예방하기 위한 목적으로 영양소를 복용한다고 생각한다면 이것이 과연 옳은 것인지는 생각해볼 필요가 있습니다.

TDA는 각각의 환자의 치료적 요구량을 뜻하는데, 이것은 하나의 지표를 가지고 이야기할 수 없습니다. TDA는 개인별로도, 그 사람의 몸의 상태에 따라서도 달라집니다.

비타민C를 대표로 예를 들어보겠습니다. 인간은 체내에서 비타민C를 합성할 수 없습니다. 하지만 몇몇 동물들은 체내에서 비타민C를 합성하게 되는데, 아래의 표는 염소나 쥐, 토끼, 개, 고양이가 아주 평온

한 상태와 스트레스를 많이 받은 상태에서 피를 뽑아 비타민C의 양을 측정한 것입니다.

표 1. 동물들의 비타민C 체내 합성 표

	편안한 상태	스트레스
염소	33 mg/kg	190 mg/kg
쥐	39 mg/kg	199 mg/kg
토끼	9 mg/kg	226 mg/kg
개, 고양이	5 mg/kg	40 mg/kg

표 1에서 보는 것처럼 동물들에게 스트레스를 가한 후 측정한 비타민C의 레벨이 편안한 상태보다 대략 5.4~25배 정도 증가한 것을 볼 수 있습니다. 체내에서 비타민C를 합성할 수 있는 동물은 스트레스를 받으면 비타민C의 요구량이 많아지기 때문에 스스로 필요한 비타민C를 추가로 만들어낸 것입니다.

그렇다면 사람의 경우를 생각해봅시다. 사람은 자체적으로 비타민C를 합성할 수 없으므로 외부에서 비타민C를 공급해주어야 합니다. 앞서 설명한 상황들을 종합하여 생각해보면, 우리가 단순히 RDA의 개념으로 모든 사람에게 "하루에 100mg만 먹으면 충분합니다"라고 이야기하는 것이 과연 맞을까요? 아직 보건복지부에서 발간한 한국인 영양섭취 기준에 의하면 비타민C는 100mg을 권장섭취량으로 보고하고 있습니다. 그러나 사람마다 스트레스를 받는 정도에 따라 필요로 하는 비타민C의 양이 다를 것이고, 감기나 독감 같은 증상이 있는 사람이라면 정상인 사람보다 훨씬 더 많은 양의 비타민C를 필요로 할 것입니다. 비타민D도 마찬가지입니다. 현재 우리나라가 연령대에 따라 정해놓은 비타민D 권장량은 대략 400IU부터 시작해서 800IU 사이입니다. 임신부나 수유를 하는 사람들도 같은 양인 것을 볼 수 있는데요. 이런 RDA의 개념으로 비타민D를 섭취하는 것이 과연 맞을까요?

표 2. 비타민D 권장량 표

연령	남성	여성	임산부	수유
1-12 개월	400IU(10mcg)	400IU(10mcg)		
1-13세	600IU(15mcg)	600IU(15mcg)		
14-18세	600IU(15mcg)	600IU(15mcg)	600IU(15mcg)	600IU(15mcg)
19-50세	600IU(15mcg)	600IU(15mcg)	600IU(15mcg)	600IU(15mcg)
51-70세	600IU(15mcg)	600IU(15mcg)		
70세이상	800IU(20mcg)	800IU(20mcg)		

저는 개인적으로 매일 비타민D 5000IU 정도를 섭취하고 있습니다. WHO 권장량의 9배 이상을 섭취하고 있음에도 불구하고 매달 혈액검사를 해보면 비타민D 수치가 높게 유지되지 않습니다. 어떤 때는 혈액 내 비타민D 수치가 떨어질 때도 있습니다. 몸에서 요구하는 비타민D의 소비량이 많아지면 혈중 비타민D 수치가 떨어지게 됩니다. 소비량이 적을 때는 혈중 비타민D 수치가 올라가기도 합니다. 따라서 내 몸이 필요로 하는 비타민의 양을 정확하게 측정해서 보충하는 것이 중요합니다.

표 3. 비타민D 상한 섭취량(Upper intake limit)

연령	일일권장량	최대 섭취허용량
0-6 개월	400IU	1,000IU
6-12 개월	400IU	1,500IU
1-3세	600IU	2,500IU
4-8세	600IU	3,000IU
9-70세	600IU	4,000IU
임산부 및 수유	600IU	4,000IU
70세이상	800IU	4,000IU

표 3의 데이터는 상한 섭취량(upper intake limit)을 설명하고 있는데요. 앞서 설명한 일일권장량(recommended dietary allowance per day)과 최대 섭취허용량(tolerable upper intake level per day)을 표기하고 있습니다. 하지만 이것 역시 나라에 따라, 지역에 따라, 위도에 따라, 개인의 면역 상태에 따라 달라져야 한다고 생각합니다.

그렇기 때문에 모든 사람에게 같은 양의 비타민을 일괄적으로 적용하여 연구를 진행하는 것은 옳지 않을 수 있습니다. 만약 개개인의 상태와 상황을 무시한 채 일정량의 비타민이 효과가 있는지를 연구하여 논문을 쓴다면 효과가 없다는 결과가 나올 수도 있습니다. 그런데 안타깝게도 비타민과 관련된 대부분의 논문이 이러한 상황에서 쓰입니다.

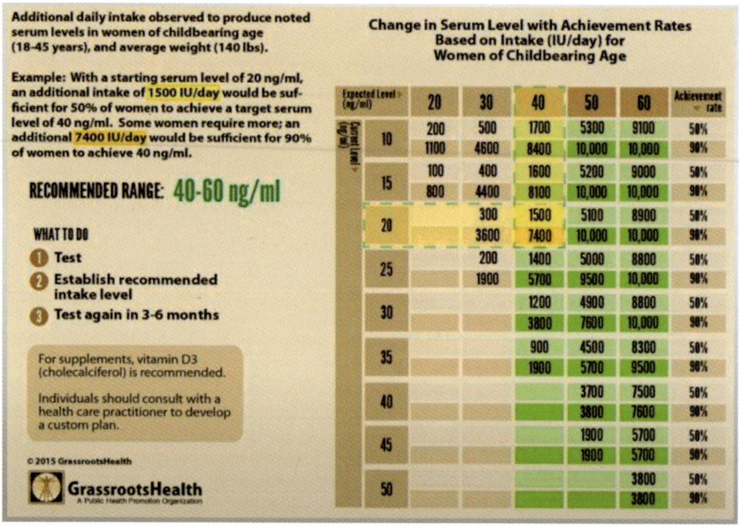

Additional daily intake observed to produce noted serum levels in women of childbearing age (18-45 years), and average weight (140 lbs).

Example: With a starting serum level of 20 ng/ml, an additional intake of 1500 IU/day would be sufficient for 50% of women to achieve a target serum level of 40 ng/ml. Some women require more; an additional 7400 IU/day would be sufficient for 90% of women to achieve 40 ng/ml.

RECOMMENDED RANGE: 40-60 ng/ml

WHAT TO DO

1. Test
2. Establish recommended intake level
3. Test again in 3-6 months

For supplements, vitamin D3 (cholecalciferol) is recommended.

Individuals should consult with a health care practitioner to develop a custom plan.

© 2015 GrassrootsHealth

GrassrootsHealth A Public Health Promotion Organization

Change in Serum Level with Achievement Rates Based on Intake (IU/day) for Women of Childbearing Age

Current Level (ng/ml) ▼ / Expected Level (ng/ml) ▶	20	30	40	50	60	Achievement rate ▼
10	200	500	1700	5300	9100	50%
	1100	4600	8400	10,000	10,000	90%
15	100	400	1600	5200	9000	50%
	800	4400	8100	10,000	10,000	90%
20		300	1500	5100	8900	50%
		3600	7400	10,000	10,000	90%
25		200	1400	5000	8800	50%
		1900	5700	9500	10,000	90%
30			1200	4900	8800	50%
			3800	7600	10,000	90%
35			900	4500	8300	50%
			1900	5700	9500	90%
40				3700	7500	50%
				3800	7600	90%
45				1900	5700	50%
				1900	5700	90%
50					3800	50%
					3800	90%

그래서 위의 표에서는 권장 혈중 비타민D 레벨을 40~60ng/ml로 표기하고 있습니다. 병원에 내원하는 환자의 혈중 비타민 D 수치를 측정해 보면, 집에서 추가로 비타민D 영양제를 보충하고 있지 않으면 90% 이상이 20ng/ml을 넘지 않는 것을 볼 수 있습니다. 이 표에서는 수치 20 정도의 사람이 수치 40을 목표로 할 때 투여할 수 있는 양을 표기했습니다. 1,500~7,400IU라는 수치는 환자들에게 1,500IU 정도의 비타민을 주었을 때 단 50% 정도의 사람들이 수치 40ng/ml까지 올라갈 수 있고 나머지 50% 사람은 수치 40ng/ml을 만들어내지 못한다는 것, 그리고 7,400IU까지 복용할 경우 90%의 환자들이 목표 수치를 만들어낼 수 있다는 것으로 해석할 수 있습니다.

그렇다면 비타민을 이렇게 많이 사용하였을 때 과연 안전성에는 문제가 없는 것일까요? 다음 페이지의 그래프가 안전성에 대한 문제를 설명하고 있습니다.

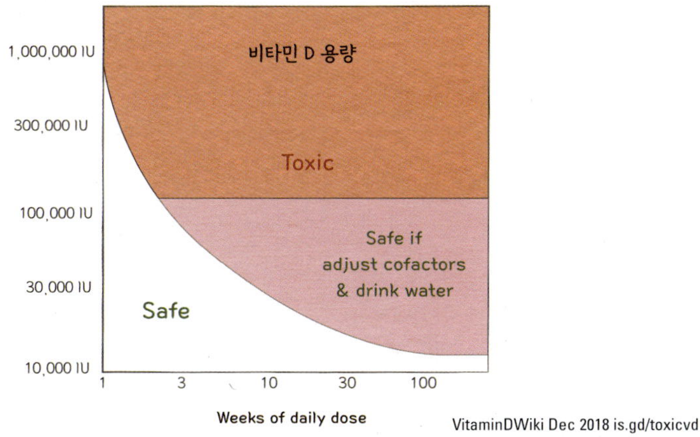

이 그래프는 하루에 100,000IU를 일 년 내내 투여하였을 때도 안전성에 아무런 문제가 없다는 것을 보여주고 있습니다. 또, 주 단위로 측정한 그래프를 통해서도 안정성을 확인할 수 있습니다. 많은 사람들이 비타민D가 지용성이기 때문에 계속해서 복용하면 체내에 축적되어 혈중 레벨이 계속해서 증가할까 봐 걱정하면서 문의를 많이 하십니다. 그러나 100,000IU의 비타민D를 4주 간격으로 꾸준히 투여하였을 때 혈중 비타민D 레벨이 계속해서 증가하는 것이 아니라 일정 기간이 지나도 더 이상 증가하지 않는 것을 볼 수 있습니다.

현장에서 환자를 치료하는 의사로서의 경험에 비추어 볼 때, 어떤 사람은 기본용량으로 충분히 정상적인 혈중 비타민D 레벨을 유지하는데 반하여 어떤 분들은 똑같은 양을 투여하여도 혈중 레벨이 떨어지는 경우를 봅니다. 같은 양을 먹어도 누구는 올라가고, 누구는 떨어지는 이유가 무엇일까요? 그 이유는 개인별로 영양소 요구량이 다르며, 개인의 신체 상태에 따라서도 필요량이 다르기 때문입니다. 예를 들어 평소

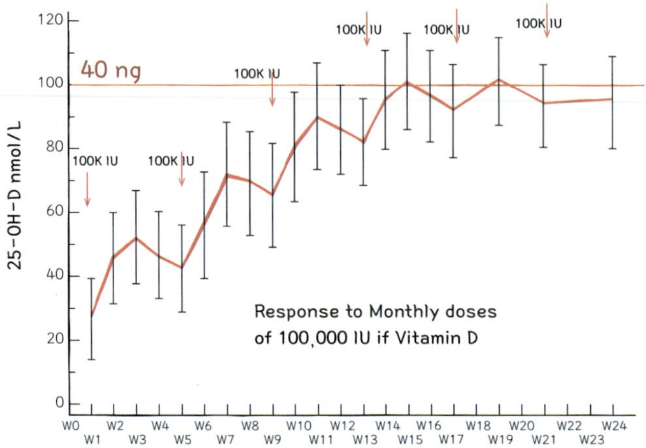

비타민C 6,000mg과 비타민D 5,000IU를 복용하는 분이 있습니다. 평소 정상 컨디션에서는 그 정도 비타민 복용으로 충분할지 모르지만, 갑자기 감기에 걸리게 되었다면 비타민C 요구량이 급격히 증가할 것입니다.

비타민C는 18,000mg까지, 비타민D는 15,000IU까지 증량할 수 있습니다. 몸 상태가 회복될 때까지 증량해서 복용하시다가 호전되면 다시 원래 복용량으로 낮추시면 됩니다.

그래서 저는 환자분들께 이렇게 말씀드립니다. "평소 드시는 용량을 정해놓으시고, 컨디션의 변화에 따라서 과감하게 비타민 복용량을 증감할 수 있는 실력자가 되셔야 합니다" 비타민 일일권장량에 관한 이야기는 비타민 섭취에 있어서 우리의 건강을 지킬 수 있는 첫 걸음입니다.

02
비타민C

비타민C 얼마나 먹어야 하나?

YouTube 비타민C #2

평균적으로 혈중 비타민C 농도는 50~70μmol/L입니다. 경구제로 섭취한 비타민C는 장관을 통하여 혈액으로 흡수됩니다. 이때 흡수 정도는 혈중 농도에 비례합니다. 혈액 속에 충분한 양의 비타민C가 있으면 흡수되는 비타민C의 양이 줄어 장관 내 비타민C 농도가 증가하게 됩니다. 이런 일이 발생하면 삼투압에 의한 설사가 발생합니다. 고용량 비타민 C 복용의 가장 흔한 부작용은 설사이지만 삼투성 설사이기 때문에 복통이나 기타 증상이 거의 없으며 오래 지속되지 않습니다. 한두 번의 설사 후 정상화됩니다. 그래서 간혹 변비가 심하신 분들에게 비타민C 고용량 복용을 권하기도 하는데, 비타민C 결핍과 변비라는 두 마리 토끼를 잡는 방법이기도 합니다.

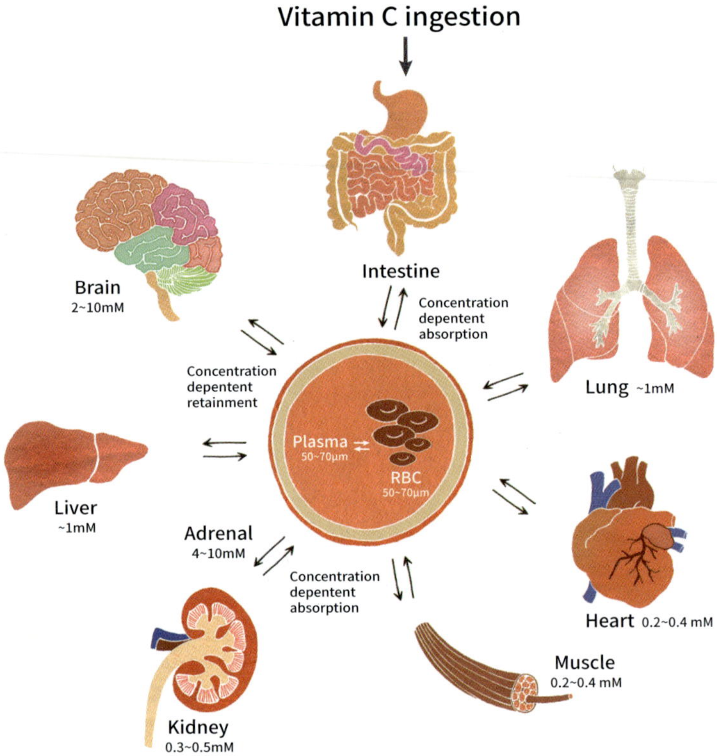

혈액으로 들어온 비타민C는 혈액 속 농도에 의존해서 조직 내로 흘러 들어가게 됩니다. 수용성인 비타민C를 고용량으로 섭취해야 하는 이유 중 하나가, 비타민이 농도 의존적으로 조직 내에 쌓이게 되기 때문입니다. 모든 장기의 비타민C 농도는 혈액 속 비타민C 농도보다 높습니다. 뇌는 2,000~10,000μmol/L, 간은 1,000μmol/L, 부신에는 4,000~10,000μmol/L, 신장에는 300~500μmol/L, 폐에는 1,000μmol/L, 심장과 근육에는 200~400μmol/L이 존재합니다. 혈액 속 비타민C 농도에 비해서 적게는 4배, 많게는 200배가 많은 농도입니다. 조직 내 비타민C 농도가 높다는 것은 그만큼 비타민C가 필요하다는 뜻도 됩니다.

평소 비타민C를 먹지 않다가 복용하기 시작하면 복용 후 혈중 비타민C 레벨은 빠르게 상승하지만, 조직 내 농도가 정상 권장 범위까지 올라오기까지는 오랜 시간이 필요합니다. 저처럼 10년 이상 비타민C를 복용해온 사람의 경우에는 며칠 복용하지 않아도 소변 비타민C 검사를 해보면 비타민C 레벨이 꾸준히 유지되는 것을 볼 수 있습니다. 즉 저장해 놓은 비타민C를 꺼내서 쓴다고 보시면 됩니다. 물론 지용성 비타민이 아니다 보니 몸속에서 오랜 시간 버틸 수는 없습니다.

16~18세기 대항해 시대에 배를 타고 대양을 횡단할 때 사람들이 해적보다 더 두려워했던 것은 비타민C 결핍으로 인한 괴혈병으로, 선원 180명 중 100명이 괴혈병으로 사망할 정도였습니다. 1753년 영국 해군에서 근무했던 '제임스 린드(James Lind)'라는 의사가 당시 오랜 항해 가운데 죽어간 병사들의 사망 원인을 찾는 과정에서 식사 환경이 비교적 양호한 장교의 사망자가 적은 것에 주목하고, 신선한 야채와 과일, 특히 감귤과 레몬을 쓰러진 병사들에게 먹이면서 이 질병을 예방할 수 있다는 것을 발견했습니다. 그 결과가 받아들여져 남태평양 탐사의 첫 번째 항해(1768~1771년)에서 소금에 절인 양배추와 과일을 꾸준히 섭

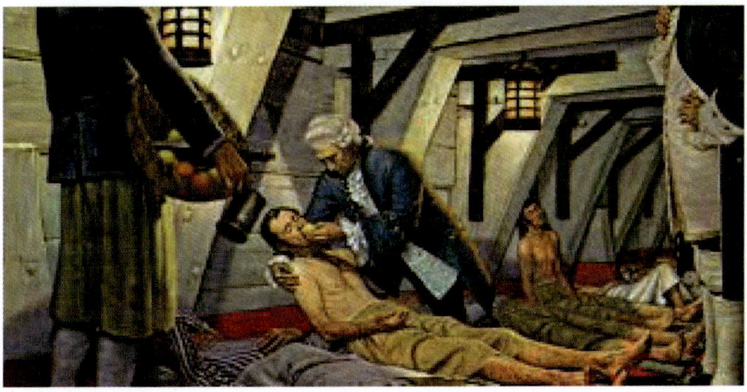

취시킴으로써 사상 최초로 괴혈병에 의한 사망자를 내지 않고 세계 일주를 한 일화는 유명합니다. 그 이후 비타민C와 괴혈병의 관계가 정확히 밝혀진 것은 1932년 무렵으로, 영국 해군은 1차 세계대전에서 맹위를 떨치게 됩니다. 그래서 붙여진 별명이 'raimi(라임군)'였습니다. 이렇게 시작한 비타민C 연구는 최근까지도 계속되고 있습니다.

요즘은 고용량의 비타민C 복용을 권유하는 것에 대해서 주류의학 의사들로부터 크게 공격을 받지는 않고 있습니다. 그러나 과거에는 비타민C 1g 복용에 대한 주류의학계 의사들의 반응은 지금과 달랐습니다. 1970년대에는 "비타민C 1g을 먹으라고 했다고요? 그런 돌팔이가 있다고요? 그렇게 많이 먹으면 죽을 수도 있어요!"라고 말했다고 합니다. 1980년대에는 "그래요, 드세요. 나쁠 건 없겠죠"라고 대답했다고 하고, 1990년대에 와서야 "드셔도 됩니다. 도움이 될 수도 있겠네요" 정도였습니다. 아직도 TV를 통해 일부 의사들은 비타민C 고용량 복용에 대해 부정적인 의견들을 말하곤 합니다. 고용량 복용하면 죽을 수도 있는 약물은 쉽게 처방하면서, 체내에 결핍이 되면 죽을 수도 있는 필수적인 영양소를 고용량 복용하는 것에 대해서 왜 그렇게 두려워하고 반대하는지 저는 아직도 이해할 수가 없습니다.

HISTORY ACCORDING TO LINUS PAULING

patient tells the doctor that he's taking Vitamin C at>1000mg day on the recommendation of Linus Pauling:

Date	Doctor
1973	"That quack! It'll kill you"
1983	"OK, it won't hurt"
1993	"OK, it might help."

As related at the National ACS meeting in Denver

정상인이 설사 없이 섭취 가능한 비타민C의 하루 평균 용량(장관용용량)이 4~15g이라고 가정하면, 가벼운 감기에 걸리면 요구량이 30~60g, 독감에 걸리면 100~150g까지 증가합니다. 코로나바이러스에 감염되신 분이라면 100g까지 드신다고 해도 설사 없이 복용 가능할 수도 있다는 뜻이 됩니다. 물론 한 번에 다 먹기보다는 수 차례 나눠서 복용하셔야 합니다. 여기에서 중요한 점은 질병의 상태에 따라서 비타민C 요구량이 증가한다는 것입니다.

VITAMINC USUAL BOWEL TOLERANCE DOSES

CONDITION	GRAMS ASCORBIC ACID PER 24 HOURS	NUMBER OF DOSES PER 24 HOURS
Normal	4 ~ 15	4 ~ 6
Mild cold	30 ~ 60	6 ~ 10
Severe cold	60 ~ 100+	8 ~ 15
Influenza	100 ~ 150	8 ~ 20
ECHO, coxsackievirus	100 ~ 150	8 ~ 20
Mononucleosis	150 ~ 200+	12 ~ 25
Viral pneumonia	100 ~ 200+	12 ~ 25
Hay fever, asthma	15 ~ 50	4 ~ 8
Environmental/food allergies	0.5 ~ 50	4 ~ 8
Burn, injury, surgery	25 ~ 150+	6 ~ 20
Anxiety/exercise/mild stresses	15 ~ 25	4 ~ 6
Cancer	15 ~ 100	4 ~ 15
Ankylosing spondylitis	15 ~ 100	4 ~ 15
Reiter's syndrome	15 ~ 60	4 ~ 10
Acute anterior uveitis	30 ~ 100	4 ~ 15
Rheumatoid arthritis	15 ~ 100	4 ~ 15
Bacterial infections	30 ~ 200+	10 ~ 25
Infectious hepatitis	30 ~ 100	6 ~ 15
Candidiasis	15 ~ 200+	6 ~ 25

비타민C를 연구한 리오단(Dr. Hugh Riordan) 박사의 유명한 일화가 하나 있습니다. 어느 날 리오단 박사가 독거미에 물렸습니다. 평소 비타민 C를 꾸준히 복용하고 있던 그는 혈액 속 비타민C 레벨이 궁금하여 검사를 해보았지만 측정이 되지 않았습니다. 그래서 1시간 간격으로 비타민C를 2g씩 복용하면서 그때마다 혈중 비타민C 레벨을 측정하였으나 계속해서 측정되지 않았다고 합니다. 독거미에 물린 증상이 호전되고 나서야 비로소 혈액검사에서 비타민C가 측정되기 시작했다고 합니다. 벌레에 물리거나 바이러스에 감염되는 등의 상황에서 우리 몸의 비타민C 요구량이 급격하게 증가한다고 볼 수 있습니다. 그러므로 때에 따라 평소보다 훨씬 많은 양의 비타민C를 섭취할 수 있어야 합니다.

비타민C를 체내에 공급하는 방법에는 경구제 복용과 수액제로 혈관에 투여하는 방법이 있습니다. 어떤 방법이 좋은지에 대해서도 많은 질문을 받습니다. 비타민C는 장을 통해서는 잘 흡수되지 않으므로 당연히 수액제로 혈관에 투여하는 것이 효과가 좋습니다. 경구제로 아무리 많은 용량을 투여한다고 해도 혈중 비타민C 농도는 크게 변하지 않습니다. 그러나 정맥으로 투여하면 4시간 동안 혈중 비타민C 농도가 급격하게 증가합니다. 혈중 농도가 빠르게 증가하는 것은 농도 차에 의해 비타민C가 필요한 조직에 더 많이 공급될 수 있다는 것을 의미합니다. 투여 후 6시간이 지나면 수액으로 투여한 경우나 경구제로 복용한 경우나 큰 차이가 나지는 않습니다. 경구로 비타민C를 섭취하시는 분이라도 상황에 따라서 수액을 통한 혈관 투여가 필요한 경우가 있기에 그럴 때는 될 수 있으면 혈관 투여를 받으시기를 권합니다.

수용성 비타민C의 흡수를 돕고 혈중 농도 유지 시간을 늘리기 위해

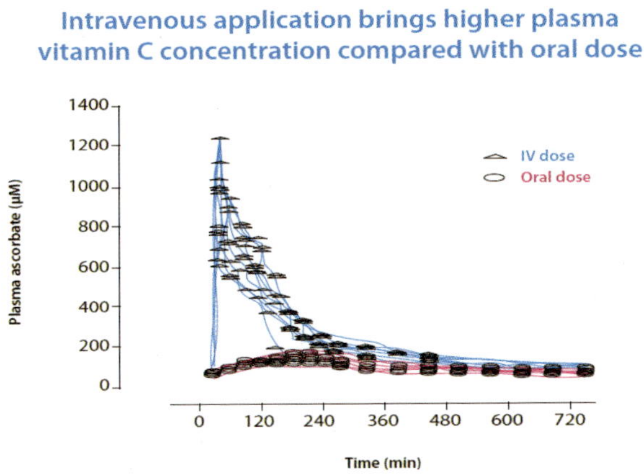

고안한 방법이 지용성 비타민C입니다. 수용성 비타민C는 5~6시간이 지나면 거의 대사되어 사라지지만, 지용성 비타민C(liposome)는 5시간 후에도 수용성 비타민C의 혈중 최고 레벨인 150μmol/L을 유지되는 것으로 나타났습니다. 또한 수용성 비타민C보다 위장관 부작용도 적고 효과는 더 뛰어나기 때문에 저는 위장이 불편해서 파우더형 비타민C를 못 드시거나 신맛 때문에 못 드시는 분들께 리포좀 형태의 지용성 비타민C를 권하는 편입니다.

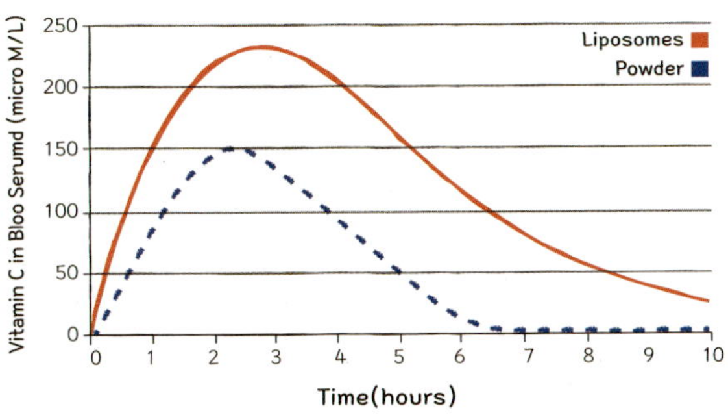

02

비타민C의 9가지 기능

YouTube 비타민C #3

비타민C의 다양한 기능을 크게 9가지로 분류해 보았습니다.

항산화 기능

노화의 주요 원인 중 하나는 활성산소입니다. 우리가 먹은 음식을 소화하고 분해하는 과정에는 산소가 필요합니다. 흡수된 산소가 대사 과정 후 이산화탄소로 배출하는 과정에서 활성산소가 만들어집니다. 활성산소는 불안정하기 때문에 주변에서 전자를 잡아당겨 스스로 안정화하려고시도하고 그과정에서 주변 조직에 산화스트레스를 주게 됩니다. 산화스트레스에 의한 손상을 최소화하는 데 필요한 것이 항산화제입니다. 여러 항산화제가 있지만 비타민C는 가장 대표적인 항산화제입니다. 항산화제는 **활성산소에 전자를 전달하여 안정화시키는 대신 스스로 산화하는 과정**을 거치게 됩니다. 사과의 껍질을 벗겨서 공기에 노

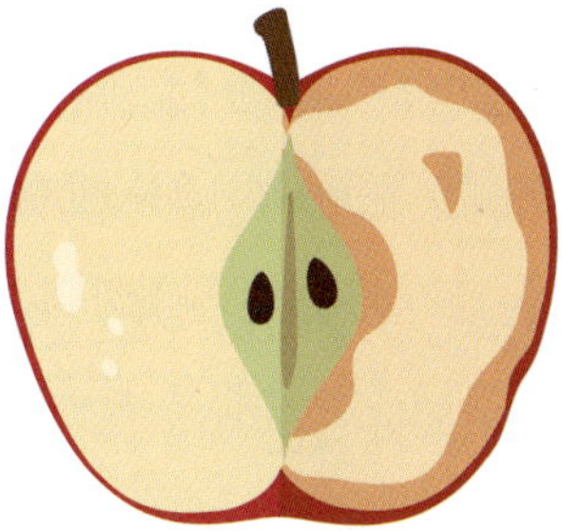

출하면 얼마 되지 않아서 사과가 갈변(산화 반응)하는 것을 볼 수 있지만, 비타민 C 용액을 사과 표면에 바르면 갈변하지 않습니다.

면역 시스템 강화

면역하면 가장 먼저 떠오르는 세포가 백혈구입니다. 백혈구의 비타민C 농도가혈중 비타민C 농도보다 훨씬 높습니다. 충분한 비타민C 공급으로 **백혈구 내에 비타민C 농도가 증가할수록 백혈구의 세균, 바이러스 탐식 능력이 더 강해집니다.** 이는 면역력이 향상된다는 것을 의미합니다. 한 연구에 따르면 체중 1kg당 60mg의 비타민C를 섭취할 경우 실험 참가자의 78%에서 NK-cell(자연사멸세포) 활동력이 10배 증가했다고 합니다. 체중이 80kg인 성인 남성의 경우, 최소 5g 이상의 비타민C를 섭취한다면 암세포를 죽이는 nk-cell의 능력을 극대화할 수 있다는 뜻이 됩니다. 혈액 속에 당(glucose)이 많아지면 백혈구 세포의 면역기능이 저하됩니다. 탄산음료 1L를 마시거나 설탕 100g을 섭취하면 백혈구 활동성이 40% 감소할 뿐만 아니라 4~5시간 동안 면역체계를 비활성화시켜 신체가 무방비 상태에 놓이게 됩니다. 백혈구 표면에는 비타민C

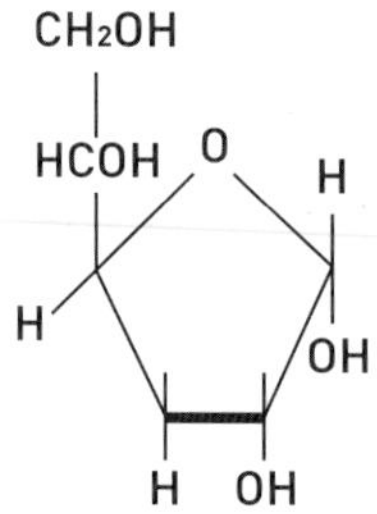

Glucose

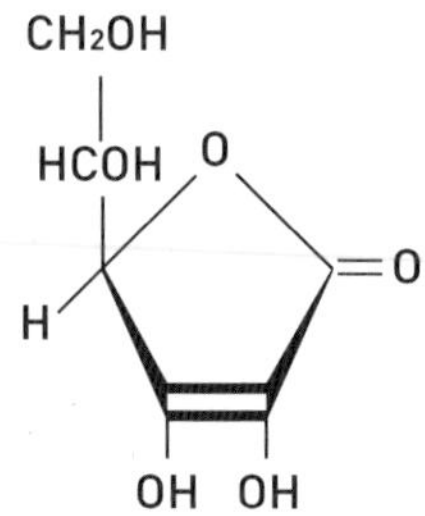

Vitamin C

수용기가 있는데, 비타민C 분자구조와 당(glucose)의 분자구조가 비슷하기 때문에 서로 길항적으로 백혈구 속으로 들어가려고 합니다. 혈당이 높으면 백혈구 속 비타민C 농도가 상대적으로 낮아지기 때문에 면역력이 약한 성장기 어린아이에게 탄산음료를 주는 것보다 미련한 일은 없습니다. 또한 이것이 혈당이 조절되지 않아 혈중 당(glucose)이 높은 당뇨병 환자들이 면역이 좋지 못한 이유이기도 합니다. 그렇기 때문에 당뇨병 환자들은 더 많은 비타민C 섭취를 게을리하시면 안 됩니다.

(QR코드: Effects of Sugar, Salt and Distilled Water on White Blood Cells and Platelet Cells)

해독 기능

장내 미생물의 구성 요소이자 체내 염증 유발물질에 해당하는 지질다당류(LPS; Lipopolysaccharide)의 해독에 관여합니다. 지질다당류(LPS)는 그람음성세균의 장내 증식과 함께 장누수가 진행되는 과정에서 체내로 들어와서 체내 염증반응을 유발하게 됩니다. 이때 비타민C가 이런 반응을 차단하는 역할을 합니다. 그리고 우리가 섭취하는 모든 음식, 술, 약물, POPs(잔류성 유기 오염물질) 등은 간에서 해독과정을 거치게 됩니다. 이때에도 **비타민C는 phase 2 해독과정에 관여**합니다. (QR코드: The relationship between vitamin C status, the gut−liver axis, and metabolic syndrome)

콜레스테롤 & 담석 조절 기능

비타민C는 **간세포에서 콜레스테롤을 이용한 담즙(bile acid) 생산을 돕습니다**. 비타민C를 투여한 군에서 투여하지 않은 군에 비하여 담석 유병률이 낮았습니다. 비타민C는 혈중 콜레스테롤 조절에도 도움이 되며, 담석 발생도 줄여줍니다.

(QR코드: Vitamin C supplement use may protect against gallstones)

콜라겐 생성

나이가 들면서 얼굴에 주름이 생기고 탄력을 잃는 주된 이유는 피부의 콜라겐이 줄어들기 때문입니다. 콜라겐은 외상성 수술이나 화상 후 손상된 조직을 재건하는 데도 필요합니다. 시중에서는 피부 미용에 관심이 있는 분들을 위해서 먹는 콜라겐을 만들어서 앞다투어 판매하고 있습니다. 그러나 과연 먹는 콜라겐만으로 우리가 원하는 곳에 건강한 콜라겐을 채워줄 수 있을까요? **비타민C는 콜라겐 파이버를 강하**

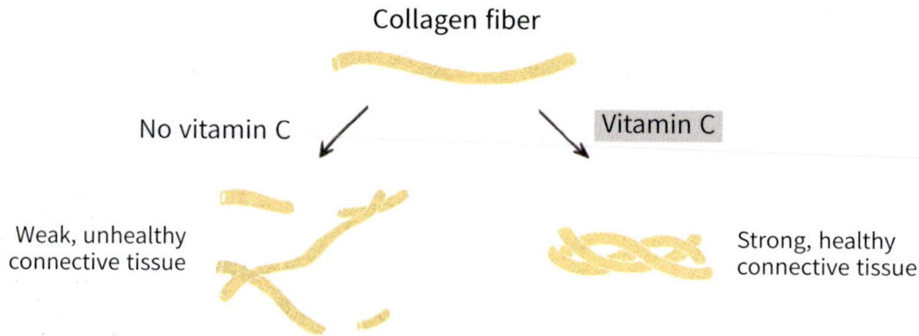

게 연결해서 강하고 건강한 콜라겐 조직을 만들 수 있게 도와줍니다. 특히 화상 환자의 경우 화상부위의 조직재생을 위해서는 평소보다 훨씬 많은 용량의 비타민C가 필요합니다.

신경전달물질 합성

많은 신경 전달 물질 중에는 기쁨 호르몬이라는 별명이 붙은 세로토닌(serotonin)이 있습니다. 트립토판이라는 아미노산에서 만들어지며,

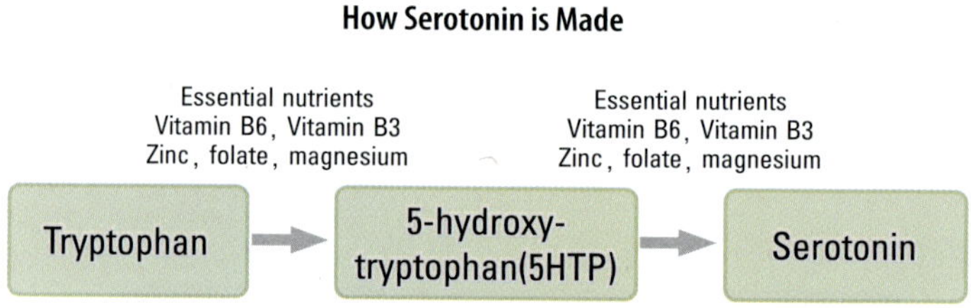

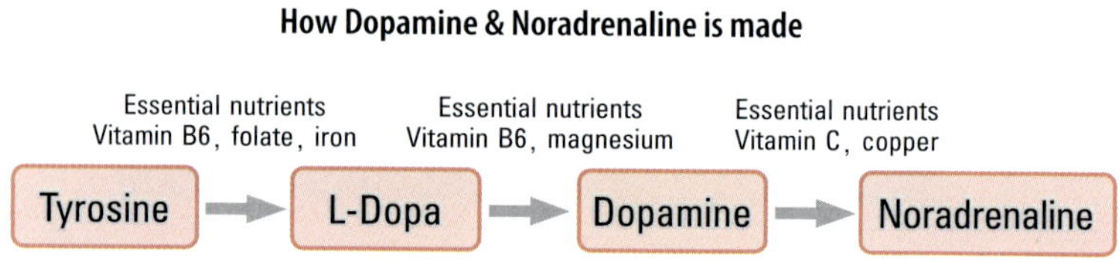

이때 보조인자(cofactor)로 비타민 B6, B9, 아연(zinc), 마그네슘(Mg), 비타민C가 필요합니다. 스트레스를 받으면 부신에서 스트레스에 저항하는 데 필요한 호르몬인 노르아드레날린을 만들어냅니다. 이때에도 비타민C가 필요합니다. 환경은 시시각각 변화하며 인체는 그때마다 필요에 따라서 다양한 호르몬들을 만들어내야 합니다. 비타민C가 부신(adrenal gland)과 뇌(brain)에 풍부하면 신경전달물질 생성에 문제가 없지만, **비타민C가 부족하면 신경전달물질이 필요한 양만큼 만들어지지 않아 스트레스에 대한 저항력도 떨어지고 감정의 기복도 심해질 수 있습니다.**

기미 세포의 멜라닌 합성 억제

비타민C는 **기미 세포에서 멜라닌 생성을 억제하는 효과가 있으며, 이미 생성된 멜라닌을 제거하는 효과**도 있습니다. 또한 멜라닌 색소의 체외배출을 도와줍니다. 벌레에 물리거나 상처를 입으면 우리 몸에서는 자연적으로 색소(PIH: post inflammatory hyperpigmentation)를 만들어냅니다. 다른 사람들보다 색소 침착이 진하거나 오래 남아 있는 분일수록 이런 색소를 만드는 능력이 과도하기 얼굴에 흑자나 기미가 생기기 쉽습니다. 여성분들 중 얼굴의 기미를 치료할 목적으로 레이저 시술을 받는 분들이 있습니다. 그런데 레이저 시술을 받으면서 비타민C는 드시지 않는 것은 이해할 수 없는 일입니다. 레이저는 이미 존재하는 색소를 제거하는 데 도움이 될 수 있지만, 신체가 멜라닌 색소를 계속 생성하는 것을 억제하지는 못합니다. 레이저 시술 없이도 고용량 비타민C를 섭취하면 얼굴의 전체적인 톤이 밝아질 수 있습니다. 비타민C 수액을 맞으신 분들이 오랜만에 친구를 만나면 얼굴 좋다는 이야기를 많이 듣게 되는 이유이기도 합니다. (QR코드: A new lipophilic pro-vitamin C, tetra-isopalmitoyl ascorbic acid (VC-IP), prevents UV-induced skin pigmentation through its anti-oxidative properties)

장관 내 Fe(철분) 흡수 증가

우리가 먹는 음식 속에는 여러 가지 영양소가 존재합니다. 그중 철분은 우리 몸에 필요한 영양소입니다. 성장기 어린이나 여성의 경우 특히 적당한 혈중 철분 레벨을 유지하는 것이 매우 중요합니다.

음식 속에 있는 철분 중 육고기에 들어있는 철분의 40%는 쉽게 흡수되는 Heme 철이지만, 야채에 있는 철분은 대부분이 non-Heme 철이기 때문에 흡수가 잘되지 않습니다. 콩, 시금치에 들어있는 철분은 단위 중량 기준으로 육고기보다 더 많을 수 있지만, 대부분이 non-heme 철분으로 흡수율이 2~7%에 불과합니다. 철분은 대부분 대변을 통해 몸 밖으로 배출됩니다. 이럴 때 흡수율을 높여주는 기능을 하는 것이 비타민C입니다. 비타민 C는 3가철[ferric$(OH)_3$]을 2가철[ferrous$(OH)_2$]로 바꿔서 생체 이용률을 3~4배 증가시켜줍니다. **병아리콩을 그냥 드셨을 때는 철분의 3%만 흡수할 수 있는 데 반해 레몬이나 오렌지 주스와 함께 복용하시면 철분의 체내 이용률을 30%까지 올릴 수 있습니다.**

성장기 청소년이나 생리 기간에 철분이 부족한 여성의 경우에 식사와 함께 비타민C를 같이 드시기를 추천해드리는 이유이기도 합니다. 그와 반대로 남성의 경우 많은 분은 철분이 부족하다기보다 오히려 너무 많은 경우가 있습니다. 체내에 들어온 철분을 계속해서 몸에 쌓아 놓기 때문입니다. 그래서 혈액검사를 통하여 체내 철분의 양을 측정하여 너무 과한 경우에는 오히려 철분을 빼주어야 할 때가 있으며, 이런 경우 비타민C는 될 수 있으면 공복에 드시기를 추천해 드립니다.

알레르기 증상 완화

알레르기 증상의 주요 기전을 간단히 요약하면 히스타민 반응이라고 볼 수 있습니다. 그래서 제약사에서 만든 약물이 항히스타민제입니다. 항히스타민제는 히스타민 수용기에 결합하여 히스타민이 수용기에 결합하는 것을 막아 알레르기 반응을 억제합니다. 자연 항히스타민제인 비타민C는 체내 히스타민을 분해해서 혈중 레벨을 줄여줍니다. 단 2g의 비타민C 경구 섭취만으로 히스타민 혈중 레벨을 38% 줄였다는 연구결과도 있으며, 알레르기 증상을 호소하는 환자를 대상으로 혈관으로 비타민C 7.5g 투여 후 피실험자의 97%가 증상이 호전되었다고 합니다.

03
비타민D

대부분 사람은 햇빛을 쬐면 피부에서 비타민D를 합성하기 때문에 햇빛만 잘 쬐면 굳이 비타민D를 따로 섭취할 필요가 없다고 생각합니다. 하지만 정작 여름이 되면 피부가 햇빛에 타는 것이 두려워 선크림을 바릅니다. 게다가 대부분의 시간을 실내에서 보내기 때문에 정작 햇빛을 볼 시간도 그리 많지 않습니다. 여기에 또 다른 허점이 있습니다. 정말 햇빛을 쬐는 것만으로 필요한 양의 충분한 비타민D를 합성할 수 있을까요? 위도가 낮은 적도 지역에서 햇빛을 쪼이는 것과 위도가 높은 극지방에서 햇빛을 쏘이는 것이 과연 같은 양의 비타민D 합성을 유도할 수 있을까요? 문제는 그렇지 못하다는 사실입니다.

국가별 비타민 D 결핍률을 살펴보면 혈중 비타민 D 수치가 20ng/㎖ 이하일 경우 비타민 D 결핍으로 진단하는데, 한국은 유병률이 90%에 육박할 정도로 결핍률이 가장 높습니다. 적도 지역에 가까운 태국, 브

국가별 비타민D 결핍 인구 비율(%)

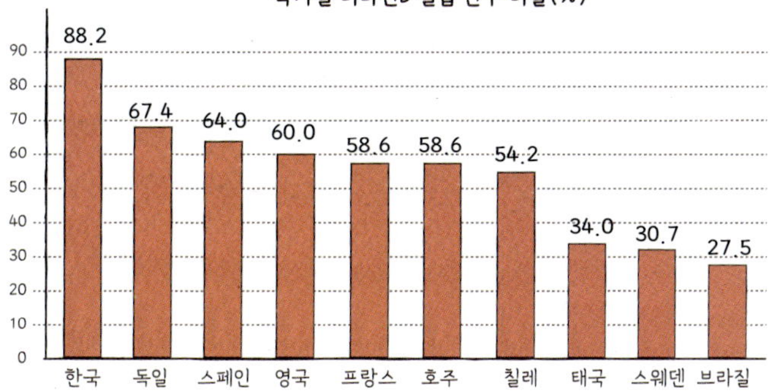

임승길 교수 등이 18개국 55세 이상 여성 골다공증 환자를 대상으로 혈액 내 비타민D 수치를 비교 조사한 결과

라질의 경우에는 결핍률이 상대적으로 낮습니다. 위도의 차이도 있을 것이고 그 나라의 삶의 방식도 영향을 미쳤을 것입니다. 한국은 태국, 브라질보다 상대적으로 외부에서 육체적 노동을 적게 합니다. 학생은 학교에서 공부하느라 바쁘고, 직장인들은 대부분 시간을 사무실에서 보냅니다. 주말이 되면 학생은 도서관으로, 직장인은 피곤하다는 핑계로 야외 활동보다는 집에서 휴식을 취합니다. 저는 낚시를 좋아합니다. 그래서 종종 바다낚시를 가게 되면 일부러 피부를 햇빛에 노출하려고 노력하는 편입니다. 국가별 위도를 비교해 보아도 한국은 태국, 브라질보다 위도가 높습니다. 위도가 높다는 것은 햇빛이 지면으로 들어오는 입사각이 작다는 뜻입니다. 위도가 낮을수록 비타민D 합성에 유리합니다. 그런데 한국보다 상대적으로 위도가 높은 유럽 국가의 경우에는 왜 한국보다 비타민D 결핍률이 낮을까요? 한국인에 비하여 더 많은 햇빛을 쬐려고 노력하고, 정부 차원에서 대부분의 공산품에 비타민D를 보충하도록 노력하고 있기 때문입니다.

2010년도 연구 자료에 의하면 한국인 대부분의 비타민D 혈중 레벨이 20을 넘지 못하는 것을 볼 수 있습니다. 특히 여성에게 더 심각한 것으로 나타났습니다. 최근 들어 비타민D의 필요성을 느끼고 영양 보조제로 섭취하는 경우가 많다 보니 과거에 비해 결핍률이 떨어지고는 있지만, 여전히 많은 사람이 비타민D 결핍에 시달리고 있습니다.

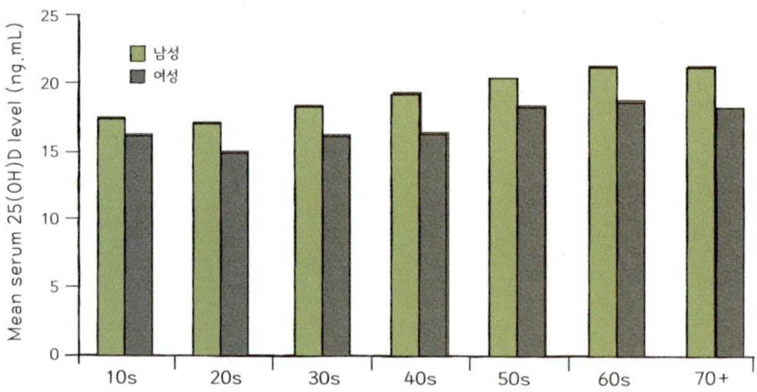

비타민 D 결핍의 원인은 여러 가지가 있지만, 제가 중요하다고 생각하는 몇 가지 주요 원인은 다음과 같습니다.

햇빛만으로 비타민D를 충분히 합성할 수 없기 때문입니다: 대부분 "비타민D는 햇빛만 쏘이면 되는 거 아니냐?"라고 물어보십니다. 그러나 공사장에서 하루종일 막노동을 하는 사람이나, 바닷가에서 어부 일을 하는 사람도 검사를 해보면 기능의학자가 추천하는 레벨까지 비타민D를 생성하는 사람이 없습니다. 햇빛이 피부로 닿는 입사각의 문제 때문입니다. 적도 지역에서 햇빛에 1시간 노출될 때와 우리나라에서 햇빛에 1시간 노출되었을 때, 극지방에서 햇빛에 1시간 노출되었을 때 각각 몸에서 만들 수 있는 비타민D의 양이 다릅니다. 우리나라를 기준으로 설명해 드리자면 서울에서 비타민D를 만드는 양과 제주도에서 비타민D를 만드는 양이 다른 것입니다. 그래서 비타민D를 합성할 목적으로 햇빛을 쬐는 것은 옳지 않습니다. 자연광의 이점이 있으므로 저는 가급적 햇빛을 쬐며 산책하는 것을 추천하는 편이지만, 그 목적은 비타민D를 몸에 필요한 만큼 만들기 위한 것이 아닙니다. 자연광에서 얻는 이점은 추후 논의하더라도 비타민D는 어쩔 수 없이 추가로 보충해주지 않으면 안 되는 영양소입니다.

WHO 권장량의 기준이 잘못되었기 때문입니다: 틀린 권장량을 기준으로 영양제를 만들고 그것을 복용하기만 하면 충분하다고 생각하다 보니 실제로 개인은 결핍에 빠질 수 있는 것입니다. 정확히 말하면 국가별, 개인별, 질환별로 권장량이 달라야 합니다. 일괄적으로 이야기하면 의학적 지식이 없는 일반인의 경우에는 WHO의 비타민D 일일권장량 400~600IU만 먹어도 충분하다고 생각할 수 있지만, 그렇지 않습니다. 여러분들이 생각하는 것 이상으로 많이 드셔야 할 수도 있습니다. 상담할 때 제가 "비타민D를 2,000~5,000IU 드셔야 합니다"라고 말씀드리면 WHO 권장량에 익숙하신 환자분이 놀라서 "그렇게나 많이 먹어도 문제없나요?"라고 되묻습니다. 적어도 비타민D에 대해서 조금은 공부하신 분들의 반응이 이렇습니다. 그러나 일시적이긴 하지만 때로는 어떤

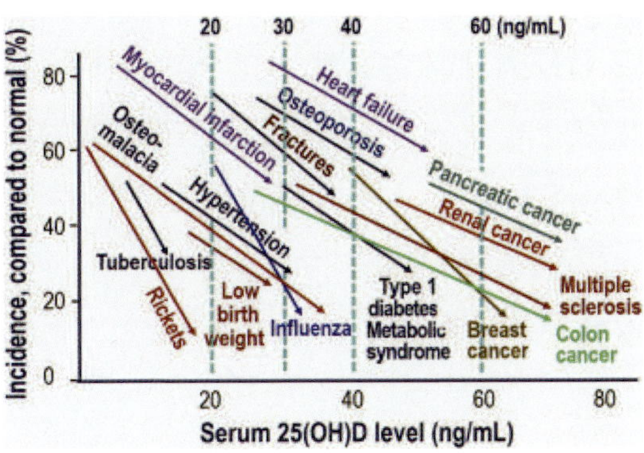

환자분들에게는 2~3달 동안 하루에 15,000IU를 복용하게 하기도 하며 그럴 때 환자분의 증상이 호전되는 것을 봅니다. 한편 비타민D 섭취량도 중요하지만, 그보다 비타민D 혈중 레벨이 훨씬 중요합니다. 비타민D 혈중 레벨에 따라 어떤 질환을 예방할 수 있는지에 대한 연구 자료가 있습니다. 비타민D 혈중 레벨이 30ng/ml을 넘으면 고혈압, 심근경색, 독감 등의 질환 유병률을 낮춰줍니다. 40ng/ml을 넘기면 골절, 골다공증을 예방할 수 있으며, 60ng/ml을 넘기게 되면 각종 암(췌장암, 신장암, 대장암, 유방암)을 예방할 수도 있습니다. 저는 간혹 자가면역 질환을 앓고 계신 환자 중 비타민D 혈중 레벨을 100ng/ml 이상 올리기도 합니다.

음식을 통해서 충분한 양의 비타민D를 섭취할 수 없기 때문입니다:비타민D가 풍부한 대표적인 식재료에는 대구 간(cod liver)과 표고버섯이 있습니다. 겨울이 되면 많은 분이 대구탕을 드십니다. 대구탕에 빠지지 않고 들어가는 것이 '간'입니다. 표고버섯은 생으로 드실 때보다는 햇빛에 말렸다 드시는 것이 훨씬 풍부한 비타민D를 섭취할 수 있습니다. 더구나 생표고버섯에는 독성 성분이 있어서 개인에 따라서는 심각한 알레르기 피부질환을 유발하기도 합니다. 영양가로 보나 알레르기 유발 원인으로 보나, 가능하면 생표고버섯보다는 햇빛에 말린 표고버섯을 드시기를 추천해 드립니다. 문제는 충분한 양의 비타민D를 섭취하기 위해 먹기에는 너무 많은 양의 대구 간, 표고버섯이 필요하다는 것입니다. 어쩔 수 없이 부족해지는 부분이 생기기 때문에 음식을 통한 보충은 먹고 싶을 때 한 번씩 드시기를 추천해드리고, 결핍되는 부분에 맞춰서 따로 영양제를 드시는 것을 추천해 드립니다.

04
비타민K

비타민 K1(phylloquinone)	비타민 K2(Menaquinone)
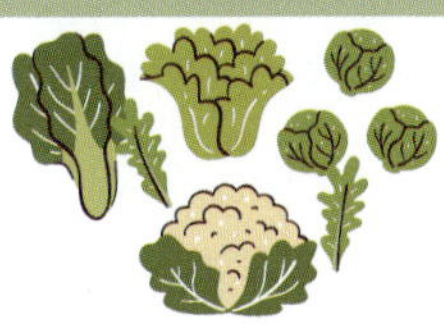	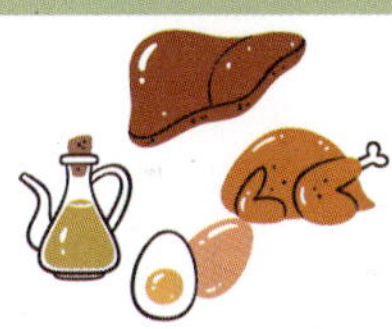
• Found naturally in leafy green plants • Goes Directly to your Liver and Helps Maintain Healthy Blood Clotting.	• Found in animal product and fermented foods • Essential for Bone Strength, Artery and Blood Vessel Health

비타민K는 K1(phylloquinone)과 K2(Menaquinone)로 나뉘는데, 이름은 비타민K지만 완전 다른 비타민이라고 보시면 됩니다. 비타민K1은 혈액 응고에 영향을 미치는 비타민입니다. 상처가 나거나 혈관의 손상이 발생하면 과도한 출혈을 막기 위해서 혈액 응고 과정이 일어나는

데 이때 필요한 것이 비타민K1 입니다. 비타민K1은 주로 녹색 잎채소에 많이 들어 있습니다. 비타민K1이 풍부한 채소에는 고춧잎, 들깻잎이 있고, 해조류 중에는 김, 미역에 풍부하게 들어있습니다.

비타민K2는 MK4와 MK7으로 나뉩니다. 육고기 부산물에는 MK4가 많이 포함되어 있고, MK7은 소금에 절인 양배추나 메주, 낫또와 같은 발효 음식에 풍부합니다. 채식 동물은 풀을 뜯어먹으며 섭취한 비타민K1을 장내세균은 비타민K2로 합성합니다. 이렇게 생성된 비타민K2가 계란, 우유, 육고기에 분포하게 됩니다. 가축에게 대부분 GMO 사료를 먹이는 오늘날의 환경에서는 비타민K1 섭취가 부족하기 때문에 동물의 장관에서 비타민K2를 만들 수가 없게 됩니다. 따라서 사료만 먹여서 생산한 계란, 우유, 육고기에는 MK4가 풍부할 수 없습니다.

MK7은 콩을 자연 발효시킬 때도 발생합니다. 그래서 청국장이나 낫또 같은 발효 식품에 비타민K2가 풍부하게 들어있습니다. 인간은 동물과 다르게 장관에서 비타민K2를 합성할 수 없습니다. 정확히 말하면 인간의 장에는 비타민K1을 비타민K2로 전환하는 유산균이 없기 때문에 채소를 아무리 많이 먹어도 비타민 K2가 결핍될 수 있습니다. 그러므로 육식을 전혀 하지 않는 채식주의자들은 비타민K2 영양제를 따로 섭취하시거나 청국장, 낫또와 같은 발효 식품을 드셔야 합니다. 비타민 중 하나이지만 체내에 많이 저장되지 않으므로 1주일만 복용을 소홀히 해도 결핍에 빠질 수 있습니다.

이제 비타민K의 인체 내 아주 중요한 기능에 대해서 알아보겠습니다.

충치와 덧니 예방

어린이의 **충치를 예방하고 덧니 발생을 줄여줍니다.** 비타민K2의 주요 기능 중 하나는 건강한 뼈를 만드는 것입니다. 성장기 아이들이 이빨을 만들 때 이빨의 뿌리가 되는 치주를 건강하게 해줘야 이빨이 고르게 잘 자랍니다. 비타민 K2를 충분히 섭취한 어린이는 치아가 가지런하고 하악골이 잘 발달한 반면, 비타민K2가 결핍된 식단을 주로 했던 아이들의 이빨은 덧니가 많이 발생했다는 연구 자료도 있습니다. 또한 비타민 K2는 구강 내 충치 유발균 개수를 줄여주며, 치아에 칼슘을 축척하여 충치를 예방하는 효과도 있습니다. (QR코드: Vitamin K2, And the End of Os teoporosis)

골다공증, 동맥경화증 예방

비타민K2는 **혈관 건강과 뼈 건강에 모두 영향을 미칩니다.** 골다공증이 진행되어 병원에 가면 처방받는 약물에 칼슘이 빠짐없이 들어가는 것을 볼 수 있습니다. 뼈에 칼슘이 부족해지는 진짜 이유는 칼슘이 부족해서가 아니라 칼슘 이용에 문제가 있기 때문에 가능한 한 환자에게 칼슘을 추가로 복용하지 말라고 권유합니다. 장에서 음식을 통해서 들어온 칼슘을 체내로 흡수할 때 필요한 비타민D가 부족하면 칼슘을 아무리 많이 섭취해도 칼슘의 체내 흡수율이 떨어집니다. 체내로 흡수된 칼슘이 혈관을 타고 조직 내로 들어갈 때 필요한 영양소가 비타민K2입니다. 비타민K2가 부족하면 뼈에 칼슘 공급이 되지 않아서 뼈를 제대로 만들 수 없습니다. 비타민K2가 부족한 상태에서는 칼슘제를 아무리 많이 복용하더라도 뼈에는 별 영향을 미치지 못하고 혈관과 인대에

원치 않는 칼슘이 쌓이게 됩니다. 이것이 동맥경화증과 석회화 인대염이 발생하는 이유입니다. 기능의학자로서 제가 골다공증을 치료하는 방법은 비타민 D와 비타민 K2를 충분히 섭취하고 멸치를 식단에 포함하도록 하는 것입니다. 비타민K2는 혈관 벽에 침착된 칼슘을 빼내어 뼈에 넣어주는 역할을 하므로 동맥경화증이나 골다공증이 진행된 분들이 반드시 복용해야 하는 영양제 중의 하나입니다. 또한 동맥경화도 검사에서 혈관 나이가 신체나이보다 높은 환자에게 제가 꼭 권하는 영양제이기도 합니다. (QR코드: The Dual Role of Vitamin K2 in "Bone-Vascular Cross talk": Opposite Effects on Bone Loss and Vascular Calcifi cation)

신장결석

최근 서구화된 식단으로 인해 동물성 단백질과 나트륨, 설탕이 함유된 탄산음료 섭취가 증가하면서 신장결석 환자도 함께 증가하고 있습니다. 골감소증이나 골다공증이 진행되는 과정에서 뼛속에 있던 칼슘(Ca)이 혈액으로 빠져나와 소변으로 배출됩니다. 이때 비타민K2가 **신장을 통해 배설되는 칼슘을 뼈로 다시 보내는 역할**을 합니다. 만약 비타민D는 충분히 있는 데, 비타민K2가 결핍상태이면 결석이 발생할 위험률이 더 커지게 됩니다. 비타민D는 장관에서 칼슘 섭취를 증가시켜서 혈중 칼슘 level을 높이게 되는데, 이때 비타민K2가 혈중 칼슘을 뼈에 넣는 역할을 하게 됩니다.

호르몬 대사

비타민K2는 뼈의 조골세포에서 오스테오칼신(osteocalcine) 형성에 영향을 미칩니다. 오스테오칼신은 **췌장에서 인슐린 합성을 증가**시키고 지방세포의 인슐린 민감도를 높여서 **혈당 조절에도 도움**을 주며, 근육의 에너지 가용성을 증가시켜 **운동능력을 향상시키며**, 고환에서 남성호르몬(testosterone)의 생합성을 돕습니다. 뇌에서는 세로토닌(serotonin)과 도파민(dopamine) 생성을 도와서 **기억력과 학습능력을 높이며, 불안감을 낮춥니다**. 동물실험에서 임신한 어미 쥐에게 오스테오칼신을 투여한 결과 투여하지 않은 쥐에 비해서 학습능력과 인지능력이 더 좋았다는 연구결과도 있습니다. (QR코드: Osteocalcin in the brain: from embryonic development to age-related decline in cognition) 여러 연구결과를 종합해보면 임신한 산모, 소아, 노인에 이르기까지 비타민K2는 중요한 역할을 하는 것 같습니다.

피하출혈반

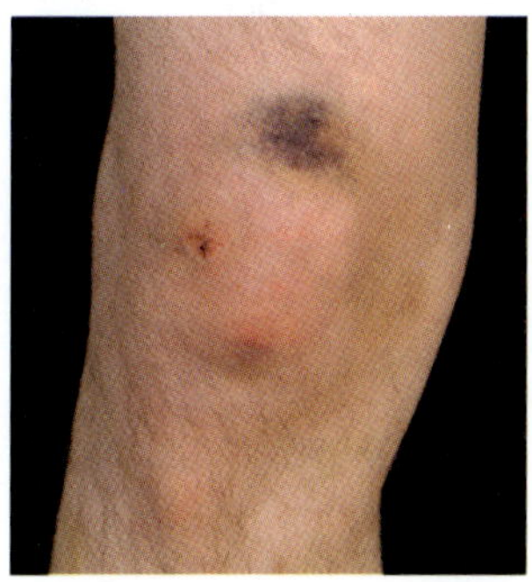

연세가 많이 드신 어르신 중에 종종 팔과 다리에 멍이 들어 내원하시는 분들을 보게 됩니다. 노인들은 혈관 벽이 약하고 혈액 응고 인자가 부족하기 때문에 조금만 부딪혀도 쉽게 멍이 듭니다. 여름에도 반팔 옷을 입지 못하고 병원에 내원하셨던 한 할머니가 기억납니다. 팔에 온통 멍 자국이라서 남들 보기 민망하다고 항상 긴팔 옷을 입으셨습니다. 늘 병원에 오시면 "선상님. 어찌 안 되겄소? 남사스러서 팔을 내놓을 수가 없어요"라고 말씀하셨습니다. 그래서 저는 이 환자분께 1년 동안 비타민K2를 처방해드렸습니다. 지금은 아주 말끔해지셔서 저를 볼 때마다 고맙다고 인사하십니다. 이처럼 **비타민K2는 혈관을 건강하게 유지하는데 도움을 줍니다.**

비타민 K 권장량 표

연령	남성	여성	임산부	수유
~6개월	2.0mcg	2.0mcg		
7-12개월	2.5mcg	2.5mcg		
1-3세	30mcg	30mcg		
4-8세	55mcg	55mcg		
9-13세	60mcg	60mcg		
14-18세	75mcg	75mcg	75mcg	75mcg
19세이상	120mcg	90mcg	90mcg	90mcg

그렇다면 이 비타민K2를 얼마나 먹어야 할까요? 현재 비타민K2에 대한 RDA(권장 섭취량)가 정확하게 정해진 것이 없습니다. 그렇다 보니 나라별로도 다르고 무엇보다 권장 복용량이 너무 낮습니다. 위의 표를 보면 남자 성인 기준으로 120mcg이라고 쓰여 있습니다. 그러나 제가 권장하고 싶은 용량은 성인 남성 기준 360~500mcg입니다. 소아는 1세 이상에서 8세까지는 120~ 180mcg까지 먹어도 무난할 것으로 보입니다. 우리가 자주 먹는 낫또 100g에 들어있는 비타민K2의 양이 900mcg 이상인데, 매일 낫또 50g(시중에서 주로 판매되는 용량)을 먹는다 해도 450mcg이상 섭취한다는 뜻이 됩니다. 앞서 말씀드린 비타민 하루권장

량의 개념이 얼마나 잘못되었는지에 대해서 이해하셨다면 이 비타민K2 권장량도 얼마나 낮은지 이해가 될 겁니다. 일본에 낫또가 있다면 한국에는 청국장이 있습니다. 그런데 청국장은 끓이기 때문에 끓이면 비타민 K가 파괴되지 않을까 걱정하는 분들이 많은데 비타민 K는 열에 강하기 때문에 걱정할 필요가 없습니다. 다만 주의해야 할 점은 비타민 K는 빛(자외선)에 약하다는 것입니다. 비타민K를 영양제로 만들 때 갈색 연질캡슐로 만드는 이유가 지질 베이스의 연질캡슐이 자외선을 차단할 수 있게 하기 위함입니다. 그래서 낫또와 메주를 만들 때 적당한 습도의 어두운 환경이 필요합니다. 이때 햇볕에 노출되면 K2의 파괴가 일어날 수 있으니 주의해야 합니다.

이유는 알 수 없지만, 법적으로 우리나라에서는 비타민K2를 표기할 수 없게 되어있습니다. 이는 아마도 RDA 개념이 아직 정립되지 않았기 때문에 허가해줄 용량을 정할 수 없어서 법적으로 표기할 수 없는 것이 아닐까 생각해봅니다. 그래서 한국에서 출시되는 모든 비타민K 관련 제품에 비타민K2 표시를 찾을 수 없습니다. 해외에서는 MK4와 MK7이 명확히 표기되어 있어 소비자들이 쉽게 선택할 수 있습니다. 뼈건강에 추천하는 비타민K는 MK4이며, 혈관 건강에 추천하는 비타민K는 MK7입니다. 두 가지 모두 중요한 역할을 하므로, 뼈와 혈관 건강을 모두 고려한다면 MK7이 좋은 선택이라고 할 수 있습니다.

05
오메가3

오메가3에 대해 모르는 사람은 거의 없지만 오메가6에 대해서는 모르는 사람이 많습니다. 어떤 사람들은 단순히 오메가3는 좋고 오메가6는 나쁘다고 생각합니다. 이는 사실이 아닙니다. 오메가3와 오메가6는 모두 우리 몸에 중요하고 좋은 영양소입니다. 중요한 것은 이들의 비율입니다. 오메가3와 오메가6의 비율에 따라 우리 몸을 구성하는 세포의 건강이 결정되기 때문입니다. 우선 오메가3와 오메가6에 대해서 말씀드리겠습니다.

오메가3와 오메가6는 불포화 지방산이며 필수지방산으로 체내에서 합성할 수 없으므로 반드시 음식을 통해서 섭취해야 합니다. 오메가3의 종류에는 ALA(알파리놀렌산), EPA, DHA가 있으며, 등푸른생선 종류인 참치, 고등어, 꽁치, 채소 중에는 아마씨, 들깨에 많이 포함되어 있습니다. 대부분의 식용유에는 오메가6가 더 많이 포함되어 있지만,

	오메가3	오메가6
종류	알파-리놀렌산(α-Linolenic acid, LA) EPA(Eicosapentaenoic acid) DHA(Docosahexaenoic acid)	감마-리놀렌산(γ-Linolenic acid, GLA) Linolenic acid: 리놀레산 Arachidonic acid(AA): 아라키돈산
포화형태	불포화지방산	불포화지방산
합성유무	필수지방산	필수지방산
포함음식	참치, 고등어, 꽁치, 연어, 호박씨, 아마씨, 들깨	참깨, 해바라기씨, 달맞이꽃

아마씨유에는 오메가3가 6보다 4배 더 많이 들어있습니다. 저는 주로 아마씨에서 추출한 오메가3를 여성에게 추천하는 편인데, 이는 유방암 예방 효과가 탁월하기 때문입니다. 오메가6에는 감마-리놀렌산(GLA), 알파-리놀레산(ALA), 아라키돈산(AA)이 있으며, 달맞이꽃, 해바라기씨, 참깨 등 식품에 풍부하게 함유되어 있습니다.

녹색 잎채소와 같은 식물은 오메가3 : 오메가6의 비율이 1:1에 가깝습니다. 이런 풀을 주식으로 먹은 닭이 낳은 계란에는 자연스럽게 오메가3 : 오메가6 비율이 1:5 이하를 보입니다. 동물 사료의 주된 원료인 옥수수에는 오메가3 : 오메가6 비율이 1:60까지 달하므로 옥수수를 먹인 닭이 낳은 계란에는 오메가3 : 오메가6 비율이 1:60까지 벌어집니다. 또한, 사료만 먹고 자란 소고기에는 오메가3 : 오메가6 비율이 1 :108까지 벌어집니다. 이렇듯 대부분 우리가 먹는 식단에는 오메가3보다 오메가6가 훨씬 많습니다. 이렇게 우리 몸에 오메가6가 더 많아지면 어떤 일이 벌어질까요? 세포막의 구성 성분에 오메가3가 풍부하면 세포막의 운동성과 투과성이 좋아집니다. 영양소 공급이 원활히 이루어지고, 신경 전달물질도 잘 전달되고, 노폐물 배설도 잘 이루어집니다. 반대로 오메가6가 풍부하게 되면 세포막의 운동성이 떨어지면서 세포 건강에도 적신호가 켜집니다.

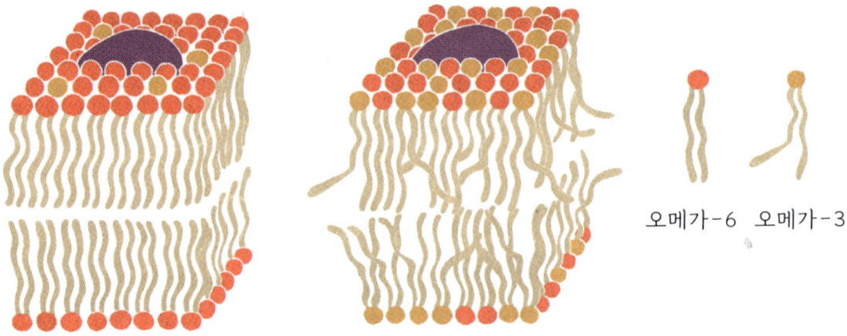

오메가3 지방산이 부족한 경우　　오메가3 지방산이 충분한 경우

오메가3는 한국인에게 가장 인기 있는 영양제 중 하나로 인터넷, TV 쇼핑몰 등에서 쉽게 오메가3를 판매하고 있는 것을 볼 수 있습니다. 3개월 분을 구매하면 한 달 분을 더 준다고 광고하며 판매에 열을 올립니다. 뉴질랜드, 캐나다 등 해외여행을 다녀오면서 오메가3를 선물로 사오는 사람도 있고 외국에 거주하는 자녀들이 부모님께 선물로 보내기도 합니다. 이렇게 받은 오메가3를 드시면 건강에 도움이 될까요? 그럴 수도 있지만, 오히려 해가 되는 일도 있습니다. 그렇다면 어떻게 하면 오메가3를 잘 고를 수 있을까요? 오메가3 영양제를 고를 때 주의사항에 대해서 말씀드리겠습니다.

산패되지 않은 것

산화 비타민C, 산화 LDL이 건강에 해로운 것처럼 오메가3도 산패

되면 오히려 건강에 해롭습니다. 산패된 오메가3는 신선한 비린내가 아닌 생선 썩는 냄새가 나는 것이 특징입니다. 이를 감추기 위해 향료를 첨가하기도 합니다. 산패를 막기 위해서는 먼저 자외선을 차광해야 합니다. 오메가3가 담긴 병이 차광되어 있는지 확인하시기 바랍니다. 간혹 쇼핑몰에서 진열해놓은 오메가3 중 속이 다 보이는 통에 담겨 있는 제품들이 있습니다. 이런 투명한 병은 자외선을 차단하지 못하기 때문에 산패가 빠르게 진행됩니다. 다음은 습도입니다. 차광된 통에 담겨 있더라도 일단 통을 열면 공기 중의 산소와 만나 산패가 진행됩니다. 오메가3의 산패도를 측정하는 검사 기준이 국내에는 없기 때문에 보고자료도 없습니다. 국제기준에는 오메가3 생산 시 검사 기준에 산패도 검사와 환경호르몬 검사가 있습니다. 2015년도 뉴질랜드에서 판매되었던 오메가3 제품을 대상으로 산패도 조사한 결과 83%가 기준치 이상 산패된 것으로 나타났습니다(Fish oil supplements in New Zealand are highly oxidised and do not meet label content of n−3 PUFA). 대부분의 오메가3 제품에는 산패를 막기 위한 비타민E(알파 토코페롤)가 혼합되어 있습니다. 그럼에도 불구하고 일단 개봉 후 공기와 접촉하게 되면 산패는

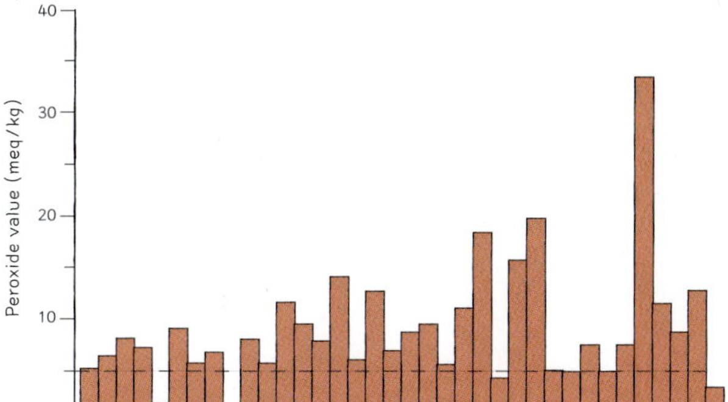

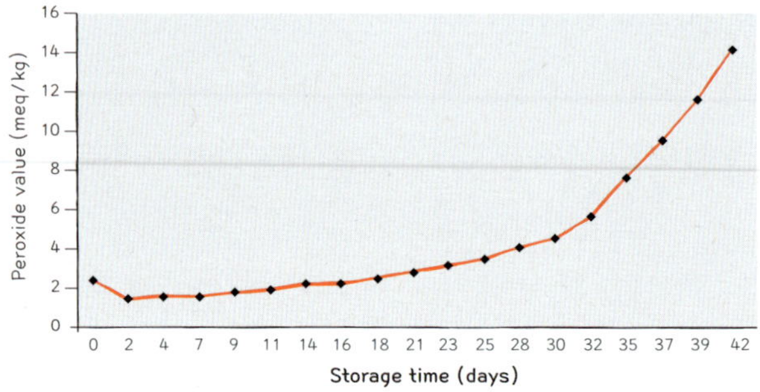

진행될 수밖에 없습니다. 위의 표는 오메가3를 실온에서 개봉 후 산패되는 정도를 분석한 연구결과입니다. 대략 30일까지는 산패 진행이 완만한 데 반해서 30일이 넘어가면서 급격히 산패가 진행되는 것을 볼 수 있습니다. 산패의 시작은 공기와 접촉이 시작되면서부터이기 때문에 모든 알약은 한 통에 담겨 있는 제품보다는 개별 포장된 제품을 추천합니다. 온도는 10℃ 이하로 보관하시는 것이 좋습니다. 정리하자면, 오메가3를 보관하는 통은 차광되어 있고, 개봉 후 1달 이내에 다 복용해야 하기때문에 1달 분량씩 포장된 제품으로, 공기와의 접촉을 피하기 위한 개별 낱개 포장된 제품으로 구매하길 추천해 드립니다.

정확한 용량

우리는 영양제 통에 적혀 있는 용량을 믿고 구매합니다. 그렇다면 판매되는 제품들에는 정말 정확한 용량의 오메가3가 들어있을까요? 국내 오메가3 허가 기준을 보면 표시량의 80% 이상만 함유되어 있어도 허가를 해줍니다. 외국에서 판매되는 제품의 함량 검사를 해보았더니 표기 기준에 100%를 넘는 제품은 32개 제품 중 3개에 불과하였으며, 국내 허가 기준으로 볼 때도 80%를 넘는 제품이 8개에 불과했습니다. 간

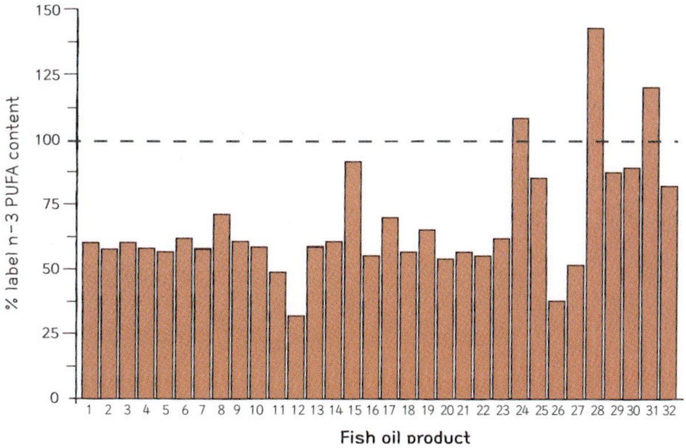

혹 환자분들께 오메가3를 권유해드리면 집에서 드신다고 하지만 혈액검사 결과는 전혀 변화가 없을 때가 있습니다. 이런 경우 원내 다른 제품으로 바꿔서 드시게 해보면 바로 차이가 날 때가 있습니다. 소비자 입장에서 어떤 제품이 함량 미달인지 알 방법이 없으므로 될 수 있으면 믿을 수 있는 기능의학 전문회사 제품을 드시는 것이 안전합니다.

불순물

외국의 오메가3 허가 기준에는 산패도뿐 아니라 환경오염물질(dioxines, PCB, pesticides)에 대한 검사 기준이 있습니다. 하지만 우리나라의 오메가3 허가 기준에는 환경오염물질에 대한 항목이 없습니다. 국내에서 판매되는 대부분의 제품은 해외에서 수입하여 국내에서 제조하거나 국내 허가 기준에 맞게 제조된 제품입니다. 중금속을 제거하기 위해서는 많은 공정이 필요하고, 비용이 많이 들기 때문에 비용이 많이 들수록 제품 가격도 높아집니다. 깨끗하게 올바르게 만든 제품은 가격이 비쌀 수밖에 없습니다.

식품일반의 기준 및 규격

1) 성상 제품은 고유의 형태, 색택을 가지고 이미 • 이취가 없어야 한다

2) EPA와 DHA의 합

(가) 원료성 제품: 표시량 이상

(나) 최종제품: 표시량의 80~120%

3) 잔류용매(mg/kg): 5.0이하(핵산을 사용한 경우)

4) 중금속

(가) 납(mg/kg): 3.0 이하

(나) 카드뮴(mg/kg): 1.0 이하

(다) 총수은(mg/kg): 0.5 이하

5) 대장균: 음성

체내 지방산의 균형을 측정하는 기능의학 검사법이 있습니다. 검사에서 얻은 정보를 바탕으로 환자는 적절한 지방산 균형을 이루도록 치료받습니다. 대부분의 환자들은 오메가6가 풍부한 식단을 할 수밖에 없다 보니 오메가3를 보충해주는 치료를 하는데, 기본적으로 1g 복용이 기준치이지만 환자분의 상태에 따라 3g까지 증량하기도 합니다. 류마티스 관절염이나 염증검사(crp, fibrinogen) 결과가 높게 나온 분들께는 고용량의 오메가3를 추천해 드리는 편입니다. 오메가3가 좋아서 무조건 많이 드시라고 하는 것이 아니라, 오메가3와 오메가6 모두 우리 몸에 필요하며 이 둘의 비율이 중요하기 때문입니다. 적정 비율은 오메가3 : 오메가6 비율이 1:3 이하를 유지하는 것입니다. 그러기 위해서 가급적 오메가6의 섭취를 줄이고 오메가3를 드실 필요가 있는 것입니다.

06
유산균

YouTube 장누수 #5

유산균에 대해 잘 몰랐던 과거에는 유산균이 인체 건강에 이로운지 해로운지에 대해 많은 논의가 있었습니다. 연구가 진행되면서 2013년에 마침내 유산균(probiotics)에 대한 정의가 확립되었습니다.

"유산균은 살아 있는 미생물로, 적절한 양으로 투여하면 호스트에게 건강상의 이점을 제공하는 균이다." 요즘은 비타민만큼이나 많이들 드시는 영양제 중의 하나입니다. 장내 미생물이 중요하다는 사실은 이미 알고 계실 것이므로 여기서는 유산균이 우리 몸속에서 하는 여러 가지 기능에 대해 말씀드리고자 합니다.

장누수 치료 효과

장관세포벽은 장관 속에 있는 유해한 물질과 세균들이 체내로 유입되는 것을 막는 역할을 합니다. 이렇게 세포벽의 기능이 무너져서 발생하는 질병이 '새는 장 증후군'(leaky gut syndrome)으로, 장관세포벽이 무너지게 되는 기전을 연구해본 결과 장관세포에서 만들어내는 조눌린(zonulin)이라는 물질 때문임이 밝혀졌습니다. 조눌린 생성을 촉진하는 것이 글루텐 성분 중 글리아딘(gliadin)이라는 단백질이고, 그와 반대로 조눌린 생성을 억제하는 역할을 하는 것이 유산균입니다. 장누수에 대해서는 추후 '바른 식단관리' 파트에서 자세히 설명하겠습니다. (QR코드: The effects of perioperative probiotic treatment on serum zonulin concentration and subsequent postoperative infectious complications after colorectal cancer surgery: a double-center and double-blind randomized clinical trial)

장관세포 건강

건강한 장은 세포 사이의 접합부(tight junctions)가 촘촘합니다. 접합 부위가 느슨해져서 유해 세균과 이물질이 체내로 들어올 수 있게 만드는 것이 조눌린이고, 반대로 유산균은 장관세포 접합부위를 단단히 결합하게 도와주는 기능을 합니다. 또한 장점막의 융모(villi)를 스트레스 상황에서도 건강하게 유지할 수 있게 도와줍니다. (QR코드: Probiotic Approach for Mitigation of Stress Adverse Effects)

콜레스테롤, 환경호르몬 조절

유산균은 소화를 돕기 위해 분비되는 담즙의 재흡수를 억제하여 혈중 LDL콜레스테롤을 낮추는 역할을 합니다. (QR코드: Cholesterol-Lowering Probio tics as Potential Biotherapeutics for Metabolic Diseases) 유산균 중에는 담즙산(bile acid) 분해를 돕는 균종이 있는데, 이런 유산균을 복용하면 담즙산의 체내 재흡수를 억제하여 혈중 콜레스테롤을 낮추고, 담즙산과 함께 결합하는 POPs(잔류성 유기오염물질)의 체외배출에도 도움이 됩니다.

유해 세균 억제

장내세균은 다양합니다. 수많은 세균의 집합이라고 보시면 됩니다. 유익균과 유해균 모두 필요할 수 있지만, 이는 상대적임을 이해해야 합니다. 유익균이 많으면 상대적으로 유해균은 적을 수밖에 없고, 유해균이 많으면 유익균은 적을 수밖에 없습니다. 유산균은 **유해균의 증식을 억제하는 효과**가 있습니다. 우리의 식단이 점차 서구화되어가며 장내세균 분포가 점점 나빠지고 있습니다. 과거 우리 조상들이 드셨던 음식들에는 김치, 된장, 간장 등 발효 음식이 많았습니다. 그에 반해 서구화된 식단에는 발효 음식보다는 세균들이 좋아하는 단 음식이 많습니다. 유해균들이 좋아하고 유익균은 싫어하는 음식을 주로 먹다 보면 점점 장 안에 유해균이 증가하게 됩니다. 앞서 말씀드린 오메가3를 섭취해야 하는 이유 중 오메가6와 균형을 맞추기 위함이라고 설명해 드렸듯이 유익균과 유해균의 균형을 위해서 유산균을 추가로 섭취해주는 것이 좋습니다.

특허 받은 유산균이라고 주장하는 수많은 프로바이오틱스 제품이 시중에 나와 있습니다. 어느 회사는 균의 개수가 많음을 강조하고, 어느 회사는 장까지 살아 있는 기능을 자랑합니다. 지금까지 수많은 유산균 제품을 사용해본 경험으로 볼 때 제가 환자분들께 추천하는 유산균에 대해 설명해 드리고자 합니다.

개인별로 다르다: 아무리 좋은 유산균이라도 어떤 환자에게는 효과가 없고 어떤 환자에게는 효과가 좋은 경우를 종종 보게 됩니다. 그 이유는 **개인별로 장내세균의 상태가 다르기 때문**입니다. 어떤 환자는 아무런 치료 없이 유산균 하나만 복용하고도 과민성 대장 증후군 증상이 많이 호전되었지만, 비슷한 증상을 보이는 다른 환자들은 증상이 별로 나아지지 않았습니다. 그래서 저는 내원하시는 환자분들께 유산균은 직접 드셔보시고 고르시기를 추천하는 편입니다. 이것이 원내에 3~4종류의 유산균을 갖추고 있는 이유이기도 합니다. 개인별 장관 상태를 알 수 없으므로 균의 다양성 측면을 고려하여 복용해보신 후 본인에게 맞는 유산균을 드시기를 추천합니다.

대변 세균분포 검사: 대변 검사를 통해서 자신의 대장 속 세균의 분포를 알아보는 기능의학적 검사가 있습니다. **얼마나 다양한 균을 갖고 있는지**, 유해균과 유익균의 비율은 어떻게 되는지를 알아보는 검사로, 저도 검사를 받아보았는데, 균의 다양성이 많이 부족하게 나왔습니다. 장내에 다양한 유익균을 갖고 있는 것이 유익균 몇 종류만 다량으로 가지

고 있는 것보다 더 좋습니다. 그래서 저는 유산균을 한 종류만 복용하는 대신 여러 회사 제품을 골고루 드시는 것을 추천해 드리는 편입니다.

유익균의 먹이 공급: 유산균의 먹이를 프리바이오틱스(prebiotics)라고 부릅니다. 대표적으로 식이섬유와 다탄당(올리고당)이 해당합니다. 장 기능이 좋지 못한 분들은 단탄당 섭취를 줄이고 다탄당과 식이섬유 섭취를 늘려야 합니다. 요즘에는 유산균과 프리바오틱스를 합친 제품들도 나오고 있습니다. 평소 식단관리가 힘들어서 **유산균의 먹이 공급이 잘되지 않는 분은 프리바이오틱스를 추가로 보충**하는 것도 고려해보시길 추천해 드립니다.

07
요오드: 갑상선기능

요오드 권장량

연령	남성	여성	임산부	수유
~6 개월	110mcg	110mcg		
7–12 개월	130mcg	130mcg		
1–3세	90mcg	90mcg		
4–8세	90mcg	90mcg		
9–13세	120mcg	120mcg		
14–18세	150mcg	150mcg	220mcg	290mcg
10세 이상	150mcg	150mcg	220mcg	290mcg

우리나라는 삼면이 바다에 둘러싸여있지만 바다에 인접한 지역을 제외하고는 생각만큼 식단에 요오드가 풍부하게 들어있지 않습니다. 일부 자료에 의하면 한국인의 70%가 요오드 결핍이라는 보고도 있습니

요오드 최대섭취량(Upper Tolerable Limit, UL)

연령	일일권장량(μg/day)
0-12개월	Not possible to establish
1-3세	200
4-8세	300
9-13세	600
14-18세	900
10세이상	1,100

다. 해조류와 해산물을 즐겨 먹는 이웃나라 일본의 경우, 하루 평균 요오드 섭취량은 10,000~15,000mcg입니다. WHO에서 권장하는 성인 요오드 섭취량(RDA)이 150mcg, 최고허용용량(UL)이 1,100mcg인 것과 비교하면 큰 차이입니다. 일본 원전 사고 이후에도 전 국민을 대상으로 갑상선암 유병률을 비교하면 한국이나 미국보다 낮은데, 이는 요오드 섭취량의 차이 때문일 가능성이 높습니다.

채식의 장점과 마찬가지로 바다에서 나오는 채소인 해조류에도 중요한 영양소인 요오드가 들어있습니다. 갈수록 환경이 오염되고 있는 요즘 깨끗한 바다에서 채취한 김, 미역, 다시마, 톳 찾기가 점점 힘들어지고 있습니다. 중금속 파트에서 설명했듯이 토양에 살포한 농약이 바다로 흘러들어가면 육지에 인접한 지역에 있는 해조류 중 다시마, 톳 등이 중금속에 크게 오염될 수 있습니다. 육지에서 바다로 흘러 들어간 중금속 오염원을 다시마, 톳이 흡착해서 자신은 오염되고 바다를 깨끗하게 하려는 기능을 하기 때문인 것 같습니다. 이런 식품을 간헐적으로 복용하면 우리 몸의 자체 해독능력으로 어느 정도 해결할 수 있으나, 매일매일 꾸준히 섭취하면 자칫 비소(As) 중독에 빠질 수도 있습니다. YouTube 중금속 #10: 다시마, 톳 중금속에서 안전할까?

2011년 3월 일본 후쿠시마 지역의 원자력 발전소에서 폭발 사고 후 방사능에 오염된 원전수가 바다로 흘러 들어갔습니다. 이 오염수는 전 세계 바다를 돌고 돌아서 한국의 바다에도 올 것입니다. 2023년에는 후쿠시마에 저장해두었던 원전 오염수를 방류하기로 결정했다고 합니다. 이뿐 아니라 해마다 선박사고로 인한 기름 유출도 끊이질 않습니다. 이 같은 어쩔 수 없는 사고로 인한 해양 오염은 계속될 것입니다. 물론 오염원만 생각하면 세상에 먹을 것이 없다고들 합니다. 그래서 절충안을 찾는다면, 저라면 반경 20Km 이내에 오염수를 방출하는 공장이 없고 주변에 농약을 뿌리는 대규모 경작지가 없는 지역에서 채취한 해조류를 찾을 것 같습니다. 확인되지 않거나 잘 모르면 상대적으로 오염이 적은 김, 미역 정도는 섭취하되, 오염이 좀 더 심할 가능성이 있는 다시마, 톳은 주의할 것 같습니다. 먹더라도 제철에 한두 번 정도만 먹고 해독치료를 게을리하면 안 됩니다.

그렇다면 부족해지는 요오드는 어떻게 섭취해야 할까요? 어쩔 수 없이 추가 영양제로 보충해주셔야 합니다. 특히 원전사고로 인한 방사능 오염은 갑상선에 치명적입니다. 2019년 HBO에서 제작한 '체르노빌'이라는 드라마 내용 중 방사능 오염에 노출되기 전에 요오드를 먹으라는 대사가 나옵니다. 체내에 건강한 요오드가 풍부하면 혹시라도 방사능 요오드가 몸에 들어오더라도 몸에 해를 가하지 않고 체외로 배출되기 때문입니다. 2011년 후쿠시마 원전사고 후 바다에서 만들어지는 소금에는 어쩔 수 없이 극미량이긴 하지만 방사능 요오드가 들어있을 수밖에 없습니다. 그래서 인터넷에서는 2010년 이전의 소금을 비싼 값에 거래하기도 합니다. 이것이 영양소나 공급원을 고려할 때 요오드 섭취를 소홀히 할 수 없는 이유 중 하나입니다.

우리가 요오드를 꾸준히 섭취해야 하는 또 다른 이유는 요오드와 함께 할로겐족에 속하는 불소, 염소, 브롬 때문입니다. 요즘도 심심치 않게 치약에 불소가 포함되어 있음을 광고하는 것을 볼 수 있습니다. 충치 예방 목적으로 1981년부터 시작한 '수돗물 불소 사업'은 38년 동안 진행되어오다가 2019년 전면 폐지되었습니다. 불소는 치아 우식증을 예방하여 충치 예방효과는 탁월 하지만, 요오드의 기능을 방해하는 고이트로젠(Goitrogen) 역할도 하기 때문입니다. 지금도 수돗물을 소독하기 위해 불소와 염소(Cl)를 사용하며, 수영장의 오염을 막기 위해 염소 소독을 하고 있습니다. 건강에 아무런 문제가 없어서 아직 사용하고 있다기보다는 어느 정도 유해성이 있을지라도 유익한 부분이 더 크다고 보기 때문에 사용하고 있습니다. 염소는 휘발성이 높으므로 수돗물을 하루 정도 받아놓으면 하루 만에 대략 83% 정도 제거되며, 5분 정도 끓이면 97% 제거됩니다. 그러므로 수돗물을 그대로 마시기보다는 가급적 끓여서 냉장고에 넣어두었다 마시는 것이 좋습니다.

밀을 도정해서 가루로 만들면 통밀 빵의 누런 색에서 알 수 있듯이 우리가 생각하는 하얀 색이 아닙니다. 브롬은 표백작용으로 밀가루의 색을 밝게 해주고, 빵을 만들 때 밀가루 반죽 속 글루텐 분자들이 서로 잘 달라붙게 만들어서 밀가루의 형태를 잡아주는 역할을 합니다. 브롬의 또 다른 역할은 밀 속에 있는 주요 비타민 영양소를 파괴하는 것입니다. 브롬산칼륨은 1914년 특허를 받은 이후 80년 동안 빵을 만드는데 사용했습니다. 1990년 영국, 1994년 캐나다에서 브롬 사용을 중단했으며, 캘리포니아에서는 1991년 브롬산염을 발암물질로 발표할 때까지 사용해왔습니다. 1998년 국제 암 연구기관(IARC)에서 브롬산칼륨을 Group2B(인간에게 암을 유발할 가능성이 있는 물질)로 분류하였으나 중국은 2005년이 되어서야 사용을 중단시켰습니다. 브롬은 난연제, 살충제 등에도 사용됩니다. 환자의 소변으로 배출되는 브롬의 양을 측정해보면 종종 높은 브롬 수치를 보이는 분들이 있습니다. 브롬은 신장 독성이 있고 여성의 유방 조직에 침착하여 유방암 확률을 높입니다. 이런 분들은 아무리 혈중 요오드가 정상이라고 하더라도 요오드 결핍과 유사한 증상을 보이기 때문에 정상인보다 훨씬 많은 양의 요오드 섭취가 필요할 수 있으며, 그와 함께 브롬의 노출을 최소화하고 해독치료를 해야 합니다. YouTube 미네랄 #2

요오드와 같은 할로겐족에 속하는 불소, 염소, 브롬은 화학적 성질이 비슷하므로 요오드와 동일한 수용체(receptor)를 두고 길항하게 됩니다. 요오드는 모든 세포를 열 수 있는 진짜 열쇠이고 요오드와 모양이 비슷한 불소, 염소, 브롬은 가짜 열쇠라고 생각하면 이해가 빠를 듯합니다. 요오드 수용체를 자물쇠라고 볼 때 진짜 열쇠인 요오드가 연결되면 자물쇠가 열리지만, 가짜 열쇠인 불소, 염소, 브롬이 붙으면 자물쇠가 열리지 않을 뿐 아니라 진짜 열쇠인 요오드가 연결되는 것도 방해하게 됩니다. 쉽게 말씀드리면 이들은 요오드가 하는 모든 기능을 방해한다고 보시면 됩니다. 요오드가 우리 몸에서 어떠한 기능을 하는지 이해하신다면 불소, 염소, 브롬에 노출되었을 때 어떤 건강상의 문제가 발생할지에 대해서도 이해가 될 듯합니다.

요오드의 주요 기능은 다음과 같습니다

요오드의 주요 기능으로는

갑상선 호르몬의 원료

타이로신(tyrosine)이라는 아미노산에 요오드가 붙어서 갑상선 호르몬이 완성됩니다. 요오드의 기능은 갑상선의 기능과 직접적인 관련이 있으므로 요오드가 결핍되면 갑상선 호르몬 생성을 방해하여 갑상선 호르몬이 하는 모든 기능을 방해하게 됩니다. 갑상선 호르몬이 하는 주요 기능은 체온 유지, 에너지 생성, 모든 대사 조절에 관여하는 것 등으로, 간혹 손발이 차다고 호소하는 환자들에게 요오드를 처방하면 손발이 따뜻해졌다고 말하는 경우가 있습니다 . 손발이 차가운 여러 원인 중 요오드 결핍도 한몫을 차지합니다.

성장과 발달

요오드는 **태아 성장과 두뇌 발달, 지능 향상**에 도움이 됩니다. 요오드가 결핍되었던 지역에 요오드화 소금이 도입된 이후에 지역 주민들의 평균 IQ가 15% 이상 상승했다는 연구결과가 있으며, 임산부가 요오드를 충분히 섭취하지 못하면 태아의 인지발달 장애가 발생할 수 있고 결핍이 심할 경우 조산과 유산의 위험이 있다고 합니다. WHO(세계보건기구)에서는 전 세계적으로 5천만 명 이상의 사람들이 요오드 결핍으로 인한 정신 장애정신장애(mental impairment)를 겪고 있으며, 120개 이상의 국가에서 요오드를 추가한 염분 강화 프로그램을 진행하고 있습니다. 유아기 및 학령기에도 요오드의 결핍은 지적 발달을 저해합니다. (Hetzel BS. Iodine and neuropsychological development. J Nutr. 2000;130(2S Suppl):493S-495S)

중금속 킬레이션

납, 수은, 카드뮴, 알루미늄과 같은 **중금속을 체외로 배출**하는 데 도움을 줍니다.

면역기능

체내 자유라디칼(free radical)을 제거하는 **항산화 기능**이 있으며, 면역기능을 올려 유방암 환자에게서 세포자멸사(apoptosis)를 유도하여 **돌연변이 세포를 파괴하는 역할**을 도와줍니다. 요오드 섭취량이 많은 일본에서 유방암 유병률이 낮은 것도 이 때문일 수 있습니다.

모발 성장

모낭세포의 재생에 관여합니다. 요오드가 결핍되면 탈모가 진행될 수 있습니다. (Br J Dermatol. 2000 Apr;142(4):633-4. Thyroid hormone and hair growth)

피부 습도 조절

피부 한선에서 **땀 분비를 조절하고, 피부 각질 세포의 재생**을 도와줍니다. 요오드가 부족하면 땀 분비가 감소하고 피부세포의 수분 부족으로 인해 피부가 건조해집니다. (Thyroid hormone action on skin. Dermatoendocrinol. 2011 Jul-Sep; 3(3): 211-215.)

요오드 기능에 영향을 미치는 영양소

셀레늄(Se), 아연(Zn), 구리(Cu), 철(iron), 비타민A가 결핍되면 요오드와 갑상선 호르몬의 기능을 떨어드립니다. 셀레늄은 갑상선에서 만들어진 저장형 호르몬(T4)이 활성형 호르몬(T3)으로 전환되는 데 필요한 효소입니다. 셀레늄이 결핍되면 아무리 많은 양의 T4가 있어도 T3로 전환할 수 없습니다.

많은 사람이 요오드 결핍에 시달리는 주된 이유는 WHO에서 권장하는 기준치가 너무 낮게 설정되어 있어 실제 필요량보다 훨씬 적게 섭취하고, 중금속과 환경 오염 물질(불소, 염소, 브롬)에 노출되어 요오드 요구량이 증가하여 상대적으로 결핍이 발생하며, 주류 의학에서 고용량의 요오드 부작용에 대한 주의를 지나치게 강조하여 환자가 요오드 섭취를 꺼리게 되었기 때문입니다. 일본인의 하루 평균 요오드 섭취량을 고려해본다면 5,000mcg 정도 복용하는 것은 아무런 문제가 되지 않을 것으로 판단됩니다.

한편 일부 요오드를 맹신하는 선생님 중 요오드를 50,000mcg까지 처방하는 분들이 있는데, 특수한 상황에서는 일시적으로 사용해볼 수 있을지 모르나, 인체에서 일어나는 모든 현상을 어떤 특수한 영양소 하나로 해결하려고 들면 위험합니다. 철저한 검사를 통해 신체에 필요한 만큼만 섭취하는 것이 부작용을 줄이고 건강을 유지할 수 있는 바른 판단일 것입니다.

그렇다면 요오드가 부족한지를 판단하는 검사는 왜 필요할까요? 갑상선 기능 검사만으로는 요오드의 부족 여부를 판단할 수 없기 때문입니다. 제가 원내 환자 10명을 대상으로 실험해 본 결과 환자 대부분이 free-T4, TSH 검사 결과가 정상임에도 불구하고 요오드 검사에서는 요오드 부족으로 나타났습니다. 체내 요오드의 60~70%이 갑상선에 분포하고 있고, 나머지는 인체 주요 장기와 분비샘 역할을 하는 모든 세포들에 있습니다. 즉 상대적으로 갑상선 조직에 요오드가 풍부하기 때문에 체내 요오드가 부족해질 때 갑상선보다는 다른 조직의 결핍 현상이 더 두드러지게 나타납니다. 따라서 혈액검사에서 갑상선 기능에 당장에는 변화가 없을지라도 환자로는 요오드 부족 증상을 경험하게 됩니다. YouTube 미네랄#4

체내 요오드가 부족한지를 판단하는 검사에는 어떤 검사가 있는지 알아보겠습니다.

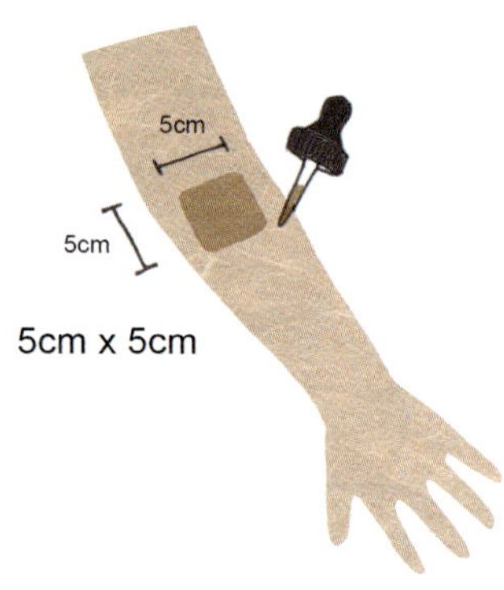

요오드 패치 테스트: 간단하게 집에서 할 수 있는 검사 법으로 요오드 팅크제(루골 솔루션: 반드시 브라운색이어야 합니다)를 이용해서 상완부 안쪽으로 5x5cm 크기로 피부에 바릅니다. 물에 닿지 않게 하여 12시간 동안 지켜봅니다. 색이 빨리 사라질수록 몸에 요오드가 부족하다는 뜻이 되며, 12시간이 지나도록 피부

에 남아 있다면 충분하다고 볼 수 있습니다. 정확하지는 않지만, 병원에 방문하기 전 집에서 대략적으로 해볼 수 있는 검사법이라고 보시면 됩니다.

24시간 요오드 부하검사: 방광을 비운 상태에서 하루 동안 요오드 50mg을 섭취한 후 배출되는 소변을 24시간 동안 모읍니다. 소변으로 배출되는 요오드가 90% 이상(44mg)이면 체내 요오드가 충분하다고 판단하고 90% 이하이면 부족하다고 판단합니다. 이 검사의 장점은 검사결과가 정확하며 요오드가 어느 정도 부족한지도 알 수 있고, 추가로 요오드와 길항하는 브롬(bromide)수치도 알려준다는 점입니다. 비록 요오드 수치가 정상일지라도 브롬 수치가 높다면 상대적으로 요오드 결핍증상이 생길 수 있기 때문에 요오드 치료를 놓칠 수 있는 환자를 찾을 수 있습니다. 단점이라면 24시간 동안 배출되는 모든 소변을 용기에 모아야 하는 점입니다.

소변 요오드 배설량 측정검사: 요오드 부하 검사보다는 간단한 검사입니다. 평소처럼 1회 소변으로 배출되는 요오드의 양을 크레아티닌(Cr) 배설량과 비교해서 계산하는 방법입니다. 장점은 언제든 1회 소변 채취만으로 검사할 수 있습니다. 단점은 어느 정도 부족한지는 정확하게 판단하기 힘들고, 브롬 수치도 알 수 없습니다.

원내에서는 정확한 검사가 필요한 환자의 경우에는 24시간 요오드 부하 검사를 진행하지만, 대부분의 환자는 요오드 배설량 측정검사를 통해서 체내 요오드가 부족한지, 충분한지 정도만 판단해서 요오드 영양제 추가를 권유하는 편입니다.

08

마그네슘(Mg)

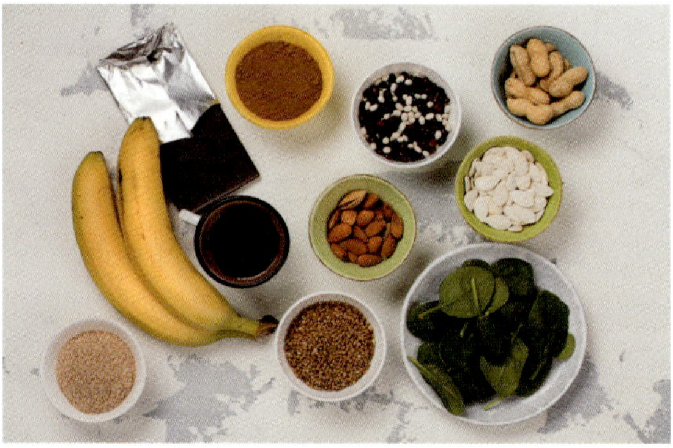

저는 마그네슘을 '미네랄의 감초'라는 별명을 붙여 부릅니다. 병원을 방문하는 거의 모든 환자에게 수액 치료 시 마그네슘을 을 사용합니다. 단 서맥, 중증 근무력증, 신장기능 저하 증상이 있는 환자는 마그네슘 보충 치료 시 주의해야 합니다.

체내 마그네슘의 60%는 뼈에, 27%는 근육에 들어있습니다. 마그네슘의 대부분은 근육에 분포되어 있기 때문에 마그네슘이 부족하면 근육 기능에 이상이 발생합니다. 대표적인 문제가 안검연축 및 종아리 근육이 뭉치는 증상입니다. 대부분의 안검 경련 환자는 마그네슘 수액을 투여받은 후 즉시 떨림이 멈추는 것을 볼 수 있습니다. 근육의 마그네슘 결핍 정도에 따라 몇 시간 후에 떨림이 재발하기도 하며, 조직 내 마그네슘이 충분히 보충될 때까지는 경구제로 꾸준히 보충해줘야 합니다.

한국은 OECD 국가 중 40대 심장 돌연사 비율이 가장 높은데, 그 이유 중 하나가 마그네슘 부족이라고 생각합니다. 심장 조직도 근육으로 구성되어 있습니다. 심장 조직은 태어날 때부터 죽을 때까지 쉬지 않고 일해야 합니다. 심장 근육이 수축하고 이완할 때 마그네슘이 부족하면 근육 이완에 문제가 생길 수 있습니다. 그래서 심혈관계통에 문제가 있는 40대 이상 성인 남성에게 추천하는 영양제는 비타민K2(MK7) 360mcg, 마그네슘(Mg citrate) 280mg, 코엔자임Q10 100mg입니다.

경구제로 섭취한 마그네슘의 30~40% 정도만 소장에서 흡수됩니다. SIBO(소장 내 세균 과증식) 증상이 있거나, 소장을 수술로 절제한 사람은 마그네슘 결핍 증상이 발생할 수 있으며, 그러한 질병이 없다고 하더라도 상대적으로 식단을 통한 마그네슘 섭취가 부족해지는 경우가 종종 있습니다.

마그네슘은 300~600가지의 생화학 반응에 관여하기 때문에 '미네랄의 감초'라는 별명을 가지고 있습니다. 마그네슘의 주요 기능에 대해서 알아보겠습니다.

1. 에너지 생성: TCA 사이클을 통한 에너지 생성에 관여합니다.
2. 근육 이완: 혈관, 기관지 평활근, 자궁근에 작용해서 근육 이완을 도와 편두통, 천식, 월경전증후군(PMS) 등에 도움을 줍니다.
3. 뼈 건강: 전체 마그네슘의 60%가 뼈에 있는 만큼 골다공증을 예방하는 효과가 있습니다.
4. 인슐린과 함께 당(glucose)을 근육 내로 전달해서 혈당을 낮추고, 대사물질인 젖산을 제거합니다.
5. 신경전달물질 조절: 신경전달의 역치값을 높여서 통증 조절을 돕습니다. 신경전달물질 조절로 불안증, 우울증, 불면증에 도움을 줍니다.
6. 단백질, 지방, 핵산(DNA, RNA) 합성을 돕습니다.
7. 강력한 양이온으로 세포막의 안정성을 돕습니다.

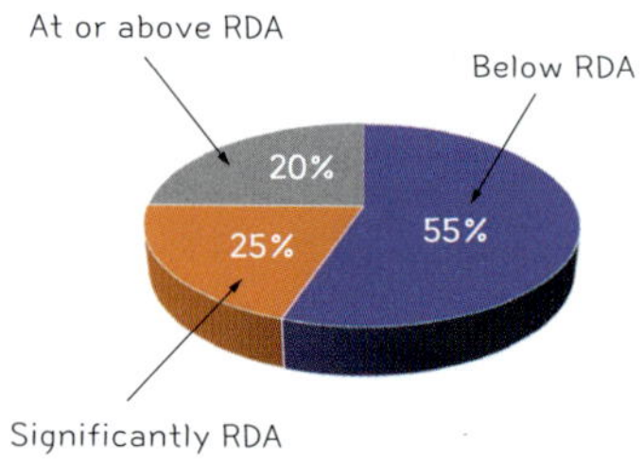

WHO의 마그네슘의 RDA는 320~420mg이지만, 한국은 이보다 낮은 수준입니다. 지금까지 거의 모든 영양소의 RDA 개념이 잘못되었고, 부족하다고 강조해 왔는데, 그럼에도 불구하고 미국인의 마그네슘 하루 섭취량은 RDA보다 부족한 비율이 75%나 된다는 보고가 있습니다. (Pao EM, Mickle SJ. Problem nutrients in the United States. Food Technology. 1981:35:58-79.)

마그네슘 일일 권장복용량(RDA)

연령	남성	여성	임산부	수유
~6 개월	30mg	30mg		
7-12 개월	75mg	30mg		
1-3세	80mg	80mg		
4-8세	130mg	130mg		
9-13세	240mg	240mg		
14-18세	410mg	410mg	400mg	360mg
19-30세	400mg	400mg	350mg	310mg
31-50세	420mg	420mg	360mg	320mg
50세 이상	420mg	420mg		

마그네슘이 풍부한 식품으로는 견과류가 있는데요, 아몬드 1온스(28g)에 80mg, 캐슈넛 1온스에 74mg, 땅콩 1/4컵에 63mg의 마그네슘이 함유되어 있으며 생으로 드시기보다는 볶아서 먹는 것이 좋습니다. 채소 중에는 삶은 시금치 1/2컵에 78mg, 콩 종류 중에는 대두 1/2컵에 61mg, 검은콩 1/2컵에 60mg, 완두콩 1/2컵에 50mg의 마그네슘이 함유되어 있습니다. 과일 중 아보카도 1컵에는 44mg, 바나나 1개에는 32mg 함유되어 있습니다. 마그네슘의 적당한 섭취를 위해 현미밥 + 검은콩과 함께 녹색 잎채소를, 간식으로는 아몬드, 캐슈넛을 드시기를 추천해 드릴 수 있습니다. 그러나 견과류 알러지가 있는 사람도 많고 개인별로 요구량이 다르기 때문에 멀티비타민에 들어있는 용량으로 기본 섭취하시되 마그네슘이 부족한 증상을 경험하실 경우에는 추가로 복용하

시는 것이 필요합니다. 기능의학 치료를 위해 내원하시는 환자를 상담 후 검사를 해보면 마그네슘이 부족한 경우가 많기 때문에 치료 초기 몇 달 정도는 꾸준히 마그네슘 보충을 해주는 편입니다. 수액 치료에도 특별한 경우를 제외하면 마그네슘은 기본적으로 들어가게 됩니다.

검사 없이 집에서 마그네슘 보충을 원하시는 분들은 여러 가지 마그네슘 영양제 중에서 흡수율을 좀더 높인 아스파르트산(aspartate), 구연산(citrate), 젖산(lactate), 염화(chloride) 마그네슘 등을 사용하실 수 있으며, 그중에 제가 주로 사용하는 성분은 구연산 마그네슘입니다.

09

아연(Zn)

Food	Measure	Zn(mg per measure)
Oyster, wild, raw	Six medium	76.3
Crustaceans, crab, cooked	85g	6.48
Baked beans, canned	One cup	5.79
Beef, top sirloin	85g	4.64
Roasted turkey	One cup	4.34
Kidney beans, canned	One cup	4.20
Plain yoghurt, low-fat	227g	2.01
Pine nuts, dried	28.3g	1.83
Swordfish, cooked	One piece	1.56
Salted cashew nuts, with salt	28.3g	1.52
Boiled spinach	One cup	1.37
Cooked mushrooms	One cup	1.36
Whole-wheat spaghetti	One cup	1.13

아연은 육류, 어류, 갑각류 등에 많이 함유되어 있지만 채소나 과일에는 적게 함유되어 있습니다. 아연은 육식을 즐기지 않는 분이나 **채식주의자들에게 부족해질 수 있는 대표적인 미네랄**입니다. 통곡물(현미)에 함유된 아연은 파이틱산(phytic acid) 때문에 흡수율이 훨씬 떨어집니다. 굴(oyster)에는 단위 무게당 아연이 가장 많이 함유되어 있습니다. 아연 보충제는 공복에 복용하면 위장장애(메스꺼움)를 유발할 수 있으므로 식후에 드시는 것이 가장 좋습니다. 아연의 기능들은 다음과 같습니다.

면역: 항원-항체 면역에서 항체 형성을 도우며, **자연사멸세포(NK-cell) 활성도를 높입니다**.

성장 및 재생: 아연은 **단백질, DNA 합성에 필요한 원료**입니다. 성장기 아이들이나 손상된 조직의 재생이 필요하신 분들에게 세포분열과 세포 성장의 원료로 사용됩니다. 간혹 미각, 후각이 떨어진 분들에게 수액으로 아연을 공급해드리면 몇 번 만에 잃어버렸던 미각과 후각이 돌아오는 것을 볼 수 있습니다.

피지선 조절: **피부의 피지선 기능에 관여**하여 여드름 치료에 효과가 있습니다. 여드름의 원인 중 하나가 피지선의 피지 과량 생산입니다. 아연은 피지선에서 피지 생산을 줄여 여드름 생성을 억제하는 효과가 있습니다.

호르몬 조절: **남성호르몬, 갑상선 호르몬 생성**에 관여합니다. 테스토스테론(testosterone)을 통해서 정자 생산을 향상시키며, 갑상샘에서 갑상선 호르몬(T3, fT4) 생성을 돕습니다. 아연이 결핍되면 갑상선 호르몬이 대략 30% 가까이 감소합니다.

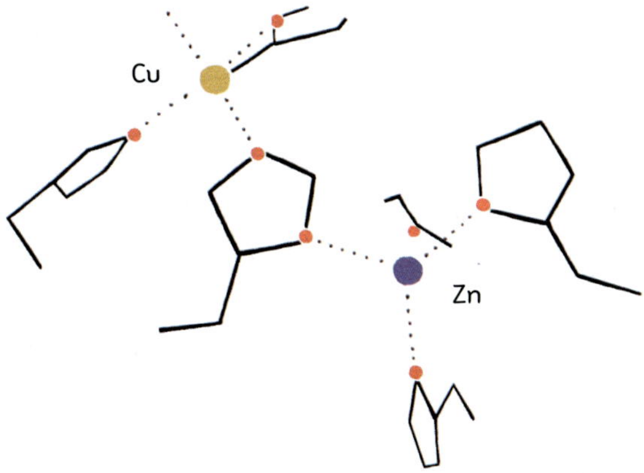

항산화제: 아연(Zn)은 구리(Cu)와 함께 **SOD(super-oxide dismutase)의 원료**로 사용됩니다. SOD는 세포막에서 일차적으로 산화스트레스를 해결해주는 효소 역할을 합니다. 혈액검사를 통하여 구리, 아연 수치를 확인하고, 부족한 영양소가 있다면 보충해주어야 산화스트레스로부터 세포를 보호할 수 있습니다.

아연의 일일권장량(RDA)은 10~12mg이었으나 2020년에 17mg으로 소폭 상향조정 되었습니다. 그러나 아연의 RDA 역시 너무 낮게 설정되었으며, 질환이나 개인의 상태에 따라 필요량이 달라진다는 점을 이해하는 것이 중요합니다. 수유 중인 산모나 감기, 독감과 같은 바이러스에 노출된 환자, 외상, 수술 등으로 조직의 재생이 필요한 환자인 경우 더 많은 아연(Zn)이 필요하게 됩니다. 또한 아연은 중금속 킬레이션을 하고 있는 환자에게 결핍되기 쉬운 미네랄 중 하나이므로, 기본적으로 혈액검사를 통해서 아연(Zn)의 혈중 레벨을 확인하면서 킬레이션을 진행하는 것이 좋습니다.

일반적으로 멀티비타민에는 기본적으로 아연이 포함되어 있으므로 정상적인 상태에서는 아연을 추가할 필요가 없지만, 앞서 말씀드린 특수한 상황에서는 단기간 추가로 섭취하시는 것이 좋습니다. 아연 RDA의 2~8배까지는 안전하게 복용할 수 있지만, 1회 섭취량은 20~30mg을 권장합니다. 그보다 고용량을 드실 경우에는 위장 자극증상인 메스꺼움이 발생할 수 있기 때문에 한 번에 복용하는 것보다 횟수를 나눠서 드시면 부작용을 줄 일 수 있습니다.

커피와 함께 아연을 섭취하면 아연 흡수가 방해될 수 있기 때문에 아연이 풍부한 음식을 드신 후에는 커피 섭취를 제한하는 것이 좋습니다. 육식을 하지 않고 현미 채식을 위주로 하시는 분들은 아연이 결핍될 가능성이 높으므로 보충제 추가로 하는 것을 추천해 드립니다. 아연 보충제 중에는 흡수율을 높인 징크 글루코네이트(zinc gluconate), 징크 피콜리네이트(zinc picolinate), 징크 시트레이트(zinc citrate) 등이 있습니다.

10
셀레늄(Se)

셀레늄 역시 연구되기 시작한 지 얼마 되지 않는 영양소입니다. 한때 셀레늄에 대해 알려진 바가 거의 없어서 독극물로 분류되기도 했습니다. 셀레늄은 토양에서 자라는 식물을 통해서 가축으로, 가축에서 사람으로 이동하며 노출되게 됩니다. 1935년에 미국 서부 로키산맥 일대에 소, 말들이 알 수 없는 이유로 죽어 나가곤 했습니다. 알고 보니 토양 속 토양에 셀레늄이 과다하게 함유되어 있었고, 그곳에서 자란 풀을 먹은 가축이 셀레늄 중독이 되어 죽은 것이었습니다. 다행히 한국은 셀레늄이 오히려 부족한 토양에 해당합니다. 그렇기 때문에 결핍으로 인한 환자가 더 많은 것으로 추정됩니다

셀레늄의 기능

면역기능

한 연구에 따르면 8주 동안 매일 200mcg의 셀레늄을 투여한 결과 림프구(lymphocyte) 매개 종양세포 독성이 118% 증가하고, 자연사멸세포(NK-cell) 활성도가 82.8% 증가했습니다.(Biol Trace Elem Res. Apr-May 1994;41(1-2):115-27 Supplementation with selenium and human immune cell functions. II. Effect on cytotoxic lymphocytes and natural killer cells) 암환자들을 대상으로 영양치료를 진행할 때 셀레늄을 투여하기도 합니다. 이때 주의하셔야 할 것은 투여하는 셀레늄의 용량입니다. WHO에서 권장하는 RDA 값은 55mcg정도로 최대 허용기준도 100mcg으로 정도로 낮게 권유하고 있습니다. 그러나 만약 암환자에

셀레늄 일일 권장복용량(RDA)

연령	남성	여성	임산부	수유
~6 개월	15mcg	15mcg		
7-12 개월	20mcg	20mcg		
1-3세	20mcg	20mcg		
4-8세	30mcg	30mcg		
9-13세	40mcg	40mcg		
14-18세	55mcg	55mcg	60mcg	70mcg
19-50세	55mcg	55mcg	60mcg	70mcg

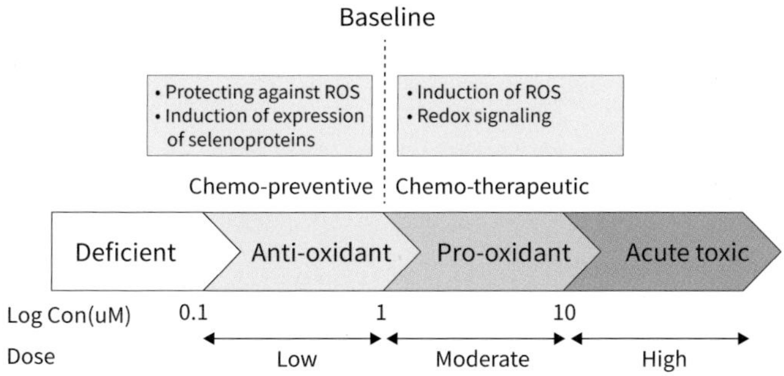

게 권장량의 허용기준치 정도만 복용하게 하면 오히려 암을 악화시킬 수도 있습니다. 이는 셀레늄의 독특한 특성 때문입니다. 암환자들에게 메가비타민C 수액을 투여할 때 글루타치온을 투여하지 않는 것과 같은 이유입니다. 셀레늄이 낮은 농도(low level)에서는 항산화 효과로 인해서 손상받은 세포를 살리는 기능이 있지만, 중등도(moderate) 이상에서는 세포를 파괴하는 항암효과(chemo-therapeutic effect)가 나타나기 때문입니다. 따라서 암환자들은 셀레늄 복용 시 RDA 용량보다는 최대허용용량(upper intake limit)인 400mcg보다 더 많은 양을 드시면 효과가 더 좋을 수 있습니다. WHO 권장량의 개념으로 환자를 치료하는 것이 얼마나 비효율적인지에 대해 제가 계속해서 강조하고 있듯이, 셀레늄 역시 다른 약물에 비하여 안전복용량(safety dose)의 범위가 얼마나 넓은지 알 수 있는 연구결과가 있습니다. 호지킨스 림프암(Hodgkin's lymphoma)환자를 대상으로 셀레늄 고용량 요법을 실시한 결과 항암치료의 효과가 증대되었다는 연구 논문이 있습니다.(Biol Trace Elem Res. 2006 Apr;110(1): 19-32.Effect of high-dose sodium selenite therapy on polymorphonuclear leukocyte apoptosis in non-Hodgkin's lymphoma patients) 이 논문에서는 환자에게 몸무게(Kg)당 200mcg의 셀레늄을 투여하였습니다. 50kg성인 기준으로 10,000mcg을 투여한 것입니다. 저도 가끔은 3,000mcg을 수액으로 맞아 보지만 셀레늄의 독특한 향이 나는 것을 제외하면 특별한 부작용은 없었으며 수액 투여 후 셀레늄의 강력한 항산화력으로 인해 눈이 한결 맑아지는 것을 느끼곤 했습니다. 이외에도 최근 2019년부터 유행하고 있는 코로나 바이러스(COVID-19) 감염 예방에 관한 최근 연구에 따르면 셀레늄과 아연을 보충하면 코로나바이러스 감염을 예방하는 효과가 있는 것으로 나타났습니다. (Nutrients. 2022 Jan 6;14(2):233. The Effect of Circulating Zinc, Selenium, Copper and Vitamin K1 on COVID-19 Outcomes: A Mendelian Randomization Study) 그래서 저는 코로나 감염 후유증 환자나 백신 부작용이 있는 환자에게 셀레늄 수액을 투여하고 있습니다.

갑상선 기능

갑상선 **저장형 호르몬 T4가 활성형 T3로의 전환되도록 돕습니다.** 셀레늄이 부족하면 탈요오드화효소(deiodinase) 기능이 떨어지면서 T3가 아닌 rT3(reverse T3)로 전환되기 때문에 갑상선 기능이 저하됩니다. 갑상선 호르몬 검사는 정상이지만 갑상선 기능 저하 증상을 호소하는 사람들을 검사하면 셀레늄 결핍과 함께 rT3 수치가 상승하는 경우가 많습니다. 이러한 경우 셀레늄에 요오드를 보충하면 갑상선 기능을 높여 환자의 증상이 개선되는 경우가 많습니다.

중금속 해독

수은, 납, 카드뮴과 같은 중금속을 킬레이트해서 인체 내 중금속으로 인한 유해한 증상을 호전시키는 기능이 있습니다. 수은은 체내에서 제거하기 힘든 중금속에 해당되기 때문에 수은 독성이 강한 환자들에게 셀레늄의 투여는 **수은-셀레늄 결합을 통해서 체내 수은 독성을 줄여주는 역할**을 하게 됩니다.

항산화 효과

셀레늄은 글루타치온 퍼옥시다아제(Glutathione peroxidases)의 구성 요소로, 체내에서 생성되는 **여러 가지 활성산소(ROS)를 제거하는 항산화제 역할**을 합니다. 비타민C, 비타민E, 알파리포산(a-lipoic acid), 코엔자임Q10 등의 항산화제가 자신은 산화되면서 활성산소를 제거하는 항산화 역할을 할 때 산화되어 버려지는 것이 아니라 다시 환원시켜 재활용하게 됩니다. 이때 역할을 하는 티오레독신 환원효소(thioredoxin reductases)에도 셀레늄이 필요합니다. 항산화제와 함께 셀레늄을 드시면 상승효과가 나타날 수 있습니다.

혈당 조절

셀레노프로테인 P(selenoprotein P)는 세포벽의 **인슐린 민감성을 높이고, 당대사(glucose metabolism)를 높여서** 혈당을 낮추는 역할을 합니다.

Table 2. Some Common Food Sources of Selenium

Food	Serving	Selenium (μg)
Brazil nuts (from selenium-rich soil)	1 ounce (6 kernels)	543.5*
Tuna (yellowfin, cooked, dry heat)	3 ounces	92.0
Oysters (Pacific, raw)	3 ounces	65.4
Clams (mixed, cooked, steamed)	3 ounces	54.4
Halibut (Atlantic and Pacific, cooked, dry heat)	3 ounces	47.1
Shrimp (cooked, steamed)	3 ounces	42.1
Salmon (Chinook, cooked, dry heat)	3 ounces	39.8
Noodles (egg, cooked, enriched)	1 cup	38.2
Crab (queen, cooked, steamed)	3 ounces	37.7
Pork (lean, tenderloin, cooked, roasted)	3 ounces	32.5
Beef (lean, plate steak, cooked, grilled)	3 ounces	30.6
Chicken (light-meat, cooked, roasted)	3 ounces	25.8
Rice (brown, long-grain, cooked)	1 cup	19.1
Sunflowers seed kernels (dried)	1/4cup	18.6
Whole-wheat bread	2 slices	16.4
Milk (fat free or skim)	8 fluid ounces (1 cup)	7.6

*Above the tolerable upper intake level (UL) of 400 μg/day.

영양소를 공부하다 보면 흔히 빠지게 되는 실수 중 하나가 영양소의 좋은 효과만을 보고 자신의 불편한 증상과 결부시켜 복용하려 하는 것입니다. 아무리 좋은 효과를 내는 영양소라도 자신의 몸에 필요한 것이 아니면 아무런 도움이 되지 않으며, 경우에 따라서는 해로울 수도 있습니다. 가능하면 검사를 한 후 기능의학자가 필요하다고 판단할 때 드시기를 추천해 드립니다. 셀레늄은 다른 영양소에 비해 과량 복용하실 경우 위험할 수도 있습니다. 미국 범죄 드라마 CSI에서 사람을 독살하는 방법으로 셀레늄이 등장한 적이 있습니다. 물론 판매되는 영양제로는 독살이 불가능하기 때문에 너무 걱정하실 필요는 없습니다.

셀레늄이 풍부한 식재료에는 브라질넛이 있습니다. 브라질넛 28g(6알)에 들어 있는 셀레늄은 543mcg으로, 하루에 브라질넛 한 개만 섭취해도 WHO의 RDA인 90mcg 보다 더 많이 섭취할 수 있으므로 건강에 문제가 없는 분들은 너무 많이 섭취하지 않도록 주의하셔야 합니다.

11
파이토케미컬

YouTube 암 #10

자연에서 발견되는 많은 물질 중에서 식물이 미생물(바이러스, 세균, 곰팡이)로부터 자신을 보호하기 위해 만든 천연항생물질을 파이토케미컬이라 부릅니다. Phyto(식물) + chemical(화학물질)의 합성어인 파이토케미컬은 영양소가 아니므로 건강을 위해 꼭 필요한 성분은 아닙니다. 일부 파이토케미컬은 치명적인 독을 함유하고 있으며, 사람이 섭취했을 때 항암작용과 항산화작용을 일으키는 좋은 성분도 있습니다. 파이토케미컬은 카로티노이드(carotenoids)와 폴리페놀(polyphenols) 군으로 나뉩니다. 여러분이 많이 들어보신 플라보노이드(flavonoids)는 폴리페놀군 안에 들어가 있습니다. 지금까지 발견한 파이토케미컬은 25,000종이 넘고 우리가 모르는 것들까지 합하면 헤아릴 수 없이 많은 종류의 파이토케미컬이 존재할 것으로 생각됩니다. 이것이 인체에는 필수 영양소가 아닌데도 왜 중요할까요? 여기에는 호메시스 이론이 포함되어 있

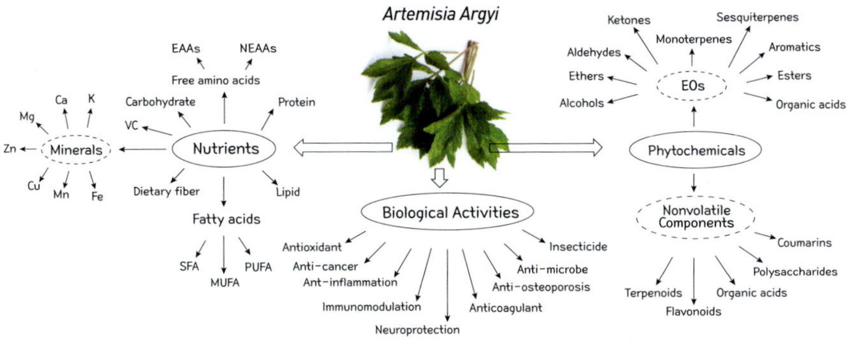

습니다. 이 이론은 인체에 필수적이지 않고 과량 복용하면 인체에 독성 역할을 하는 파이토케미컬을 적당량 섭취하면, 우리 몸 안에서는 오히려 파이토케미컬을 대사하기 위한 과정이 이루어지며 해독작용이 더 활성화됩니다. 이 말은 해독작용을 활성화하기 위한 적당량의 파이토케

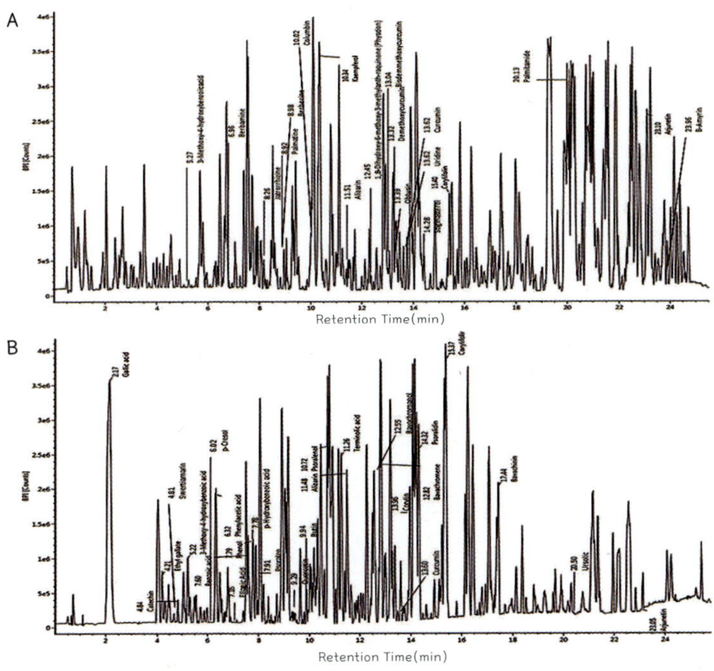

미컬 섭취가 도움이 될 수 있지만, 너무 많이 섭취하면 해로울 수 있습니다. 어느 정도의 파이토케미컬 섭취가 좋은지도 개인별로 다를 수 있습니다. 어떤 사람에게는 야채수가 도움이 되기도 하지만, 다른 사람에게는 간 기능을 악화시킬 수 있습니다. 일반적인 예로 녹즙을 들 수 있는데, 녹즙은 다양한 채소로 만들어지기 때문에 농축되어 과량 섭취할 수도 있게 됩니다. 그러므로 정기적 검사를 통해서 섭취한 파이토케미컬이 제대로 대사되고 있는지 확인하고 오염된 채소로 인한 중금속 노출 여부를 확인하는 것이 중요합니다. 보통 본인이 섭취하는 식재료의 오염 여부를 확인해가면서 복용하기가 힘들기 때문에 주기적 혈액검사를 통해서 체내에 들어오는 오염원 및 대사 관련 검사를 확인하는 것이 좋습니다. 그리고 가능하다면 가급적 직접 입으로 저작해서 식이섬유와 함께 드시기를 추천해 드립니다.

모기에 여러 번 물린 경험이 있는 사람이 한 번도 물린 적이 없는 사람보다 면역력이 더 강한 이유를 적당량의 파이토케미컬을 적당히 섭취하는 것에 비유할 수 있습니다. 스파링을 많이 한 권투선수가 이론으로만 공부한 권투선수보다 더 잘 싸우는 것 또한 사실입니다. 마찬가지로 파이토케미컬도 올바르게 사용하면 약이 되고, 잘못 사용하면 독이 될 수도 있습니다.

녹차에 함유된 최고의 파이토케미컬 중 하나는 바로 카테킨입니다. 카테킨에 항암작용이 있다는 연구결과가 나오자 영양제로 만들어서 팔기 시작했습니다. EGCG(Epigallocatechin gallate)라는 이름으로 판매되는 영양제를 보신 분들도 있을 것입니다. 그런데 녹차에는 이런 카테킨 성분 외에도 수많은 파이토케미컬이 들어있습니다. 그 중 하나를 골

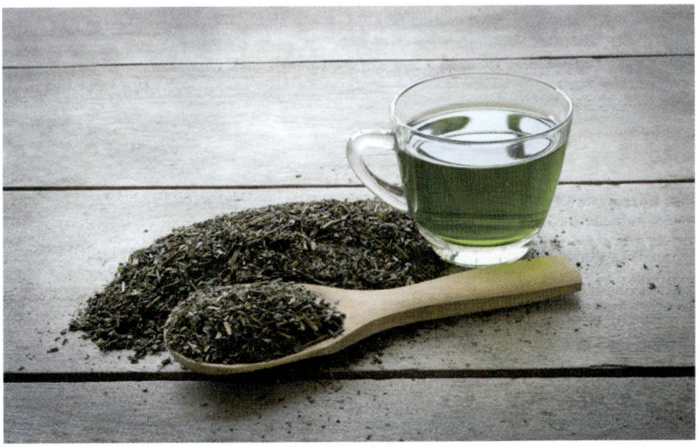

라 농축해서 영양 보충제로 판매하는 것입니다. 그러므로 이런 영양제도 효과가 없지는 않겠지만, 그보다는 수많은 파이토케미컬이 혼합된 자연 음식 그대로 복용하는 것이 더 좋을 것으로 생각합니다.

녹차 한 잔에는 대략 100mg의 카테킨이 들어있는데, 800mg 이상 섭취하면 간에 독성을 일으킬 수 있으므로 건강한 사람은 하루에 1~2잔, 암 치료에 도움을 받기위해 복용할 때는 하루에 8잔을 넘지 않는 것이 좋습니다. 고용량의 녹차를 섭취하는 사람은 정기적으로 간기능검사와 신장기능 검사를 받아야 합니다. 한 가지 더 명심해야 할 것은 녹차는 오염되지 않은 것이어야 한다는 것입니다. 일부 농장에서는 녹차를 재배하기 위해 농약을 살포 하는데, 그러면 좋은 파이토케미컬과 함께 해로운 농약 성분이 같이 들어올 수도 있습니다. 그러므로 녹차를 고르실 때는 생산되는 곳을 직접 가서 보시고 고르시는 게 가장 좋습니다.

자연에서 만들어지는 파이토케미컬은 식물이 스스로 살아남는 데 필요한 물질이라는 관점에서 볼 때, 좀 더 척박한 환경에서 더 좋은 녹차가 만들어진다고 할 수 있습니다. 녹차를 직접 재배하시는 분들이 겨울의 몹시 춥고 건조한 날씨를 견디고 봄에 채취한 녹차가 향이 훨씬 진하다고들 말씀하시는 이유입니다.

우리가 매일같이 먹는 현미, 채소에도 각각 다른 파이토케미컬이 들어있습니다. 자신이 좋아하는 음식이라고 해서 그것만 너무 자주 먹는 것은 좋지 않습니다. 여러 가지 파이토케미컬을 골고루 섭취하시는 것이 건강에 이롭습니다. 이를 위한 가장 좋은 방법은 색깔별로 골고루 드시는 것입니다. 마트에서 7가지 색깔별로 고르시되 가급적 유기농, 무농약을 고르시기 바랍니다. 과일도 우선 향을 맡아보시고, 향이 진하게 느껴지는 과일은 드시는 것이 좋습니다. 아무런 향도 없는 과일은 파이토케미컬이 거의 없다고 보시면 됩니다.

PART V

기능의학을 알면 건강이 보인다

바른 식단관리

05

01
현미 vs 백미

YouTube 댓글리뷰 #14 : 현미 vs 백미

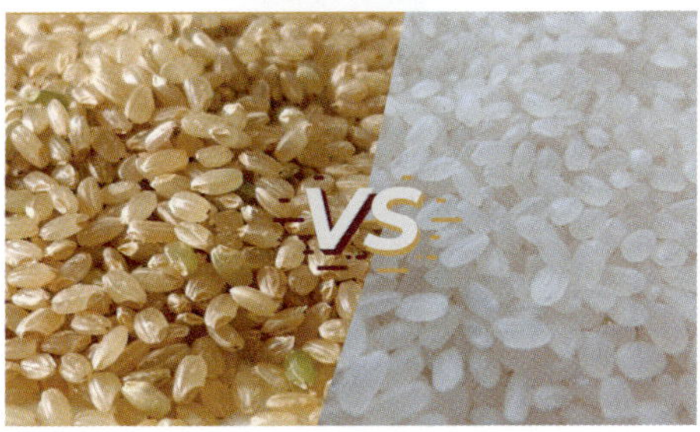

의사: "환자분, 가능하면 현미를 드셔야 합니다."

환자: "현미는 맛이 없어요!! 현미에 중금속이 백미보다 더 많다는데 그래도 현미를 먹어야 할까요?"

의사: "연구 조사에 의하면 농약을 사용해서 생산한 백미에도 비소가 들어 있다고 합니다. 될 수 있으면 유기농, 무농약으로 농사를 지은 현미가 좋겠지요."

환자: "현미를 먹으면 소화가 잘 안되는 것 같습니다. 그래도 현미를 먹는 게 맞을까요?"

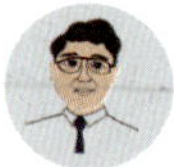

의사: "환자분이 말한 소화는 위장관 소화를 말씀하시는 것 같습니다. 환자분의 혈액검사 결과 위장관의 기능은 크게 문제가 없습니다. 그 의미는 환자분의 식습관이 문제라는 뜻입니다. 현미를 천천히 꼭꼭 씹어서 입에서 완전히 죽이 될 때까지 씹어서 삼키면 소화가 안 되는 느낌을 받지는 않으실 겁니다. 그리고 유기산검사 결과 세균과증식이 의심되진 않기 때문에 식이섬유에 의한 소장, 대장의 가스(Gas) 형성에도 큰 문제가 없습니다. 그리고 환자분은 당화혈색소가 정상보다 조금씩 높아지고 있으므로 빨리 혈당을 높이는 백미보다는 현미가 더 좋습니다."

환자: "그러면 현미를 먹어보도록 하겠습니다. 좀 쉽게 먹을 방법은 없을까요?"

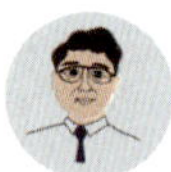

의사: "우선 전날 현미를 미리 물에 담가두셨다가 밥을 짓기 전에 담아두었던 물은 버리고 깨끗하게 2~3번 씻어서 밥을 하세요. 처음부터 100% 현미를 드시기 힘들면 백미와 섞어서 시작하셔도 좋습니다. 백미는 부드럽다 보니 몇 번 씹지 않고도 잘 넘어가서 오히려 씹는 습관을 들이기 어렵습니다. 천천히 오래 씹는 연습을 하셔야 합니다. 좋은 습관을 만드는 것이 어렵습니다."

환자: "네. 알겠습니다. 앞으로 노력해 보겠습니다.^^;;"

벼(稻)를 도정한 후 쌀 표면을 갈아서 껍질을 벗겨내어 속의 흰 부분만 남긴 쌀을 백미라고 부릅니다. 도정 기술이 발달하면서 우리는 쌀 표면을 깎아 부드러운 부분만 남긴 백미로 밥을 지어 먹기 시작했습니다. 도정 기술이 기술이 발달하기 전에는 백미가 없었기에 100% 현미만 먹고 살았습니다. 현대인에게 성인병과 장누수증과 같은 질병이 점차 증가하는 주된 이유는 대부분의 식단이 백미로 구성되어 있기 때문이라 생각합니다. 현미를 먹으면 소화가 잘 안되어 힘들다고 하시는 분들이 종종 있지만, 과거 쌀밥을 먹기 힘든 시절에는 어떻게 살았을까요? 씹기 힘들고 거친 음식일수록 꼭꼭 씹어서 천천히 먹으면 장 건강은 훨씬 좋

	백미	현미
식이섬유	소량: 0.6g	대량: 3.5g
기본영양소(1컵)	칼로리 242kcal 단백질 4.4g 탄수화물 53.2g 지방 0.4g	칼로리 218kcal 단백질 4.5g 탄수화물 45.8g 지방 1.6g
미네랄, 비타민	P, Fe, Mg, Zn, B군	백미보다 1.5 ~ 3 배 .
중금속(비소)	적다??	많다??
파이테이트 (Phytate)	1/60 (현미와 비교)	Fe, Zn, Ca 킬레이트, '발아현미': phytate 감소
리그닌(Lignin)	소량	POPs 배출

아집니다. 부드러워서 조금만 씹어도 쉽게 넘어가는 백미는 현미보다 소화는 잘 될지 모르지만 여러 가지 기능의학적 문제점을 남기게 됩니다.

우리의 식단이 서구화되면서 식이섬유를 충분히 섭취하지 못하는 경우가 많아지고 있습니다. 현미는 백미보다 식이섬유가 6배나 많으며, 백미는 탄수화물이 더 많은 만큼 칼로리도 더 높습니다. 현미는 백미보다 지방이 4배, 필수 미네랄, 비타민은 1.5~3배 더 많습니다. 문제는 농약입니다. 아무래도 농약이 묻은 표면에 비소가 더 많이 함유되어 있을 수 있습니다. 저는 주로 현미를 먹는 편인데, 혈액검사를 통해서 비소의 혈액 레벨을 측정해보면 백미를 먹을 때나 현미를 먹을 때나 큰 차이가 없었지만 그래도 가능하면 유기농 현미를 먹는 것을 추천합니다. 현미밥을 지을 때는 물에 불린 후 잘 씻어서 밥을 지어야 합니다. 기능의학자들이 현미를 권하는 주된 이유는 파이테이트(Phytate)와 리그닌

(Lignin) 때문입니다. 쌀 껍질에 있는 파이테이트 성분을 소(牛)는 소화시킬 수 있으나, 인간은 소화시킬 수 없습니다. 현미를 오래 물에 담가 두면 씨눈에서 발아가 되기 시작하면서 파이테이트 용량은 줄어들고 새로운 영양소가 증가합니다. 발아 현미 100g에는 하루 필요한 GABA (gamma–aminobutyric acid)가 9mg 들어있다고 합니다. 환경오염으로 불가피하게 섭취하게 되는 환경호르몬 물질을 체외로 배출하는 데 리그닌이 큰 도움이 됩니다. 생리통이 심한 사춘기 소녀에게는 꼭 현미밥을 먹여야 합니다.

환경호르몬은 한 번 체내에 들어오면 계속 축적되는데, 현미에 풍부한 리그닌(lignin)이 폴리염화비페닐(PCB: polychlorinated biphenyl)을 흡착해서 환경호르몬이 쌓이지 않고 계속 체외로 배출되도록 도움을 준다는 연구 자료가 있습니다. (QR코드: Binding effect of polychlorinated compounds and environmental carcinogens on rice bran fiber)

소화가 잘되지 않는다는 이유 하나만으로 과거 우리 조상들이 먹었던 쌀을 영양가는 다 버린 탄수화물로 만들어 먹는 것이 과연 옳은 일일까요? 게다가 과거보다 더 오염된 세상에 살고 있다면 체내에 들어온 각종 오염물질을 체외로 배출하는 데 좋은 현미를 더 많이 먹어야 하지 않을까요? 파이트산으로 인한 미네랄 킬레이션은 추가로 다른 식재료를 통해서 보충해주시면 충분할 것 같습니다.

기능의학자가 유일하게 현미를 중단하도록 권하는 경우가 있다면 기능의학검사 결과 위장관 기능이 너무 떨어져서 장상피화생으로 진행된 경우나 소장세균과증식(SIBO)이 있을 경우입니다. 먼저 위장의 장상피화생을 치료하면서 위장에서 위산과 소화 효소 분비를 촉진시키는 치료를 하며 점차 현미의 양을 늘려가시기를 추천합니다. 현미와 백미의 비율을 1:9로 시작해서 점차 늘려가는 방법도 있습니다.

헬리코박터 감염으로 인한 위산 저하가 동반된 장상피화생 환자들에게 추천하는 영양 보조제로는 글루타민(L-glutamine), 감초추출물(Glabridin), 베테인 염산염(betaine HCl) 등이 있습니다. 소장세균과증식(SIBO)이 있는 경우에는 소화되지 않은 식이섬유가 장내 세균과 만나서 발효가 일어나면서 장내 Gas 형성을 촉진하여 복통을 유발할 수 있습니다. 이런 경우에는 장내세균을 제거하는 제균치료를 먼저 한 후에 차근차근 현미의 양을 늘려 가시는 것이 좋습니다.

02
글루텐 프리 식단

YouTube 장누수증 # 2, 3

의사: "환자분은 자가면역 증상이 있고, 음식 항원검사(food IgG4)에서 글루텐에 대한 항체를 갖고 있으므로 밀가루로 만든 음식을 중단하시는 것이 좋을 것 같습니다."

환자: "제가 좋아하는 음식인데요. ㅠㅠ 밀가루를 먹어도 소화가 안 되거나 크게 불편함도 못 느꼈는데 그래도 먹지 말아야 하나요?"

의사: "네. 앞으로 계속해서 밀가루 음식을 드시면 장누수, 뇌 누수 증상이 더 심해질 거예요. 장누수는 특별히 장관 내 증상이 없이도 자가면역을 일으킬 수 있습니다. 항원-항체 면역반응이 몸을 돌아다니면서 여러 가지 증상을 유발하게 되는데, 환자분이 경험하고 있는 것과 같은 건선, 지루피부염, 모낭염(여드름)과 같은 피부질환을 일으키고, 장관에서 만들어진 조눌린(zonulin)이라는 물질은 혈관을 타고 뇌로 가서 혈액뇌장벽(blood brain barrier)을 통과해서 뇌신경염증(neuroinflammation)을 일으켜 머리가 맑지 않은(Brain fog) 증상을 유발하게 됩니다."

환자: "그러면 지금까지 제가 경험해왔던 피부트러블과 머리가 멍하니 맑지 않은 증상이 밀가루 때문이라는 말씀이세요?"

의사: "네. 검사 결과를 봐서는 그렇습니다."

환자: "그렇다면 노력해보겠습니다. 언제까지 밀가루를 중단해야 할까요?"

의사: "완전 절식은 최소 3개월이고요. 가능하면 6개월 이상을 추천합니다. 그 후에는 1주에 1~2회 정도 드실 수 있습니다. 그 후 100% 우리 밀을 드셔야 하며, 글루텐 분해 효소가 들어있는 영양 보조제를 갖고 계시다가 밀가루를 먹을 때만 같이 드시면 좋을 것 같습니다."

환자: "그 외에 주의할 것은 없나요?"

의사: "밀가루가 첨가된 음식을 잘 모르시는 경우가 있는데 대표적으로 '고추장'입니다. 집에서 고추장을 만드는 분들은 찹쌀풀을 사용하시지만, 시중에서 파는 고추장이나 음식점에서 사용하는 고추장은 대부분 발효가 빠른 밀가루 풀을 이용합니다. 그래서 외식을 하면 한식에서도 밀가루가 들어올 수 있습니다. 그 외에도 어묵, 햄 등도 밀가루가 들어갑니다. 단순히 국수, 빵 정도만 금하면 되는 문제가 아닙니다."

환자: "그렇군요. ㅠㅠ 생각보다 먹을 게 없네요. ㅠㅠ"

의사: "생각을 바꾸시면 먹을 게 훨씬 많습니다.^^ 바른 음식을 드시고 건강을 회복하시든지, 나쁜 음식을 먹고 건강을 버리시든지, 환자분의 선택에 달려 있습니다."

글루텐을 섭취하면 자신의 장점막 세포를 공격하는 자가면역 질환인 셀리악병(Celiac disease)을 유발합니다. 서양인에게는 흔하고 동양인에게는 드물기 때문에 들어본 적이 없을 수도 있지만, 국내에서도 글루텐 프리를 표방하는 제품을 어렵지 않게 찾아볼 수 있습니다. 셀리악병은 드물지만 기능의학 환자중에 장누수증으로 진단받는 분들이 적지

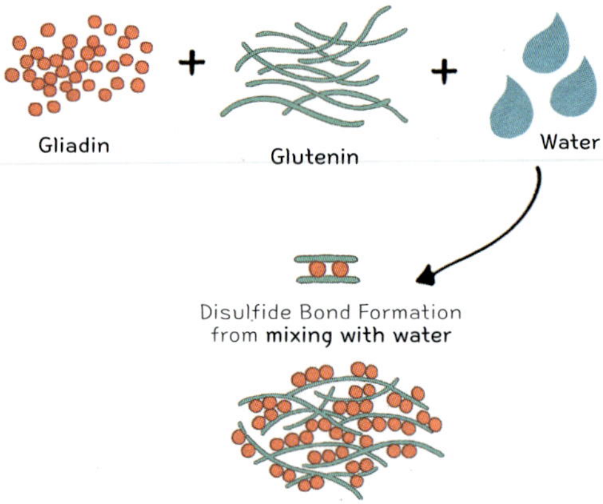

Glutenin "mesh" structure

않습니다. 글루텐은 어떤 성분이고 장누수를 일으키는 진짜 범인이 맞을까요? 저와 함께 글루텐에 대해서 배워보는 시간을 갖도록 하겠습니다.

글루텐의 구성

글루텐은 단백질 성분인 글리아딘(Gliadin)과 글루테닌(Glutenin)이 물(water)과 혼합될 때 만들어집니다. 이때 필요한 것은 치대기 과정입니다. 그냥 섞어만 해놓는다고 글루텐이 만들어지는 것이 아니라, 열심히 치댈 때 글루텐의 그물구조가 만들어집니다. 수타 자장면이 맛있게 느껴지는 이유는 면의 식감 때문입니다. 사람의 손으로 열심히 반죽하다 보면 글루텐이 많아지면서 면의 탄력성이 좋아져서 쫀득한 식감을 갖게 됩니다. 그와 반대로 일식 튀김옷을 만들 때는 밀가루를 차가운 물에 풀고 혼합을 많이 하지 않습니다. 튀김의 파삭한 식감을 유지하려면 글루텐이 있어선 안 되기 때문입니다.

쌀에는 글루텐이 없다?

대부분의 사람들은 글루텐이 밀가루에만 들어있고 쌀에는 없다고 알고 있지만 그렇지 않습니다. 모든 곡물에는 글루텐이 함유되어 있으며 쌀은 밀보다 글루텐 함량이 상대적으로 낮습니다. 밀가루에는 글루텐이 31.1%, 호밀에는 23.6%, 보리에는 24.8% 들어있습니다. 글루텐 프리로 알려진 귀리에는 19.5%, 옥수수에는 17.7%, 쌀에는 15.4%의 글루텐이 함유되어 있습니다. 쌀을 찐 후 치대면 떡에 쫀득한 식감을 부여하는데는 글루텐이 중요한 역할을 합니다. 그래서 저는 장누수 환자들에게는 가급적 쌀로 만든 떡을 먹지 못하게 합니다.

Food grains	Total protein content (g/100 g)[a]	Glutenin (Glu) + Gliadin(Gln) content of total protein (mol%)[b]
밀(wheat)	11.3	31.1
호밀(Rye)	9.4	23.6
보리(Barley)	11.1	24.8
귀리(Oats)	10.8	19.5
쌀(Rice)	7.7	15.4
기장(Millet)	10.5	17.1
옥수수(Corn)	8.8	17.7

a Adaptwd from : Souci et al. [18] ; Belitz et al. [19].
b Adaptwd from : Wieser et al. [20]

장누수증(leaky gut syndrome)의 범인이 글루텐이 맞는가?

과거에도 밀, 보리, 쌀 등의 곡식을 주식으로 먹었는데, 왜 과거에는 없던 장누수증 환자들이 최근 들어 급증하고 있는 것일까요? 저는 우리가 곡식을 섭취하는 방법의 차이라고 생각합니다. 쌀은 과거에는 너무도 귀해서 부잣집 양반들만 떡을 만들어 먹을 수 있었고, 대부분의 서민은 쌀을 살 형편이 되지 않아 보리로 밥을 짓고 그 위에 쌀을 한 줌 얹어 먹었습니다. 위의 쌀밥은 집안 어르신들께 드리고 다른 가족들은 보리밥을 주식으로 먹었습니다. 도정 기술이 없던 시기에는 거의 모든 사람이 통곡물 식사를 하였습니다. 산업혁명 이후 과학의 발달로 도정 기술이 발달하고 곡물을 정밀하게 깎아서 먹거나 밀을 고운 가루로 갈아 먹기 시작한 지 얼마 되지 않아 글루텐 섭취량이 과거에 비해 상대적으로 급증하게 되었습니다.

장누수의 진짜 범인은 조눌린(Zonulin)

글루텐 성분 중 하나인 글리아딘(gliadin)이 장점막 세포에 붙어서 조눌린 합성을 촉진하고, 이 조눌린이 세포와 세포 사이의 간극을 벌려서 장누수를 유발하게 됩니다. 장누수를 일으키는 범인은 사실 조눌린입니다. 연구에 따르면 장에서 생성되는 조눌린의 양은 우리가 섭취하는 글루텐의 양에 따라 달라지기 때문에 쌀과 밀가루를 섭취할 때 장누수증의 유병률 차이가 발생하는 것은 분명합니다. 평소 우리가 글루텐이 적은 식단으로 섭취한다면 장관에서 만들어지는 조눌린의 양이 적어서 장누수가 일어나지 않습니다. 그러나 글루텐이 풍부한 식사를 하면 조눌린의 생산량이 증가하면서 장누수가 진행됩니다. 도표에서 보면 글리아딘(gliadin)이 0.01~0.1mg/ml까지는 대조군보다 조눌린 생산량이 큰 차이가 없지만, 1.0mg/ml 섭취했을 경우 조눌린 생산량이 2.5배 증가하는 것을 볼 수 있습니다. 요약하자면, 우리가 섭취하는 글루텐의

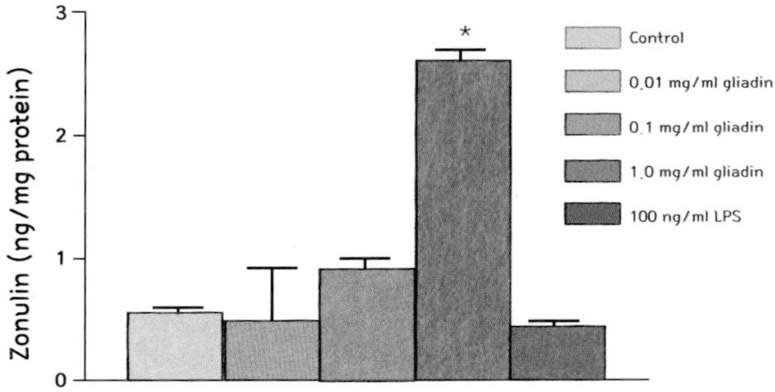

양에 따라서 조눌린의 생성에 영향을 미칠 수 있다는 것입니다. (QR코드: Leaky gut, leaky brain: the role of zonulin)

장누수증의 숨은 조력자가 있다?

그렇다면 모든 사람이 글루텐이 풍부한 식사를 하면 장누수가 발생하는가? 그렇지 않습니다. 셀리악병을 가진 환자들에게 글루텐 프리 식사를 하게 하고, 정상인 군에게 글루텐이 풍부한 식사를 하게 한 후 혈중 조눌린의 양을 검사했습니다. 정상인들은 글루텐이 풍부한 식사하

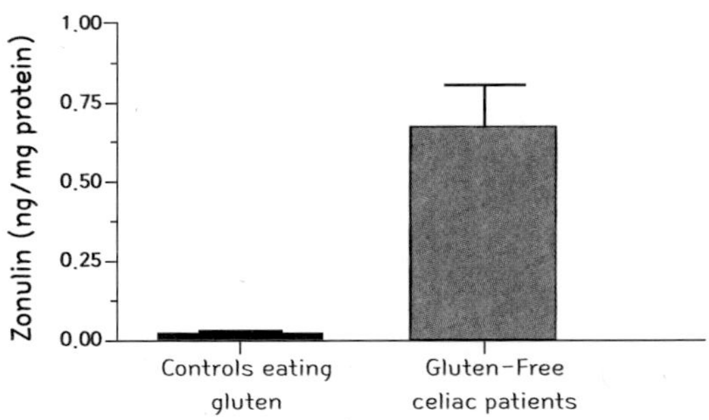

P<0.01

였음에도 불구하고 조눌린 생산량은 거의 없었으며, 셀리악병 환자들은 글루텐 프리 식사를 하였음에도 불구하고 혈중 조눌린이 높았습니다. 그렇다면 단순히 글루텐 식단이 장누수의 주된 범인이라고 하기에는 뭔가 부족합니다. 다른 숨은 조력자가 있을 수 있다고 판단됩니다.

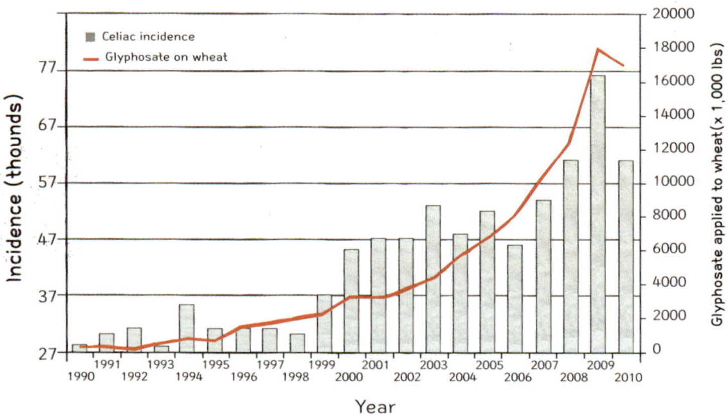

1990년부터 2010년까지 밀 재배에 사용된 제초제(glyphosate)의 양과 미국 내 셀리악병 발병률을 비교한 그래프를 보면 흥미로운 결과가 나타납니다. 1990년대에는 이미 밀을 가루로 만들 수 있는 제분 기술이 있었습니다. 그 당시 사람들이 밀가루로 만든 빵을 많이 먹었어도 셀리악병은 지금처럼 널리 퍼져 있지 않았습니다. 그런데 제초제를 많이 사용하면서 셀리악병의 발병률이 점차 증가했다는 사실은 장누수에 POPs(잔류 유기 오염물질)가 큰 역할을 했다는 것을 시사합니다.

국내에서 사용되는 밀가루의 95% 이상이 외국에서 수입해온 것입니다. 그중에서 90% 정도는 수입한 밀을 국내에서 제분하는 과정을 거칩니다. 수수천 킬로미터 떨어진 곳에서 생산된 밀이 국내로 수입될 때는 바다를 건너야 하고, 습한 환경에서 수개월 동안 밀을 온전하게 유지하기 위해 방부제가 필수적입니다. 밀을 생산할 때는 제초제, 밀을 운반할 때는 방부제가 뿌려지는 것입니다. 그래서 저는 "국내에서 생산된 우리밀로 만든 밀가루를 드시든지, 생산지에서 제분과정까지 거쳐 '밀가루'로 수입된 것을 드시는 것이 그나마 방부제에서 벗어날 수 있다"라고 권유하고 있습니다.

03
옥수수의 습격

환자: "원장님. 전에 검사했던 지방산 균형검사 결과가 나왔나요?"

의사: "네. 결과가 나왔는데 환자분 오메가6 지방산의 비율이 너무 높습니다. 이러면 몸에 염증반응이 심해지게 되며, 세포벽의 건강이 나빠지게 됩니다. 옥수수 섭취량을 줄이는 게 좋겠습니다."

환자: "네? 옥수수요? 저 옥수수 잘 안 먹는데요?!"

의사: "햄버거 좋아시죠?"

환자: "네!"

의사: "콜라와 함께 드시는 것도 좋아하시구요?"

환자: "네 ^^;; 식후 콜라 한잔은 입가심으로 좋지 않나요? 소화도 잘되고 ^^;;"

의사: "육고기도 좋아하시나요? 특히 마블링된 한우 잘 드시죠?"

환자: "네. 고기 싫어하는 사람 있을까요? 스테이크도 좋아합니다. ^^;;"

의사: "간식으로 스낵도 종종 드시지요?

환자: "네. 과자도 집에서 TV보면서 입이 심심하면 종종 먹습니다."

의사: "여성분이라서 화장품도 사용하실 거구요?"

환자: "당연하죠. ^^;;"

의사: "지금까지 제가 질문드린 모든 것에 옥수수가 들어있습니다!!! 햄버거의 빵에도 옥수수가 들어 있구요. GMO 옥수수 사료를 먹인 쇠고기 패티에도 들어 있고, 콜라 속 액상과당(HFCS)에도 옥수수가 들어 있고, 과자 속에도 기본 원료로 옥수수가 들어갑니다. 심지어 샴푸, 화장품에도 옥수수가 들어갑니다."

환자: "그래요?!! 전 상상도 못 했네요 ㅠㅠ;; 그래서 오메가6 지방산 비율이 높게 나온거군요? 어떡하면 좋을까요?"

의사: "당연히 오메가6이 풍부한 음식을 줄이셔야 합니다. 현미, 채식을 위주로 하시고 고기가 드시고 싶으시면 grass feed(풀 먹여 키운) 고기를 드셔야 합니다. 계란은 자연 방목해서 키운 1번 계란을 드시구요. 거기에 오메가3 영양제를 추가로 드셔서 오메가6와 밸런스를 맞춰주는 것도 좋습니다."

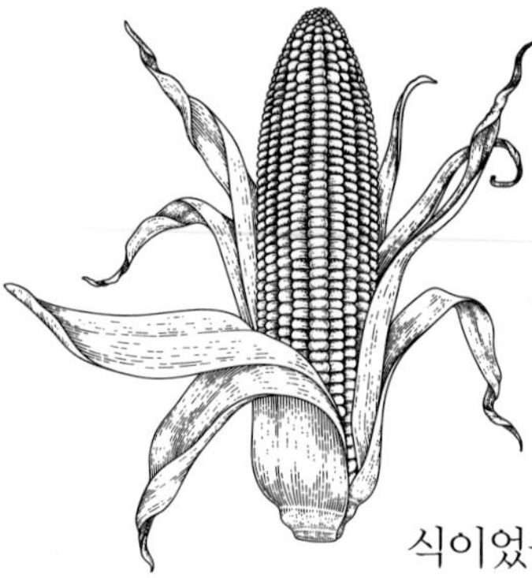

여름방학 때 시골에 놀러 가면 할머니가 옥수수밭에 가서 옥수수를 따서 삶아주셨습니다. 특별한 간식거리가 없던 시절이라 마을 옆을 흐르는 작은 개울에서 수영하고 놀다가 가재를 잡아 오면 가재를 삶아서 육수를 내서 수제비를 만들어 주시고, 직접 농사지은 옥수수를 삶아주시는 것이 유일한 간식이었습니다. 어린 시절 방학만 되면 충북 제천 할머니 댁에 가서 방학의 반을 보냈던 기억이 납니다. 삼촌은 새벽같이 일어나서 소에게 먹일 풀을 베어오셨습니다. 쇠죽을 끓인 후 식혀서 소에게 먹이시는 모습이 기억에 생생합니다. “소는 좋겠다. 아침마다 저렇게 정성껏 아침밥을 차려주니 저렇게 좋아서 음매 하면서 아침을 먹는구나”라고 생각했던 기억이 납니다. 그 당시 할머니가 끓여주신 소고깃국의 맛은 잊을 수 없습니다. 요즘은 그런 고깃국 맛을 볼 수 없습니다. 오메가3가 풍부한 신선한 풀을 먹고 자란 소는 오메가3가 풍부히 들어있습니다. 할머니 집에 있던 닭들은 뉘 집의 닭인지 모를 정도로 이곳저곳을 돌아다니면서 땅을 파고 벌레를 잡아먹고 풀도 뜯어 먹었습니다. 아침이면 닭들이 낳아 놓은 알을 가져다가 계란프라이를 해서 손주들 아침밥을 지어주셨습니다. 계란프라이에 간장과 들기름을 넣고 비벼서 먹으면 이 세상 누구도 부럽지 않은 아침 식사였습니다. 다행히도 저는 그런 어린 시절을 보낼 수 있었습니다.

반면 요즘 우리 아이들은 시골 할머니 집보다는 맥도날드를 더 좋아합니다. 아이들이 먹는 계란은 케이지에 갇힌 닭이 옥수수 사료를 먹고 낳아서 오메가3 보다는 오메가6가 60배 많은 계란이고, 사료를 먹여 키운 소고기도 오메가6가 오메가3보다 108배가 많이 들어있습니다. 우리가 먹는 계란, 닭고기, 소고기, 돼지고기는 엄밀히 보면 모두 옥수수 덩어리라고 보시면 됩니다. 햄버거 체인점에서 사용하는 고기도 옥수수로 만들어졌고, 빵에도 옥수수가 들어 있으며, 탄산음료에도 옥수수 시럽이 들어 있습니다. 실제로 여러분들은 옥수수를 직접적으로 먹지 않을 뿐이지 매일매일 먹는 음식의 대부분이 옥수수에서 비롯됩니다. 또한, 여러분이 마시는 거의 모든 음료수에는 액상과당(HFCS: high fructose corn syrup)이 들어 있습니다. 한때 설탕의 유해성이 대두되기 시작할 무렵 광고문구에는 '무설탕'이라는 문구가 종종 보였지만, 새롭게 들어간 것이 설탕보다 더 유해한 역할을 하는 액상과당이었습니다.

한국보다 비만 인구가 훨씬 많은 미국인의 비만 유병률 증가와 액상과당 소비량의 상관관계 분석 연구에서 보면 1970년대 이후 2000년까지 액상과당의 소비량이 증가함에 따라서 전체인구의 비만 유병률도 같이 증가하는 것을 볼 수 있습니다.

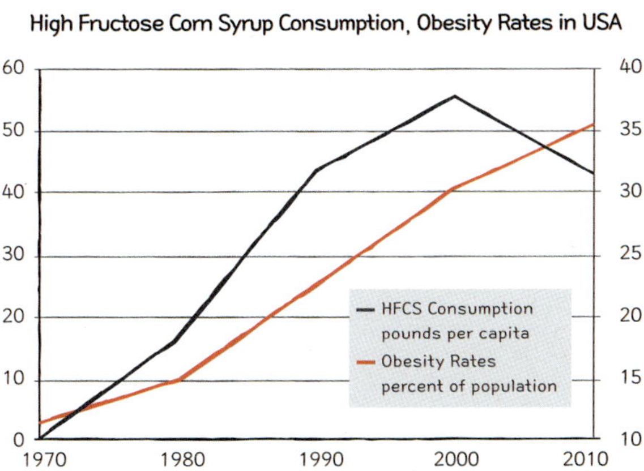

옥수수를 대량으로 생산하기 위해서 다량의 제초제를 뿌리고, 곤충 피해를 최소화하기 위해 옥수수를 먹은 곤충이 죽도록 옥수수의 유전자를 조작했습니다. 유전자가 조작된 GMO 옥수수는 전 세계로 퍼져서 우리들의 식탁을 위협하고 있습니다. 실험용 쥐에게 GMO 옥수수를 먹인 결과 일정 기간 동안은 아무런 변화가 없었지만, 일정 기간이 지나자 실험에 참가한 쥐 대부분이 암에 걸렸습니다. 연구기관에서는 일정 기간 내의 연구결과만를 발표하며 GMO 사료가 안전하다고 말합니다. 또한 인체는 동물에 비해 변화를 확인하기까지 오랜 시간이 걸리기 때문에 무수히 많은 변수를 고려할 때 GMO의 유해성을 정확하게 판단할 수 있는 방법은 없다고 생각합니다. 앞으로도 지속적으로 이러한 문제에 대한 논의가 지속되겠지만 물질 만능주의가 판을 치는 세상에서 진실이 바르게 밝혀질 것이라고는 생각지 않습니다. 원래부터 없던 유전자를 인간이 조작해서 만든 작물을 섭취하고서 아무 문제가 없을 거라는 생각 자체가 문제라 생각합니다.

기능의학자는 여러분이 먹는 것들이 여러분의 몸을 만든다고 강조해서 말합니다. 여러분이 어떤 음식을 먹는가에 따라서 여러분의 몸이 변할 수 있다는 뜻입니다.

04

한우 vs 수입 초지 소고기

"우리 것이 좋은 것이여!"라는 말이 유행했던 적이 있습니다. 이 문구는 애국심을 부추겨서 국내에서 생산된 제품을 사용하게 하려는 의미가 포함되어 있는 말입니다. 하지만 우리나라 한우와 수입 초지(草地) 소고기 중 어떤 것이 우리 건강에 더 좋을까요? 하나씩 비교해 보겠습니다.

오메가3 함량

과거 시골에서는 집집마다 소 한 마리씩은 키웠습니다. 당시는 소가 큰 재산이었고, 노동력이었기 때문에 더 애지중지했던 것 같습니다. 당시에는 사료를 살 돈이 없어서 사료보다는 풀을 베어다 먹였고, 논농사를 마치면 볏단을 모아서 겨울에 먹을 것이 없을 때 소에게 먹이로 주었습니다. 논농사를 지을 때도 제초제를 사기보다는 새벽같이 논밭을 다니며 손으로 풀을 뽑곤 하셨습니다. 하지만 지금은 힘든 일은 하기 싫어서 간단하게 제초제를 뿌려 잡초를 제거하려 합니다. 제초제를 뿌린 그

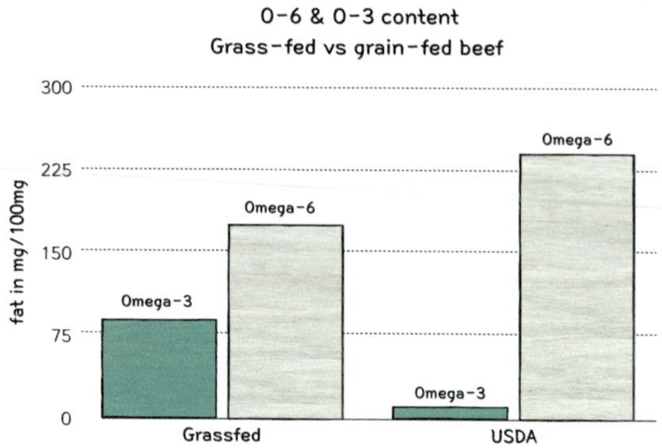

볏단을 모아 겨울철 소의 사료로 먹입니다. 그러면 한우에는 제초제 성분인 POPs가 들어가고, 마블링에는 GMO 옥수수 사료로 인한 오메가6 지방산이 가득합니다. 반면 자연에서 방목하며 풀을 먹고 자란 소는 제초제 성분도 없고 오메가6도 거의 없습니다. 지금까지 우리는 고기를 먹는 게 아니라 지방 덩어리를 먹으면서 맛있다고 했던 것입니다. TV 프로그램에서는 외국인들이 한우를 먹고는 입에서 부드럽게 녹고 맛도 좋다고 호들갑을 떠는 모습들을 자랑스럽게 보여줍니다. 당연히 지방질에서 나오는 풍미와 부드러움을 따라갈 수는 없습니다. 그러나 거기에는 건강이란 단어는 없습니다.

항생제 사용량

과거 집집마다 소를 1마리씩 키울 때는 소들이 건강해서 항생제를 사용할 필요가 거의 없었습니다. 그런데 지금은 대량으로 밀집 사육을 하다 보니 소들이 질병에 취약해지는 문제가 발생했습니다. 그래서 항생제를 사용하게 됩니다. 국가별 항생제 사용량을 보면 미국이 9,000톤 이상, 한국은 1,368톤을 사용합니다. 단순히 항생제 사용량만 보면

주요 국가별 육류 항생제 사용량 지수			
	항생제 사용량(톤, A)	육류 총생산량(천톤, B)	사용량지수(A/B)
한국	1,368	1,493	0.916
일본	1,059	2,982	0.355
미국	9,907	35,825	0.254
호주	199	3,183	0.163

미국산 소고기를 먹지 말아야 할 것 같지만, 육류 생산량을 비교하면 이야기가 달라집니다. 생산되는 육류 대비 항생제 사용량을 계산해보면 한국이 1등입니다. 청정지역인 호주에서 방목해서 키우는 소고기에는 거의 항생제를 사용하지 않습니다. 병원에서 약을 처방받을 때 항생제 사용에 대해 민감하게 반응하듯이 여러분들이 드시는 육류의 항생제 사용에 관해서도 관심을 가지셨으면 좋겠습니다.

호르몬

과일의 성장을 촉진하기 위해 호르몬 처리를 하는 것처럼, 일부 국가에서는 빠른 체중 증가와 우유 생산량 증대를 위해 소에 성장호르몬을 투여하기도 합니다. 또한 밀집 사육으로 인한 스트레스 호르몬이 증

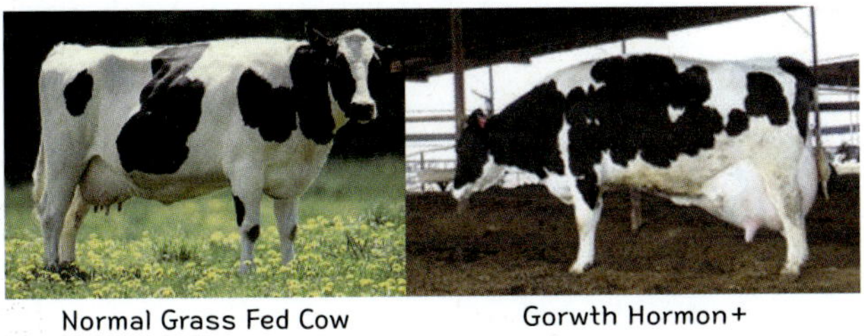

Normal Grass Fed Cow

Gorwth Hormon+ Antibiotics + corn Fed

가합니다. 방목된 소는 성장촉진제를 사용하지 않고, 여유롭게 돌아다니면서 풀을 먹고 싶은 만큼 뜯어 먹기 때문에 체내 스트레스 호르몬 수치가 낮습니다. 그러므로 고기를 고르실 때 어떤 환경에서 길러졌는지, 성장호르몬제는 사용하지 않았는지 확인하시고 드셨으면 좋겠습니다.

동물이든 사람이든 몸속에 유해 물질이 들어오면 주로 지방에 저장합니다. 우리가 좋아하는 마블링에는 두 얼굴이 있습니다. 입속에 넣으면 사르르 녹아서 외국인들이 한우와 삼겹살을 먹으며 극찬하는 TV 영상을 종종 보게 되는데요. 지방은 먹을 때는 맛있을지 모르지만, 동물의 몸속에 쌓아 놓은 POPs를 본인의 몸으로 옮기는 것이라는 사실을 생각하면 그렇게 즐거울 일만은 아닙니다. 외국에서 육고기 판매 가격을 보면 기름기가 많은 삼겹살이 가장 저렴한 부위에 해당합니다. 유일하게 한국에서만 삼겹살의 인기가 높습니다. 육류 속에 쌓이는 기름의 대부분은 옥수수 사료에 의한 기름이라고 보시면 됩니다. 사료를 먹이지 않고서는 마블링이 잘 생기지 않기 때문입니다.

건강한 먹거리인 풀만 먹인 소는 마블링이 거의 없습니다. 가급적 마블링이 적은 고기를 고르시는 것이 건강에 좋습니다. 국내에서도 이런 목적으로 100% 방목, 100% grass feed, 100% 무항생제 소고기를 수입해서 파는 곳이 있습니다. 이런 소고기는 드셔도 콜레스테롤이 올라가지 않습니다. 오히려 좋은 오메가3를 보충해주기 때문에 콜레스테롤 밸런스가 더 좋아집니다. 저도 집에서 소고기가 먹고 싶을 때 주문해서 먹는 '그래스팜(QR코드: https://grass-farm.com/)' 소고기는 냉장 유통되는 소고기로 맛도 좋고 건강에도 좋을 것 같습니다.

05

계란

계란은 영양이 풍부하고 전 국민이 좋아하는 식품입니다. 하지만 모든 계란이 건강에 좋을까요? 평소 계란 알레르기가 있는 아이가 있었습니다. 알레르기가 있어서 부모는 달걀을 먹이지 않았는데, 우연히 동물복지 계란을 먹게 된 아이는 계란을 먹어도 알러지 반응이 나타나지 않았다고 합니다. 아마도 그 아이에게는 계란 속에 첨가되어 있는 무언가에 대한 과민 반응이 있었던 것으로 판단됩니다. 어떤 계란을 골라 먹어야 건강에 도움이 될 수 있을지 알아보겠습니다.

계란에 난각표시

2019년부터 마트에서 판매하는 모든 계란에는 총 10자리의 난각 표시를 하게 되었습니다. 앞의 4자리는 산란 월일을 의미합니다. 예를 들어 0320은 3월 20일 산란했다는 뜻입니다. 다음 5자리는 국가에서 부여

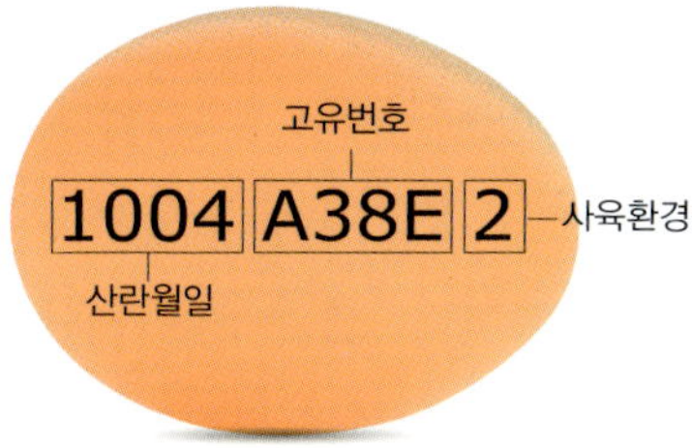

1: 방사 사육
2: 축사내 평사
3: 개선된 케이지(0.075m^2/마리)
4: 기존된 케이지(0.05m/마리)

해주는 농장의 고유번호입니다. 맨 끝 숫자는 사육환경을 의미하는데, 1번은 방사 사육으로 동물복지를 충실히 실행하는 농장을 의미합니다. 2번은 축사내 평사로, 닭이 케이지에 갇혀 있지는 않지만 닭이 움직일 수 있는 공간이 충분하지 않음을 의미합니다. 그나마 케이지에 갇혀 있어야 하는 닭에 비해서 스트레스가 덜한 것처럼 보일 수 있지만, 대량 밀집 사육에 가까워서 대부분 사료를 먹여서 키우게 됩니다. (아래 사진) 3, 4번은 케이지에 갇혀서 주는 사료만 먹고 평생 좁은 공간에서 알을 낳으며 생을 마감하는 닭이 낳은 계란입니다. 이런 환경에서 낳은 계란 속에는 스트레스 호르몬이 다량 함유되어 있으므로, 이런 계란을 먹는다는 것은 우리 몸속에 스트레스 호르몬을 넣어주는 것과 다르지 않

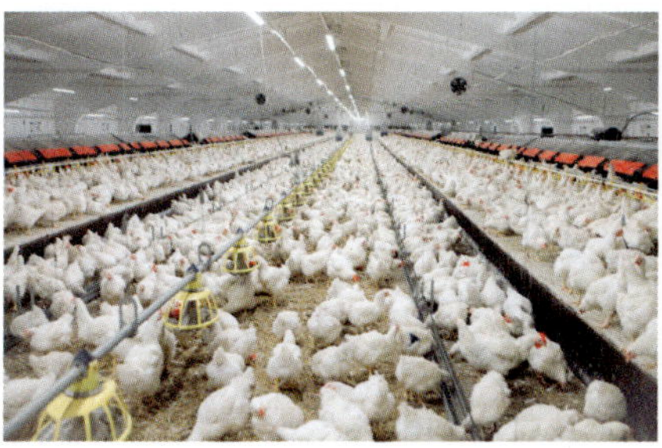

방사 사육

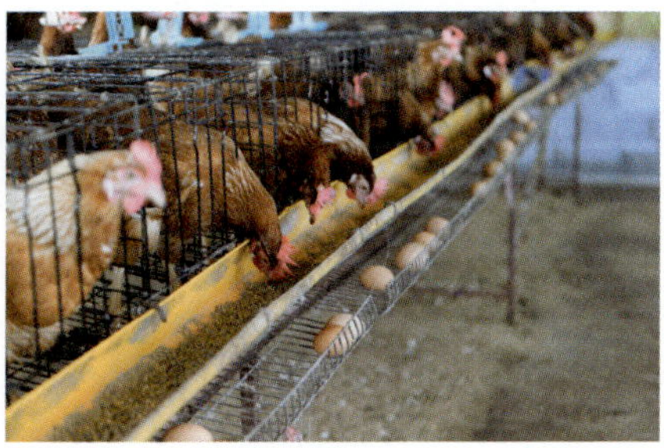

케이지

습니다. 계란을 고르실 때 많은 분이 난각표시가 아닌 포장 용기에 적혀 있는 광고용 문구(유기농, 유정란, 동물복지 등등)만 보시고 계란을 고르십니다. 제가 찾아본 것 중에는 유정란이라 표시해 놓았는데, 난각에는 4번이 찍혀 있는 계란도 있었습니다. 좁은 케이지에 갇혀 유정란을 낳았다는 게 이해가 되지 않습니다. 조금 비싸기는 하지만 여러분들의 건강을 생각하신다면 가급적 1번 계란을 드시기를 추천해 드립니다.

지방산 비율

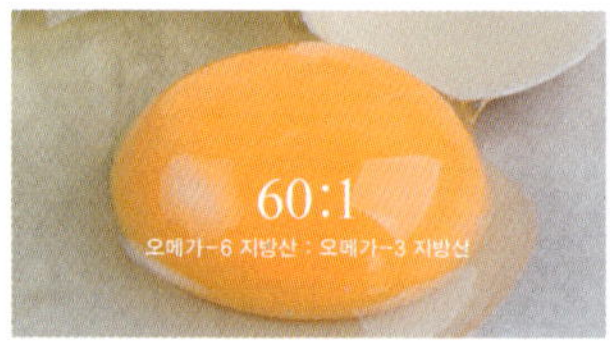

사육환경도 중요하지만, 닭이 먹는 사료도 중요합니다. 아무리 방사해서 키웠더라도 지속적으로 옥수수 사료를 먹게 되면 지방산 비율이 좋지 않습니다. GMO 옥수수 사료를 먹이지 않고 여러 가지 자연 발효된 곡류를 섞어서 먹인 닭이 낳은 계란 속의 오메가3 : 오메가6 비율은 1 : 3~4 정도 됩니다. 옥수수 사료를 주식으로 먹는 닭이 낳은 계란 속에는 오메가6가 60배 더 많이 들어있습니다. 이런 계란을 지속적으로 먹게 되면 우리 몸에서는 염증반응이 나타날 수도 있습니다.

성장호르몬

1957년에는 병아리가 900g 정도의 닭이 되는 데 56일이 소요되었지만, 2005년도에는 병아리가 1,396g의 닭이 되는 데는 28일밖에 걸리지 않는다고 합니다. 성장 속도의 놀라운 발전입니다. 병아리가 이렇게 빠르게 성장하는 이유가 무엇일까요? 빠른 성장은 수익과 직결됩니다. 자연적인 성장이면 아무런 상관이 없지만 뭔가 다른 이유가 있다면 심각하게 고민해봐야 할 것입니다.

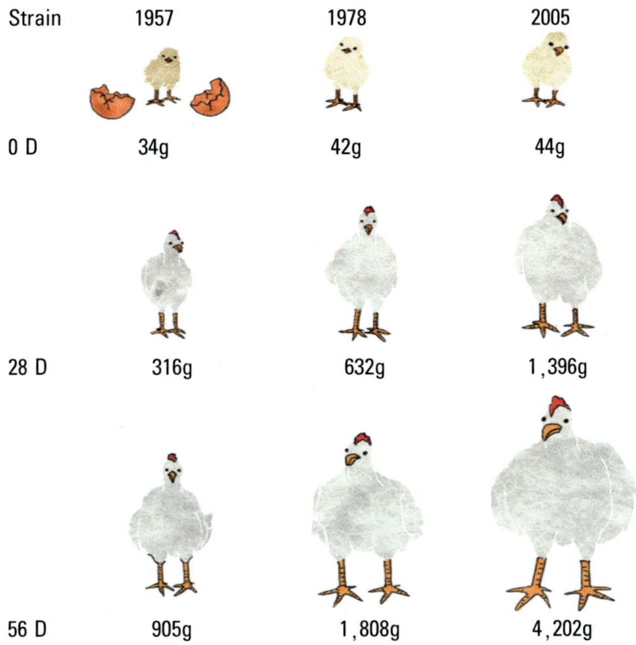

항생제 사용

밀집 사육을 하는 닭일수록 면역 체계가 약해져 질병에 걸릴 가능성이 높기 때문에 질병을 예방하거나 이미 병에 걸린 닭을 치료하기 위해 항생제가 필요할 수 있습니다. 일부 친환경 농장 인증을 받은 곳에서도 항생제가 검사에서 검출되어 논란이 된 바 있습니다. 계란을 구입하실 때는 닭을 사육하는 환경, 사료, 농장에서 산출되는 계란의 검사 성적표도 확인하셔야 합니다. 곳곳에 깨어 있는 농장주들이 많이 있습니다. 여행 삼아 한 번씩 농장도 찾아가서 여러분들이 드시는 계란이 어떻게 생산되는지 보시기 바랍니다. 건강한 먹거리가 지속적으로 공급될 수 있도록 생산자와 구매자가 함께 노력해야 할 것입니다.

계란서 '항생제 검출'…먹거리 안전 관리 또다시 '구멍'

[JTBC] 입력 2019-01-07 20:31 | 수정 2019-01-08 02:38

안내› JTBC 뉴스는 여러분의 생생한 제보를 기다리고 있습니다.

친환경 농장서…항생제 계란 하루 1만8천개
항생제 내성 우려…'슈퍼박테리아' 위험까지
2년 전 산란계엔 사용금지…농장 "몰랐다"

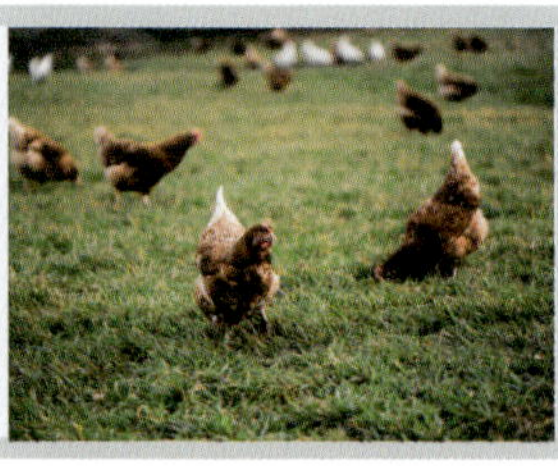

06 설탕 중독의 위험

설탕(sucrose)의 소리 없는 습격

YouTube 당 #1

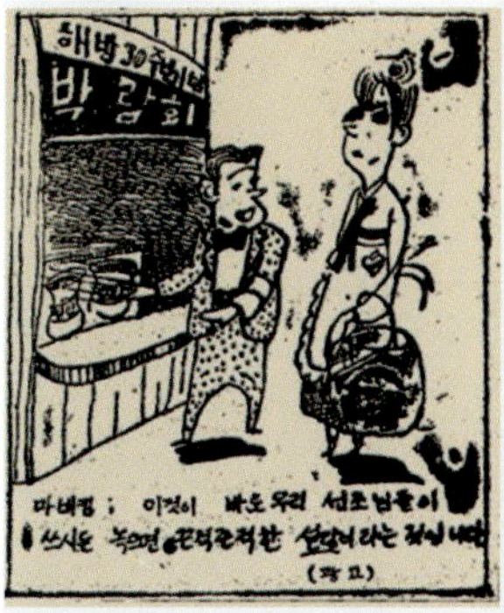

1950년대엔 인공 감미료가 인기를 끌다 보니'1975년이 되면 설탕은 박람회장에서 역사 유물로나 전시될 것'이라는 광고까지 나왔다(조선일보 1955년 11월 18일자).

설탕이 한국에 들어온 지는 그리 오래되지 않았고, 처음 들어왔을 때는 소고기보다 더 비쌌습니다. 1953년 동화백화점 광고를 보면 백설탕 375g 값이 330원으로 당시 소고기 가격의 약 2배에 달했습니다. 그래서 가격이 너무 비싼 설탕을 대체하기위해 단맛을 낼 수 있는 인공 감미료의 개발이 진행되었고, 그 후 인공 감미료(HFCS: 액상과당)의 등장과 함께 1970년대에는 집들이 선물로 설탕을 주던 모습이 기억에 있을 정도로 설탕이 상대적으로 저렴하고 흔해졌습니다. 하지만 비

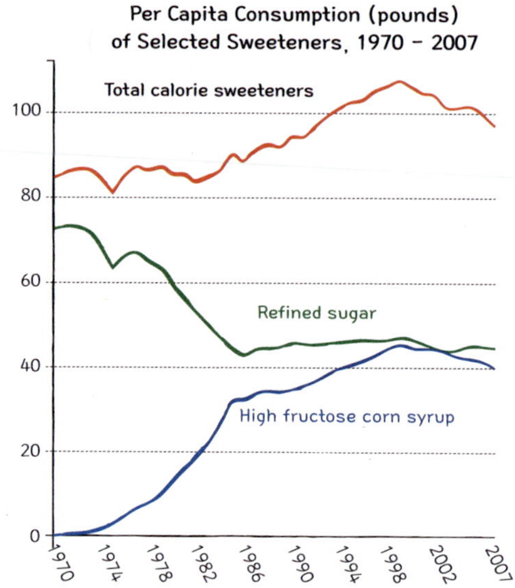

록 액상과당의 등장으로 설탕 소비량이 상대적으로 줄어들기는 했지만, 여전히 세계적으로 설탕 소비량은 꾸준히 우상향 추세를 보이고 있습니다. 단맛에 한번 길들여지면 단맛을 끊을 수 없는 것입니다. 한국보다 먼저 단맛에 길들여진 서양 국가들의 비만 인구 증가가 두드러져 보입니다. 대량 생산, 대량 소비의 시대가 열리며 우리는 자신도 모르는 사이에 설탕 중독에 빠지고 있습니다. 집에서 직접 요리해 먹던 시대에서 점차 외식을 많이 하게 되면서 소비자의 입맛을 자극하는 단짠의 음식문화로 소비자들을 유혹하고 있습니다.

여러분들이 얼마나 단 음식의 홍수 속에 살고 있는지 알아보기 위해서 외식으로 흔하게 접할 수 있는 음식 속의 당도를 측정해보았습니다. 먼저 이 자료는 저자가 개인적으로 시행한 검사를 통한 자료임을 말씀드립니다.

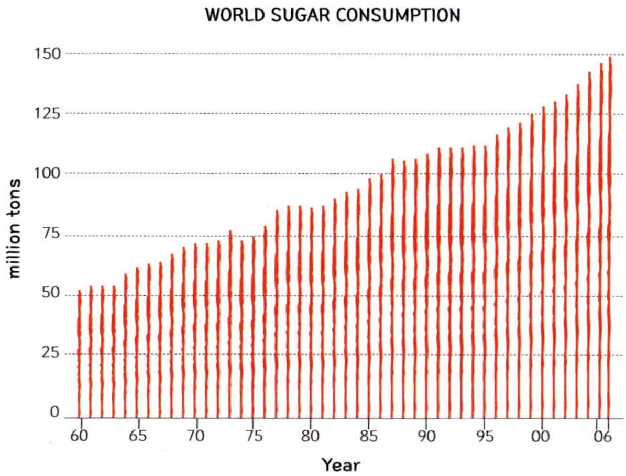

당도 측정에 이용하는 '브릭스'라는 단위는 100cc의 물에 1g의 설탕이 들어있는 당도를 의미합니다. 여기서 주의하셔야 할 것은브릭스가 높다는 말은 설탕이 많이 들어있다는 절대적인 개념만 있는 것이 아니라, 첨가된 설탕의 비율이 높다는 상대적인 개념도 포함되어 있다는 것입니다. 즉 50cc의 물에 1g의 설탕을 섞으면 2브릭스가 되는 것입니다. (저는 최대 53브릭스까지 측정이 가능한 당도 측정기를 사용했습니다.)

음식의 당도 측정에 앞서 우리가 평소에 자주 접하는 과일의 당도를 측정해본 결과 수박은 10.9브릭스, 비교적 더 단 멜론과 포도는 각각 12.0브릭스와 18.2브릭스가 나왔습니다. 그렇다면 과연 현대인이 일상생활 속에서 자주 접하는 음식의 당도는 어떠할지 보겠습니다.

설탕이 첨가되지 않은 드립 커피는 1.0브릭스, 오이냉국은 3.2브릭스가 측정되었습니다. 컵라면의 경우 사골 베이스의 맑은 국물은 3.8브릭스, 매운맛이 강조된 빨간 국물은 36.6브릭스라는 충격적인 결과가 나왔습니다. 이는 매운맛과 짠맛이 단맛을 중화시켜 높은 당도에도 불구하고 단맛이 덜 느껴지기 때문인 것으로 보입니다. 베트남 쌀국수 5.4브릭스, 분짜 소스는 43.7브릭스입니다. 베트남 음식점에 가면 돼지고기를 숯불도 아닌 부탄가스 불에 익히고, 그 태운 고기를 43브릭스가 넘는 소스에 찍어 먹습니다. 과연 건강에 좋을까요?

서민들의 최애 음식 중 하나인 돼지갈비를 보면, 돼지고기를 재운 양념이 13.2브릭스 정도 됩니다. 돼지갈비는 일반 과일과 비슷한 당도의 양념에 재워둔 고기를 불에 굽는 과정에서 당화반응(Glycation)이 일어나게 되고 이 당화반응 중 발암물질이 생기게 됩니다. 심지어 그렇게 구운 돼지갈비를 찍어 먹는 소스마저 26.2브릭스로 당도가 높습니다. 결국 직화로 태워서 발암 물질화되고, 육고기의 지방 성분에 들어있는 환경호르몬 덩어리를 단맛으로 코팅한 음식을 먹게 되는 것입니다.

맵고 짠 국물 요리로 알려진 짬뽕은 14.2브릭스, 열무 물김치는 6.2브릭스, 닭 냉국수는 12.3브릭스 정도 측정되었습니다. 아무리 브릭스가 낮다고 하더라도 국물을 다 마신다면 그만큼 많은 당을 섭취하는 것이 됩니다. 식당에서 식후에 제공되는 식혜는 15.0브릭스가 측정되었는데 이는 식사에서 탄수화물을 잔뜩 섭취한 뒤에 약 100cc 정도의 식혜를 마신다면 15g의 설탕을 추가로 섭취하게 된다는 뜻입니다.

시중에서 파는 떡볶이는 16.4브릭스이고 배달을 통해 시켜 먹은 떡볶이는 22.6브릭스로 맛을 보았을 때는 직접적인 당도의 차이를 느끼지 못하더라도 배달 음식의 자극적인 매운맛과 짠맛이 단맛을 중화시켜 본인이 섭취한 설탕의 양이 얼마나 많은지 알 수 없게 합니다.

수제 복숭아 병조림이 16.5브릭스, 그리고 시판되는 복숭아 통조림은 19.3브릭스로 약 3브릭스 정도밖에 차이가 나지 않았습니다. 과일 조림을 만드는 과정에서 엄청난 양의 설탕을 첨가하기 때문에 높은 당도가 측정되리라 예상했지만, 숙성 과정 중 복숭아에서 나온 과즙에 희석이 되어서인지 예상외로 통조림 국물의 당도는 낮게 측정된 것이 아닐까 생각됩니다. 카페에서 자주 접하는 과일 에이드는 17.4브릭스로 다 마셨을 경우엔 약 30g 정도의 설탕을 섭취한 셈이 됩니다.

야채를 맘껏 먹을 수 있는 식당이라서 손님이 늘 붐비는 골뱅이 쌈밥 식당을 가보았습니다. 골뱅이 초무침은 짜고 맵고 새콤한 양념인데다 국물마저 없기 때문에 38.5브릭스로 높은 당도가 측정되었고, 간장 돼지불고기 같은 경우는 53브릭스 이상으로 측정이 불가능했습니다. 야채를 많이 드시는 것은 좋지만 야채만 가지고는 손님들의 입맛을 사로잡을 수 없습니다. 어쩔 수 없이 자극적인 맛을 첨가해야 합니다. 저도 가끔은 찾아가서 먹기도 하지만, 가능하면 자연 그대로 원재료의 맛을 느끼는 여러분들이 되셨으면 하는 마음입니다.

한 가지 알아두어야 할 것은 어떤 음식이 단순히 브릭스가 높다고 해서 섭취한 설탕의 절대량이 높다는 말이 아니라 상대적으로 달다는 뜻이기에, 국물 요리의 브릭스가 낮다고 국물을 다 마셔버린다면 섭취한 설탕의 총량이 많을 수도 있고, 브릭스가 높더라도 조금만 먹을 경우에는 섭취한 설탕의 총량이 적을 수 있습니다. 한국인은 서양인만큼 짜게 먹지 않는데도 국물을 즐겨 먹기 때문에 소금 섭취량이 더 많다는 이론과 비슷합니다. 제가 말하고자 하는 요점은 우리의 입맛이 너무 단맛에 중독되어 가고 있다는 사실입니다. 가열하고 조리를 하는 과정에서 최종당화산물(AGEs)이 많이 만들어지기 때문에 집에서 요리할 때는 설탕을 가급적 적게 사용하시고 재료 본연의 맛을 살리는 요리를 하는 것을 추천해 드립니다. 처음에는 단맛에 중독된 입맛 때문에 식단 조절이 힘들지 몰라도 3~6개월간 건강한 식습관을 유지하고 나면 체질과 입맛이 바뀌기 때문에 오히려 자발적으로 자극적인 음식들을 피하게 됩니다.

과일 많이 먹어도 문제 없을까?

YouTube 당 #2, 3

언제부터 식후에 디저트로 과일을 먹는 습관이 생겼는지는 알 수 없지만, 먹을 것이 부족했던 시절(보릿고개)을 지난 후 그동안 못 먹었던 한을 풀려고 하는지 몰라도 기능의학적으로 볼 때는 무척이나 기피해야

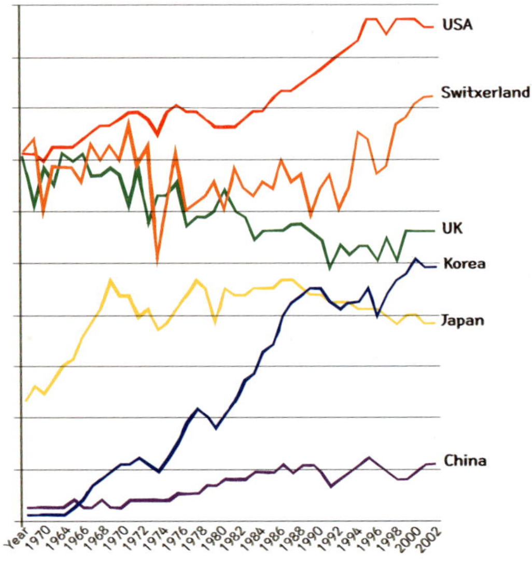

한국인은 주로 어떤 음식을 통해 당을 섭취할까

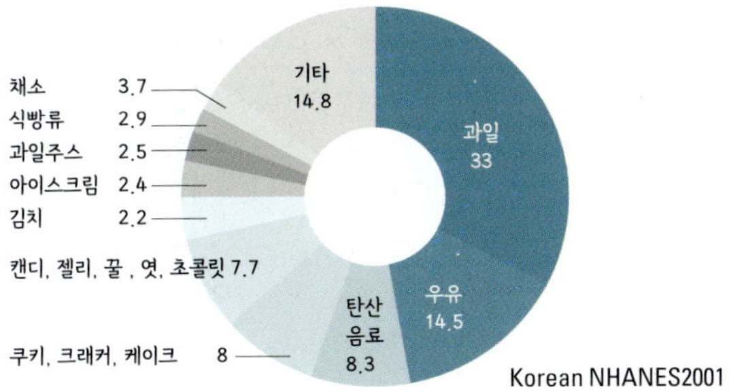

할 식습관이 생긴 것은 분명합니다. 1970년대 이후 국가 간 당 소비를 비교해 보면 한국의 설탕 소비량이 다른 나라에 비해 가파른 상승세를 보이고 있음을 알 수 있습니다. 일본을 넘어섰고 조만간 영국도 앞지를 것 같습니다. 그에 반해 영국은 1960년도부터 당 소비량이 점진적으로 감소하고 있습니다.

한국인의 당분 섭취 경로를 보면 좀 이례적입니다. 다른 나라에 비해 과일의 섭취가 33%로 가장 많습니다. 탄산음료를 통한 당분 섭취는 8.3% 정도입니다. 과일 속의 당은 자연당이다 보니 인공 감미료에 비해

주요 국가별 국민 1인당 연간 설탕 소비량 (단위 = kg)

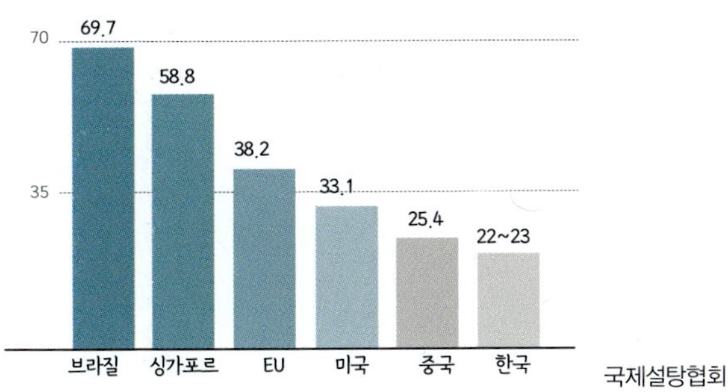

건강에 좋다는 생각과, 과일에 있는 비타민, 미네랄과 같은 좋은 영양성분을 강조하는 일부 의사들의 권유로 과당(fructose)에 대한 경각심이 사라진 모습을 보입니다. 식후 디저트로 과일을 먹는 것이 오히려 건강한 식습관이라는 오해가 생기다 보니 지방간 환자들이 콜레스테롤을 줄이고자 기름진 음식 대신 과일을 섭취하는 불상사가 벌어지기도 합니다.

기능의학자들은 가능하면 과일을 과도하게 섭취하지 않도록 권장합니다. 환자 중에 입맛이 없어 밥 대신 과일만 먹고 산다고 말씀하시는 분들이 계십니다. 이런 사람들은 마른 체형일 수 있지만 지방간이 생길 확률이 높습니다. 여기서는 과당이 무엇이며, 어떻게 우리의 몸을 망가트릴 수 있는지에 대해서 알아보겠습니다.

Relative Sweetness of Sugars and Sweeteners

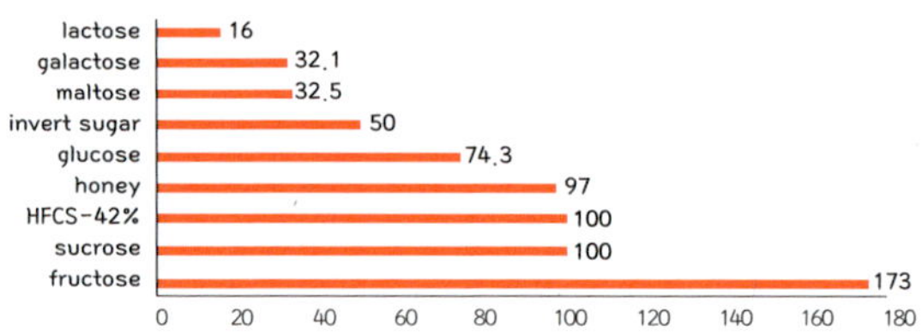

당은 크게 단당류와 이당류로 나뉩니다. 단당류에는 포도당(glucose), 과당(fructose), 갈락토스(galactose) 세 가지가 있고, 이당류에는 설탕(sucrose), 젖당(lactose, 유당), 맥아당(maltose) 세 가지가 있습니다. 설탕(sucrose)은 포도당(glucose)과 과당(fructose)이 합쳐져서 만들어지고, 젖당(lactose, 유당)은 포도당(glucose)과 갈락토스(galactose)가 합쳐져서 만들어지고, 맥아당(maltose)은 포도당(glucose) 두 분자가 합쳐져서 만들어진 것입니다.

기본적인 당도를 비교할 때 표준으로 사용되는 당은 설탕(sucrose)입니다. 위의 그래프를 보면 밑에서 두 번째인 설탕을 100이라고 가정할 때 꿀, 포도당, 맥아당의 당도는 각각 97, 74, 32.5 정도 되지만 과당은 173으로 설탕의 1.7배나 됩니다. 단당류와 이당류 중에서 과당이 가장 단맛이 강하기 때문에 과일을 좋아하는 사람들이 과일 끊기가 어려운 것 같습니다.

Sweetener	Relative sweetness	Sweetener	Relative sweetness
과당(fructose)	1.2~1.8	사카린(saccharin)	250~550
설탕(sucrose)	1.00	아스파탐(aspartame)	120~200
포도당(glucose)	0.60	수크랄로스(sucralose)	550~750
맥아당(maltose)	~0.5	시클라메이트(cyclamate)	30~50
젖당(lactose)	0.15~0.30	아세설팜칼륨(acesulfame K)	~200
갈락토스(galactose)	0.32	알리타메(alitame)	2,000

설탕값이 비싼 시절, 단맛을 정제하는 과정에서 돈이 많이 들다 보니 연구를 통해 소량으로 더 많은 단맛을 내는 인공 감미료를 만들었습니다. 인공 감미료는 자연에 존재하지 않는 성분을 화학적으로 만들어낸 물질이다 보니 자연당에 비하여 건강에 좋을 수가 없습니다. 아스파탐(aspartame), 사카린(saccharin), 수크랄로스(sucralose) 같은 경우는 각각 설탕의 200배, 500배, 750배의 단맛을 내고, 알리타메(alitame)는 무려 설탕의 2000배의 단맛을 낼 수 있습니다. 이러한 인공 감미료는 극소량으로도 설탕의 단맛을 느낄 수 있게 해주기 때문에 단맛이 필요한 여러 가지 가공식품의 원가 절감의 목적으로 사용되고 있습니다. 다

이어트 콜라나 제로(zero) 코카콜라에 들어있는 인공 감미료가 아스파탐, 슈크랄로스입니다.

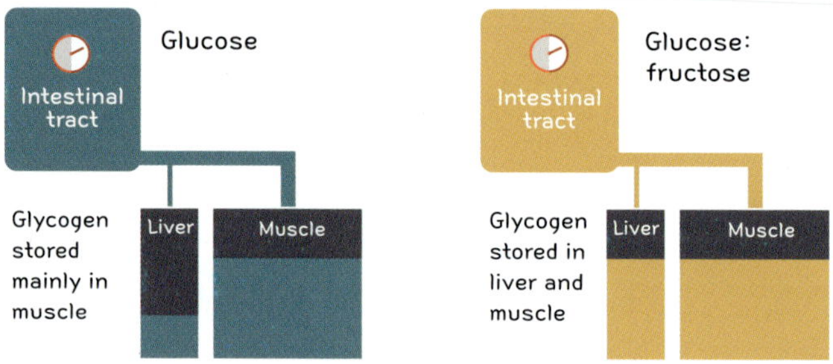

기능의학자들이 과당(fructose)을 싫어하는 이유는 단순히 단 음식을 좋아하지 않기 때문이 아니라, 신체가 대사 과정에서 섭취한 음식의 당분을 에너지로 사용하고 남은 양은 근육과 간에 저장하는 반면, 과당은 간에만 저장된다는 차이점이 있습니다. 당연히 설탕을 과도하게 섭취하면 당을 대사하는 과정이 과중해져 대사 장애를 일으킬 수 있습니다. 정상적인 당은 근육에 70%, 간에 30%가 저장되지만 과당은 간에만 저장되어 결국 간세포의 미토콘드리아에 과도하게 축적되어 지방간을 유발합니다. 이것이 마르고 과일을 많이 먹는 사람들이 지방간 진단을 받는 이유입니다.

장을 통해 흡수된 포도당(glucose)의 70%는 근육에, 30%는 간에 저장하는 데 반해서, 설탕(포도당 + 과당)은 과당 때문에 우선적으로 간에 저장되고 나머지 당은 근육에 저장됩니다. 과일 속 과당을 주로 섭취하는 분들이나 근육량이 부족한 사람은 당 저장 창고가 부족해서 지방간이 생길 확률이 더 높습니다.

설탕에 대한 여러 문제점이 논의되고 설탕에 대한 대중의 시각이 바뀌면서, 시판되는 제품 중 무설탕이라고 표기되어 있는 제품들이 점점 늘고 있습니다. 그러나 성분표를 살펴보면 액상과당, 합성 감미료 등의 이름으로 단맛을 대체해놓았습니다. 대표적 대체재로 액상과당을 들 수 있는데, 시판되는 대부분의 음료수에는 HFCS(High Fructose Corn Syrup, 고과당 옥수수 시럽)이 첨가되어 있습니다.

단 음식을 많이 먹느냐 적게 먹느냐의 문제가 아니라 어떤 방식으로 요리하느냐도 중요합니다. 조리법에 따라 차이가 발생하기 때문입니다. 고열에 튀기거나 직화한 요리에서 고급당화최종생성물(AGEs, Advanced Glycation End Products)이 많이 만들어집니다. 복잡한 개념이지만 단순하게 풀이하자면 음식을 가열하고 조리하는 과정 중 당화반응(glycation)이라는 것이 일어나는데, 이런 반응은 며칠 내에는 가역적으로 회복될 수 있으나 몇 주 이상 지속되다 보면 결국에는 비가역적 변화로 당화최종산물(AGEs)이 만들어지고, 이렇게 만들어진 당화최종산물로 인해 세포 유전자 손상과 함께 암을 유발하게 됩니다.(QR코드: The Role of Advanced Glycation End-Products in Cancer Disparity)

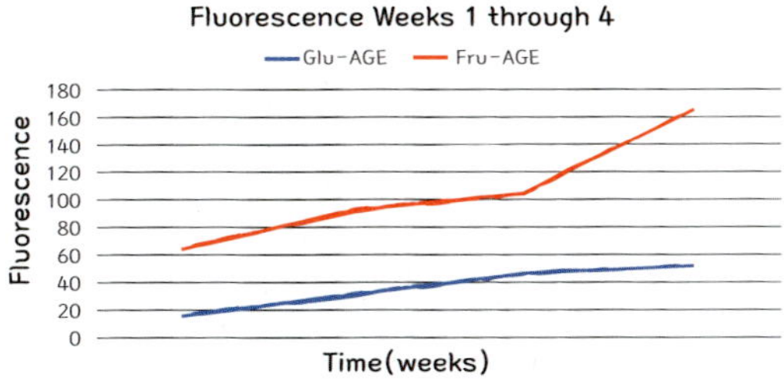

단백질과 지방을 조리하는 과정에서 설탕을 사용하면 설탕 속의 과당(fructose)이 단백질, 지방과 결합해서 당화최종산물을 만드는 경우가 포도당에 비하여 **7배 이상** 많다고 합니다.(QR코드: The differential effects of fructose and glucose on advanced glycation end-product formation and cellular damage in vitro)

고급 당화최종생성물(AGEs)이 잘 만들어지는 조건에 대해서 알아보면,

조리 온도와 조리 시간: 고온으로 가열할수록 많이 생깁니다. 100°C에서는 3시간 동안 조리하면 발생하는 데 반해서 150°C에서는 15분 만에 AGEs가 생깁니다. 끓여서 조리하는 백숙, 수육 등의 요리는 괜찮지만 고온에 튀기거나 오븐에 구운 요리는 좋지 않습니다. 맥반석 계란의 조리과정을 보면 브라우닝이 많이 진행된 것을 볼 수 있는데 이런 계란도 좋지 않습니다.

조리 방법: 수분이 충분한 상태에서 하는 요리는 AGEs를 적게 만듭니다. 수증기로 찌거나 삶거나 하는 요리들이 이에 해당됩니다.

pH(산도): pH가 낮을수록 AGEs가 적게 만들어집니다. 그러므로 식초, 레몬 등을 첨가해서 요리하시면 도움이 됩니다.

같은 식재료를 이용해서 요리했을 때 조리방법에 따른 AGEs의 생성량을 비교해보았습니다. 닭고기의 경우 백숙을 하면 AGEs를 1000 정도 만드는 데 반해 튀김을 하게 되면 6700~9000까지 만들게 됩니다. 감

닭고기(1000G)		감자(100G)	
오븐튀김	9000	삶은감자	17
일반튀김	6700	45분 구운 감자	218
직화	5250	튀김(집)	694
구이	4300	튀김(fast food)	1522
백숙	1000		

자의 경우는 삶을 경우 17 정도만 만드는 데 반해 기름에 튀기면 1522를 만듭니다.

신장, 간장 기능이 좋지 못한 환자분들의 경우 식재료를 고르는 것도 중요하지만 어떻게 요리해서 드시는가도 중요합니다.

대표적으로 잘못 알고 계시는 사실 중 하나가 아가베시럽에 대한 것입니다. 선인장 식물에서 추출한 유기농 시럽인 아가베시럽의 75%는 과당(fructose)으로, 어찌 보면 설탕보다 더 몸에 해로울 수 있습니다.

결국 기능의학자들은 **입에 넣었을 때 달다고 느끼는 모든 음식을 가급적 제한**하는 것을 권합니다. 특히 암, 당뇨, 대사질환, 자가면역, 장누수, 만성 피부염 등의 질환을 앓고 계시는 환자들은 특별히 식단 조절이 필요합니다. 가급적 야채 속에 있는 자연의 단맛을 이용해서 조리하시기를 권하며, 단 과일보다는 신 과일이 좋고, 식후보다는 식전에 과일을 드시고, 먹은 과일에서 들어오는 당분만큼 식사량을 줄이시면 좋을 것 같습니다.

혈관 건강의 적

YouTube 당 #4

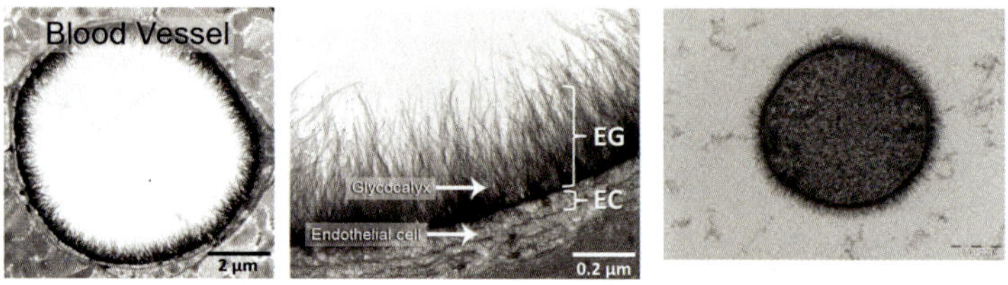

단 음식을 많이 먹어 혈당이 상승하게 되면 우리들의 혈관에는 어떤 변화가 생길까요? 건강한 혈관에는 글리코켈릭스(Glycocalyx)가 풍부하게 존재합니다. 글리코켈릭스는 glyco(당)과 calyx(껍질) 두 단어를 조합하여 만든 말로 '당 성분으로 이뤄진 껍질'이라는 의미가 있습니다. 주로 세균의 세포벽 바깥쪽으로 솜털 모양으로 자라 있는 것이 글리코켈릭스로 세균마다 고유의 형태를 지니고 있습니다. 세균뿐 아니라 우리 몸을 이루고 있는 세포들에도 이 글리코켈릭스가 존재하는데 혈관 안쪽에 배열되어 있는 혈관내피세포에서도 찾아볼 수 있습니다. 이 글리코켈릭스는 주로 당단백질(Glycoprotein)과 당지질(Glycolipid)로 구성되어 있으며 모공에 심겨진 머리카락과 같이 세포벽에 심겨져 있는 형태를 취하고 있습니다. 이 솜털들이 풍부할수록 세포가 건강하고 반대로 적을수록 건강하지 않다고 판단합니다.

혈관내피세포의 글리코켈릭스가 하는 기능은 다음과 같습니다.

세포벽의 투과성 조절: 영양분을 공급하거나 노폐물을 배출하고 또 세포벽을 통해서 세포 내로 신호를 보내는 기능을 하게 됩니다.

식별 기능: 앞서 설명했듯이 각 세포에는 고유한 형태의 글리코칼릭스가 있으며, 이 형태를 통해 세포의 종류와 건강상태까지 식별이 가능합니다.

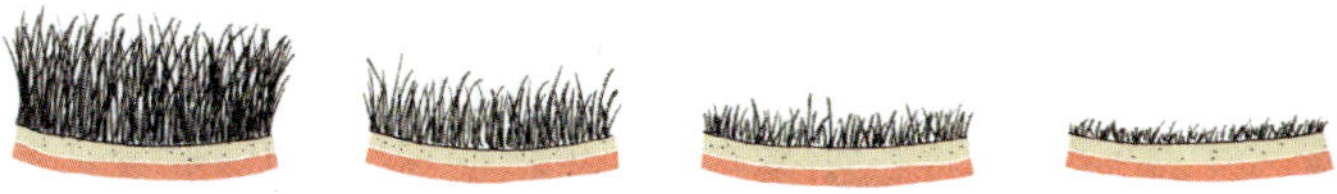

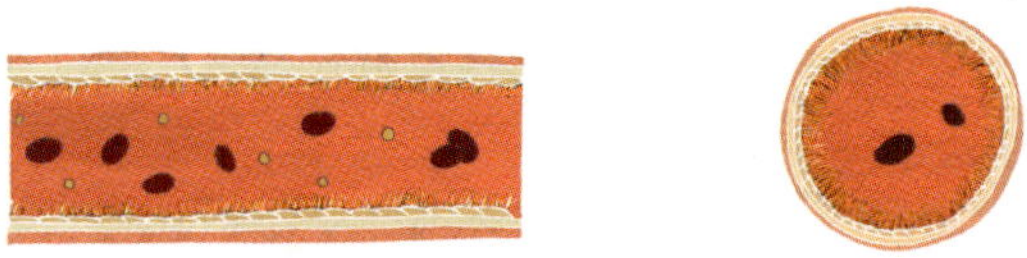

앞서 언급했듯이 당을 줄여야 하는 이유를 다시금 설명하기 위해 고탄수화물 식단을 한 직후 혈관내피세포의 글리코켈릭스의 변화를 조사한 연구자료를 소개해드리고자 합니다. 위 그림의 좌측은 정상적인 상태의 글리코켈릭스인데, 고탄수화물 식단을 섭취해 혈당이 급격하게 상승한 후 시간이 경과함에 따라 글리코켈릭스가 눈에 띄게 줄어드는 것을 볼 수 있습니다. 보통 글리코켈릭스가 회복되는 시간은 8~12시간 정도인데 우리가 매 끼니마다 고탄수화물 식사를 하거나 높은 당도의 간식을 자주 섭취할 경우 혈관내피세포의 글리코켈릭스가 회복되지 않은 상태로 오랫동안 유지될 수밖에 없습니다. 그렇다면 자연히 세포 투과성도 나빠지고 세포 외부로부터 유해한 물질들을 막아낼 여력도 사라지게 됩니다. 그렇기 때문에 간헐적 단식이나 FMD 등을 통해 공복상태를 유지함으로써 **혈관내피세포의 글리코켈릭스가 회복할 시간을 주는 것이 혈관건강을 위해 필요**합니다. 저는 하루 24시간 중 6시간 동안만 식사를 하고, 남은 18시간 동안은 공복 상태를 유지하고 있습니다.

07

간헐적 단식 vs 단식 모방 다이어트 (FMD: Fasting Mimicking Diet)

요즘은 과거보다 풍족해져 먹을 것이 없어서 굶는 사람은 거의 찾아볼 수 없습니다. 이제는 너무 많은 음식의 홍수 속에서 무엇을 골라 먹어야 할지 고민해야 하는 시대입니다. 먹을 것이 많다 보니 자연스럽게 비만 인구가 증가하고 있고, 매일매일 다이어트 관련 제품들이 쏟아져 나옵니다. 단식은 체중 감량을 원하는 사람들에게 흥미로운 주제이지만, 저는 기능 의학적 관점에서 단식을 건강을 위해 어떻게 활용할 수 있는지에 대해 이야기하려고 합니다. (QR코드: Autophagy: cellular and molecular mechanisms)

두 가지 다이어트에 대해 알아보기 전에 우선 이해해야 할 기본개념이 있는데 바로 자가포식(autophagy)입니다. 자가포식이란 세포가 손상되거나 노화로 인해 정상적인 기능을 상실하거나 바이러스에 감염되었을 때 이런 세포를 찾아서 제거하는 기능을 말합니다. 일견 무섭게 느껴질 수도 있지만 사실 자가포식은 우리의 몸을 건강하게 청소해주는 좋은 기능이기도 합니다. 우리는 보통 손상된 세포를 재생해서 다시 사용하기도 하지만, 세포가 재생할 수 없을 정도로 망가지게 되면 자칫 암세포로 진행될 수 있기 때문에 자가포식(autophagy)으로 제거하는 것이 이롭습니다.

그렇다면 어떤 상황에서 자가포식이 활성화될까요? 자가포식은 항상 일어나지만 **스트레스**가 심하거나 **금식**을 할 때 더 활발하게 일어납니다. 자가포식을 위해서 일부러 스트레스를 받을 필요는 없으므로 단식은 좋은 선택입니다. 우리가 먹는 음식은 간단하게 생각하면 몸이라는 공장을 가동하기 위한 원료입니다. 원료를 계속해서 공급하면 우리의 몸은 주어진 원료를 가지고 가동하기만 하면 되기 때문에 추가로 다른 에너지원을 찾을 필요가 없습니다. 그러나 단식을 하면 공급되는 에너지원이 사라지기 때문에 몸에서 필요한 에너지를 얻기 위해서 뭔가 해야 되고, 이때 정상적인 세포를 분해해서 사용하기보다는 손상된 세포를 분해해서 사용하는 자가포식이 더 효율적입니다.

이런 자가포식으로 얻는 이점은 다음과 같습니다.

청소: 여러분의 거실에 소파가 찢어졌다면 수리해서 쓰거나 버리고 새로 사야 할 것입니다. 자가포식은 찢어진 소파를 버리는 것과 같습니다. 소파가 있던 자리가 비워져야 새로운 소파를 살 수 있습니다. 즉, 자가포식은 새롭고 건강한 세포를 만드는 기회가 됩니다.

대사: 단식으로 공급되지 않는 에너지를 자가포식을 통해 공급할 수 있게 됩니다

면역: 감염된 세포, 손상된 세포 속에는 독소가 들어있습니다. 이런 세포는 지속적인 면역반응을 유발하여 신체의 면역 체계를 무너트립니다. 자가포식을 통해 불필요한 면역학적 소비를 줄일 수 있습니다.

자가포식의 기능을 향상 시키는 방법에는

금식: 자가포식을 위해서 어느 정도의 시간을 단식해야 할까요? 지금까지 연구된 자료에 의하면 최소 24시간(1일)에서 최대 96시간(4일)입니다. 단식해야 하는 시간이 좀 길지요? 직장생활을 해야 하는 분들께는 힘들 수 있습니다. 그래서 타협이 필요합니다. 먹으면서 단식의 효과를 내는 방법을 찾아야 합니다. 그래서 나온 방법이 단식 모방 다이어트(FMD: Fasting Mimicking Diet)입니다.

운동: 단순한 운동이 아닌 조금은 과격한 운동으로, 세포 손상을 일으켜 재생해야 하는 상태를 만들어 주는 것입니다.

무탄수화물식사: 포도당의 기본 원료인 탄수화물을 완전히 중단하는 것입니다. 탄수화물이 없으면 우리 몸에서는 지방을 대사해야 합니다. 지방 대사를 통해서 나오는 대사물이 케톤인데, 단식 모방 다이어트를 한 후 혈액을 통해서 케톤을 측정해보면 소량이지만 케톤이 측정되는 것을 볼 수 있습니다. 그러면 어느 정도 단식 모방 다이어트의 효과를 볼 수 있는 여건은 만들어진 것입니다. 그러기 위해 탄수화물 제한이 필요합니다.

자가포식에 도움 되는 음식: 항산화제 역할을 하는 강황, 생강, 마늘 등의 식재료와 커피, 녹차, 다크 초콜릿, 포도주 등 음료가 도움이 됩니다.

간헐적 단식의 방법에는 시간제한 식이, 격일 단식, 주기적 단식이 있습니다. 참고로 모든 간헐적 단식이란 그 시간 동안 칼로리가 있는 음식을 금하는 것을 뜻하며, 여기에는 커피, 우유와 같은 음료도 포함됩니다. 단식 기간 중 물과 비타민 섭취는 가능합니다.

시간제한 식이: 24시간 중 정해진 시간에만 식사를 하는 것입니다. 제가 하는 방법은 6+18로 하루에 6시간은 먹고 싶을 때 편하게 먹고, 18시간 금식을 합니다. 이때는 커피, 우유도 섭취해서는 안 되며, 물과 비타민 섭취는 할 수 있습니다. 저는 물 500cc에 비타민C 3g을 타서 그 물을 마십니다. 시간제한 식이 시 칼로리 제한은 없습니다. 단, 양질의 건강한 음식을 드시기를 권합니다. 시간제한 식이의 극한적 방법으로 하루 1일 1식이 있습니다.

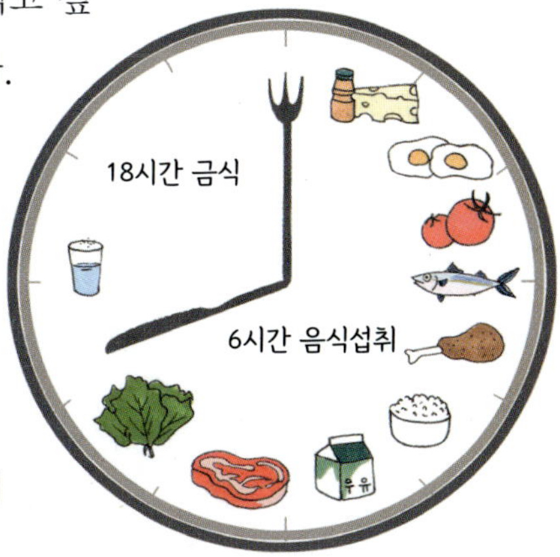

격일 단식: 하루는 정상 식사를 하고, 다음 날은 정상 식사량의 1/4 정도만 먹는 것입니다. 이런 식으로 하루 건너 하루씩 단식하는 방법도 있고, 1주일에 2일만 단식하는 5:2 식단 방법, 1일 단식과 2일 식사를 반복하는 대체일 단식(alternate day fasting)도 있습니다. 단식하는 하루 24시간은 완전히 금식하는 것이 좋기는 하지만 힘든 분들은 500~700kcal 정도 드시는 방법도 있습니다.

5:2 식단(5:2 Diet)

Day 1	Day 2	Day 3	Day 4	Day 5	Day 6	Day 7
Eats normally	Women: 500 calories Men: 600 calories	Eats normally	Eats normally	Women: 500 calories Men: 600 calories	Eats normally	Eats normally

대체일 단식(Alternate day fasting)

Day 1	Day 2	Day 3	Day 4	Day 5	Day 6	Day 7
12AM-7PM Normal eating schedule	12AM-7PM Fasting	Normal eating schedule all day	12AM-7PM Normal eating schedule	12AM-7PM Fasting	Normal eating schedule all day	12AM-7PM Normal eating schedule
7PM-12AM Fasting	7PM-12AM Normal eating schedule		7PM-12AM Fasting	7PM-12AM Normal eating schedule		7PM-12AM Fasting

주기적 단식: 1달에 1회 정도 최소 24시간 이상, 권장기간은 3~4일 동안 단식을 유지하는 방법으로, 완전단식과 정상 섭취 칼로리의 25% 정도만 섭취를 허용하는 단식도 있습니다.

제가 추천하는 간헐적 단식은 처음에는 8+16 스케줄의 시간제한 식이로 시작하는 것입니다. 하루 8시간은 원하시는 식사를 하시고 16시간은 물을 제외하고는 어떠한 음식도 섭취를 제한하셔야 합니다. 이것이 적응되었다면 점차 식사할 수 있는 시간을 줄여 7+17, 6+18로 발전하는 방법입니다. 거기에 하나 더 추가한다면 평일은 8+16으로 진행하다가, 주말에는 24시간을 금식하는 방법도 있습니다. 너무 배가 고파서 힘들다고 느끼시거나, 배에서 꼬르륵 소리가 계속 들릴 때 식사하는 것을 추천해 드립니다.

간헐적 단식의 효과를 기대하면서 변형된 방법이 단식 모방 다이어트(FMD:Fasting Mimicking Diet)입니다. 이는 1달에 5일만 단식하는 방법으로, 5일 동안 실제로 여전히 일부 음식을 섭취하면서 단식을 하고 있다고 생각하도록 신체를 효과적으로 속이는 것입니다. 첫날은 단백질 10%, 지방 56%, 탄수화물 34%로 구성된 1,100kcal 정도 음식을 나눠서 섭취하고, 둘째 날부터 다섯째 날까지는 단백질 9%, 지방 44%, 탄수화물 47%로 구성된 725kcal를 섭취합니다. 매일 해야 하는 간헐적 단식에 비해서 1달에 5일만 칼로리를 제한하는 식사를 통해 좀 더 쉽고 간편하게 간헐적 단식과 유사한 효과를 볼 수 있습니다.

간헐적 단식과 단식 모방 다이어트 중에서 자신이 선호하시는 방법을 선택하되, 유념하셔야 할 점은 **단식을 하는 목적과 단식을 통해서 얻을 이익이 무엇인지** 확실하게 알고 단식을 해야 한다는 것입니다. 단순 체중감량이 목적이 아니라 자가포식 기능을 향상시켜서 건강한 세포를 유지함으로 향후 발생할 수 있는 질병을 예방하는 것이 단식의 주된 목적입니다.

PART VI

기능의학을 알면 건강이 보인다

질환별 기능의학 관리

01 불면증, 우울증

환자: "기력도 없고 피곤한데 밤에 잠을 잘 못 자요. 밤에 편하게 잠을 자보는 게 소원입니다. 수면제에 의존하지 않으면 잠이 오질 않아요. ㅠㅠ;;"

의사: "평소 운동은 어떻게 하시나요?"

환자: "거의 잘 못하고 있습니다."

의사: "외출 하실 때 선크림은 바르시나요?"

환자: "네. 잘 바르고 있습니다."

의사: "위장관 증상은 어떠실까요? 소화는 잘되시는지요? 대변은 어떻게 보시나요?"

환자: "조금만 과식을 해도 소화가 잘 안되구요. 변비가 조금 있습니다."

의사: "녹차나 커피를 마시면 어떠세요?"

환자: "커피, 녹차 모두 마신 날이면 불면증이 더 심해져서 못 마십니다."

의사: "그러면 정리는 되었습니다. 제가 설명을 해드릴 테니 제가 지시하는 대로 따라 하시며 치료를 시작해보겠습니다. 우선 하루 1시간 정도 선크림을 바르지 마시고 최대한 피부를 햇볕에 노출하면 걸으세요. 식전에는 식초물을 한 모금 마시거나 발사믹 식초 드레싱 샐러드를 에피타이저로 드시고, 식사는 천천히 꼭꼭 100번 씹어서 삼키시고, 아침저녁으로 붕어 운동 10분씩 해주시고, 저녁에는 머리끝까지 따뜻하다는 느낌이 들 때까지 족욕을 1회 해주세요. 커피는 가급적 오전에 드시고, 녹차는 아무 녹차나 드시지 마시고 좋은 녹차를 드셔야 테아닌 성분이 수면에 크게 방해를 주지 않을 수 있습니다. 모든 식재료는 농약을 사용하지 않은 유기농, 무농약으로 고르시고, 변비가 오지 않도록 섬유질이 풍부한 식단으로 바꾸세요. 1주에 1회는 당근, 감자를 넣은 카레를 드시고 운동 후에는 바나나, 아보카도 같은 과일을 드시면 좋습니다. 오늘 제가 수액치료와 함께 성상신경절차단술(SGB)를 해드릴 겁니다. 다음 주에 오늘 드린 숙제를 잘하시고 내원해주세요."

1주일 후 내원

의사: "좀 어떠셨어요?"

환자: "선생님! 선생님! 지난주에 선생님께서 목에 주사를 놔주셨는데, 그날 저녁에 완전 곯아떨어져서 너무 푹 잤습니다. 너무 신기했어요."

의사: "수면에 영향을 주는 신경절을 자극해드렸을 뿐입니다. 수면은 여러 가지 복잡한 기전을 통해서 조절되는데요. 우선 나이가 들면 멜라토닌 합성기능이 떨어져서 잠이 들기 힘들어집니다. 저녁에 TV를 시청하시거나 휴대폰을 보시는 것도 수면의 질을 떨어뜨리는 이유가 됩니다. 장관 기능도 수면에 영향을 미치므로 장이 건강해

야 수면의 질도 좋아집니다. 당분간 자율신경 밸런스가 맞아질 때까지는 SGB를 해드릴 것입니다. 그 후에는 제가 알려드린 운동을 통해서 기본적인 몸 관리를 잘하셔서 스스로 수면의 질을 조절할 수 있는 건강한 몸을 만드셔야 합니다."

기능의학적 문제로 저희 병원을 방문하시는 환자 중 수면장애가 차지하는 비중이 30~40%에 달할 정도로 점점 더 많은 비율을 차지하고 있습니다. 수면 중에는 아주 중요한 일들이 벌어집니다. 낮 동안 쌓아놓았던 대사물질을 해독하고 산화스트레스 물질을 제거합니다. 그런데 밤에 숙면을 하지 못하면 이러한 해독작용을 정상적으로 완료할 수 없기 때문에 다음 날까지 남은 독소가 쌓이게 됩니다. 이런 날들이 계속해서 반복되다 보면 결국 심각한 해독 장애 증상을 경험하게 됩니다. 여기서는 수면장애를 유발하는 여러 가지 원인에 대해서 배워보도록 하겠습니다.

아데노신 부족, 카페인 과잉 YouTube 불면증 #1

낮 동안 열심히 일하면 우리 몸에 아데노신(adenosin)이 쌓이게 됩니다. 아데노신은 Adenosine triphosphate(ATP)라는 에너지원에서 3개의 인산기(phosphate)를 하나씩 떼어내면 최종적으로 남는 것으로 육체적 활동을 많이 할수록 아데노신이 많이 만들어집니다. 아데노신이 부족하면 잠들기 어렵기 때문에 이런 사람은 몸을 많이 사용하는 일을 하면 좋습니다. 육체적 활동량이 적고 정신적인 스트레스를 많이 받는 분들에게 불면증이 많은 이유입니다. 아데노신이 하는 기능을 방해하는 놈이 있는데 바로 카페인입니다. 카페인은 아데노신이 붙어야 할 자리에 달라붙어 각성을 유지하게 합니다. 카페인의 분자구조는 아데노신과 유

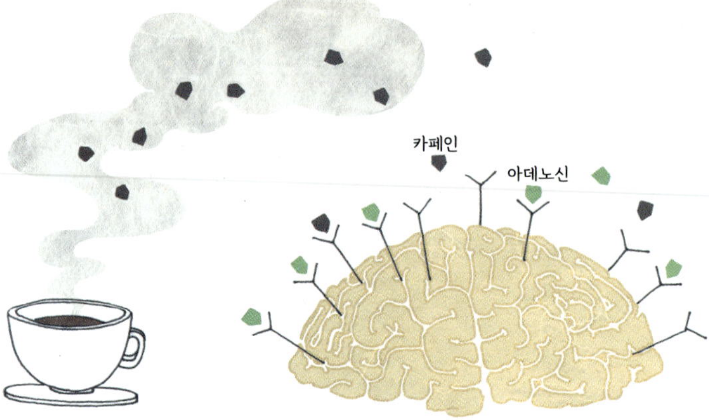

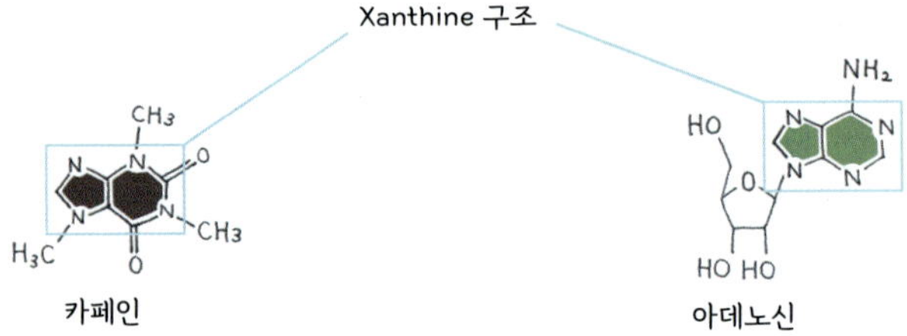

사합니다. 열쇠 구조가 비슷하다 보니 아데노신이 들어가야 할 자물쇠에 카페인이 결합해서 수면을 방해하는 것입니다. 카페인의 효과는 15~45분 이내에 나타나고 반감기가 6시간이기 때문에 오전의 커피는 문제가 안 되지만, 오후 6시 이후에 드시면 잠을 잘못 자는 경우가 발생할 수 있습니다. 그런 분들은 가급적 오전에만 커피를 드셔야 합니다.

멜라토닌(Melatonin) 부족 YouTube 불면증 #2

수면호르몬인 멜라토닌이 부족하면 오랫동안 수면이 유지되지 않습니다. 나이가 들면 자연적으로 멜라토닌 분비량이 줄어들기 때문에 "나이 들면 잠이 없어져."라는 말씀을 하게 됩니다. 멜라토닌은 세로토닌(serotonin)을 통해 만들어지고, 세로토닌은 트립토판

(Tryptophan)이라는 아미노산을 통해서 만들어집니다. 트립토판은 섭취한 음식 속의 단백질 성분이 장관을 통해서 흡수되며 공급됩니다. 결국, 문제는 나이가 들어감에 따라 위장 기능이 떨어져 위에서 위산과 펩신(pepsin) 생산량이 줄어 먹은 음식을 잘 분해하지 못하는 것입니다. 분해되지 않은 단백질은 영양소가 아니라 반응을 유발하는 이물질로 작용합니다. 그래서 나이 드신 분들이 잠이 없어지고, 피부가 가려워지는 이상현상이 나타나는 것입니다. 나이가 들어 수면장애가 생기신 분들은 '장'을 먼저 치료해야 합니다. 이는 치유하는 데 오랜 시간이 걸릴 수 있기 때문에 외부에서 멜라토닌을 추가로 보충하는 경우가 많습니다. 기능의학자들 중 수면장애가 없어도 스스로 멜라토닌을 섭취하시는 분들이 있는데, 멜라토닌이 우리 몸에서 하는 기능을 알게 되면 왜 수면장애가 없이도 멜라토닌을 복용하는지 이해하실 것입니다.

멜라토닌의 기능은 다음과 같습니다.

항산화제: 혈액뇌관문(BBB: blood brain barrier)을 통과하는 항산화제로 뇌에서 발생하는 여러 가지 산화스트레스로 인해 손상당한 뇌 조직 재생을 돕습니다.

스트레스 해소: 낮 동안 쌓인 교감신경의 흥분과 부신 피로를 줄여줍니다.

미주신경(Vagus nerve) 기능 향상: 심장 박동, 장관 소화, 혈액 순환 등의 기능을 담당하는 부교감 신경의 기능을 향상시켜줍니다.

기타: 간 해독, 신장기능 향상, 건강한 뼈 생성, 말초신경 손상 재생 등의 기능도 있습니다.

불면증이 없는 정상인이 항산화 목적으로 멜라토닌을 섭취할 때는 1~2mg 정도를 권장하지만, 수면장애가 있는 분이나 암환자의 경우는 기능의학자와 상의해서 복용량을 정하시는 것을 추천해 드립니다.

블루라이트의 공격

YouTube 불면증 #2

요즘 거리에서 손에 핸드폰을 들고 있지 않은 사람을 찾는 게 서울에서 김서방 찾기보다 어려울 것 같습니다. 모든 사람이 손에는 핸드폰을 들고 수시로 들여다봅니다. 또 밤에는 TV 앞에 앉아서 TV를 시청합니다. 저만해도 아침에 출근해서 오전 7시부터 오후 6시까지 컴퓨터 앞에서 하루종일 모니터를 쳐다봅니다. 눈도 침침해서 어둡게 하면 잘 보이지 않으니까 화면을 밝게 해서 봅니다. 오후 진료를 마칠 때가 되면 눈의 피로가 느껴집니다. 환자분들과 상담하다 보면 많은 분들이 불면증에 시달리는 것을 볼 수 있습니다. 불면증을 유발하는 원인은 과도한 커피 섭취, 장누수에 의한 트립토판 부족, 스트레스로 인한 코티졸의 증가, 업무상 밤낮이 바뀌는 직업 등 수없이 많습니다.

또 다른 문제 중 하나는 블루라이트의 공격입니다. 모니터에서 나오는 블루라이트는 눈에 산화스트레스를 주고, 더 나아가서 뇌 속 송과체(pineal gland)의 멜라토닌의 합성을 방해합니다. 블루라이트가 눈을 통해 뇌로 들어오면 바로 송과체로 가는 게 아니라 경추부의 상경신경절(superior cervical ganglion)로 내려갔다가 송과체로 다시 올라옵니다. 그래서 간혹 경추부 문제를 해결해주면 불면증 증상도 같이 좋아지는 경우가 있습니다. YouTube 상담영상#11 멜라토닌은 밤에 나오는 수면호르몬입니다. 밤이 되면 어두워지는데 그것은 휴식을 취하라는 뜻입니다. 낮에 열심히 일했다면 밤에는 쉬어야 하지만 요즘은 저녁에도 쉴 수 없는 시대입니다.

그렇다면 어떻게 해야 멜라토닌 생성을 방해하는 블루라이트의 공격에서 벗어날 수 있을까요? 휴대폰을 손에서 놓지 않는 습관이 있다면, 휴대폰의 여러 기능 중 블루라이트를 끄는 기능을 저녁 시간에 맞춰서 셋팅해 놓으면 좋을 듯 합니다. 주무실 때, 빛이 눈으로 들어오면 안 되므로 주변을 어둡게 하시고 창문을 통해서 들어오는 빛도 차단하는 게 좋습니다. 암막 커튼과 안대를 사용하시는 것도 도움이 됩니다.

우울한 사람들이 단 음식을 찾을 때가 있습니다. 저혈당의 증상을 해결하기 위해서 단 음식을 먹고 혈당이 올라가면 뇌의 흥분 중추가 자극되어 기분이 좋아지기 때문입니다. 그러나 이런 경우 혈당 조절과정에서 갑자기 혈당이 떨어지면 오히려 불안과 우울증 증상이 더 악화되는 경우를 보게 됩니다. 평소 식욕은 없는데 순간순간 단 음식이 당긴다고 느끼는 분은 세로토닌 부족 환자일 가능성이 큽니다. 우울증은 불면증

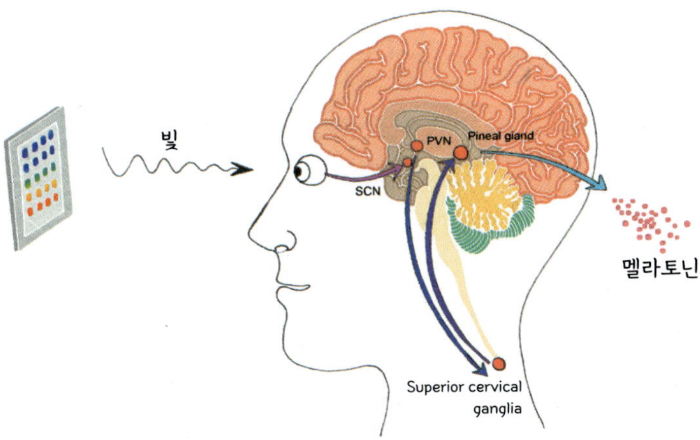

과 아주 밀접한 관련이 있습니다. 수면호르몬인 멜라토닌(melatonin)의 전구물질이 '기쁨 호르몬'인 세로토닌(serotonin)이기 때문입니다. 다음과 같은 세로토닌의 주요 기능에 대해서 바르게 알면 우울증 환자들의 치료에도 도움이 될 것 같습니다.

YouTube 질환리뷰 #19

수면 및 감정: 건강한 수면과 우울증 증상을 호전시킵니다.

(QR코드: Influence of Tryptophan and Seroto nin on Mood and Cognition with a Possible Role of the Gut-Brain Axis)

배변: 장관 운동에 영향을 주어 변비를 완화시켜 줍니다.

혈액응고: 혈소판에 있는 세로토닌이 상처 부위에 작용하여 빠른 상처 회복을 돕습니다.

통증: 섬유근육통과 통증 조절에 도움이 됩니다.

혈중 세로토닌을 높이는 방법은 다음과 같습니다.

운동: 유산소 운동을 하면 세로토닌 생성에 도움이 됩니다. (Front. Psychol., 07 January 2016 Neuromodulation of Aerobic Exercise-A Review)

식사: 세로토닌 합성의 원료인 트립토판이 풍부한 칠면조, 달걀, 시금치, 견과류, 아보카도, 바나나 등의 음식을 드시면 도움이 됩니다.

마사지: 사랑하는 사람으로부터 마사지를 받을 때 기쁨 호르몬인 세

로토닌이 30% 증가하였다고 합니다. 부부간 서로 마사지를 해주시면 기쁨 호르몬도 올라가고 부부 금슬도 좋아질 것 같습니다.

햇빛: 날씨가 흐리면 기분도 우울해진다고 하지요. 실제로 햇빛을 쬐면 체내 세로토닌 농도가 증가한다고 합니다. 자연광은 피부에서 비타민D 합성을 돕고, 비타민D는 세로토닌의 생성과 기능을 돕습니다.

가장 좋은 방법은 반팔, 반바지 차림으로 햇빛을 쬐면서 조깅을 한 후에 바나나 하나를 먹고 사랑하는 사람으로부터 마사지를 받는 것입니다.

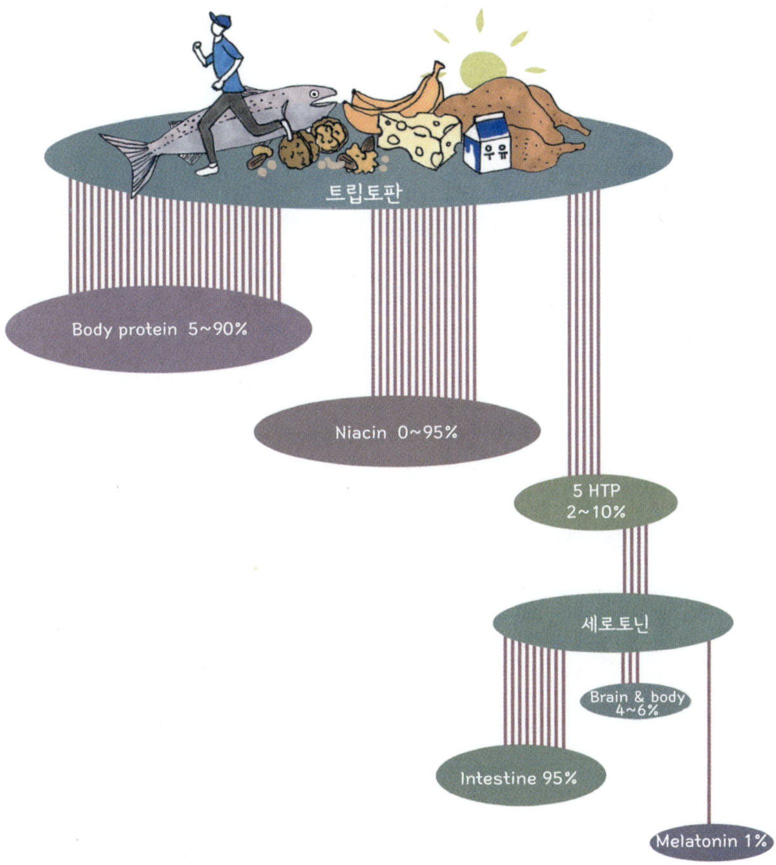

트립토판은 필수 아미노산으로 체내에서 합성할 수가 없으므로 음식으로 섭취하거나 보조제로 먹어야 합니다. 우리가 먹는 트립토판의 90%는 체내 단백질, 나이아신(niacin), 피콜리네이트(picolinate) 합성의 원료로 사용되고 남은 10% 정도가 5-HTP 합성의 원료로 사용됩니다. 체내 염증반응이 심해지면 트립토판이 많이 필요하기 때문에 상대적으로 5-HTP를 만들 원료가 부족해질 수 있습니다. 장에서 만들어지는 세로토닌의 95%는 장에서 사용되고 나머지는 혈소판을 통해 필요한 곳에 전달됩니다. 문제는 완성품인 세로토닌은 BBB를 통과할 수 없기 때문에 뇌로 들어갈 수가 없습니다. 그러나 원료가 되는 트립토판이나 5-HTP는 BBB를 통과할 수 있습니다. 그렇게 통과된 트립토판, 5-HTP 중에서 1% 정도만 멜라토닌이 됩니다. 조금만 체내 필요량이 증가하면 뇌의 멜라토닌 합성에는 큰 영향을 미치게 됩니다. (QR코드: Tryptophan supplementation and serotonin function: genetic variations in behavioural effects)

트립토판 대사에 영향을 미치는 또 따른 요인이 있는데 바로 기능의학자가 싫어하는 환경 호르몬 역할을 하는 제초제(Glyphosate)입니다. 글라이포세이트(제초제)가 인체에 미치는 여러 가지 악영향 중 트립토판 대사와 관련된 사항은 다음과 같습니다.

1. 음식을 통한 트립토판 흡수를 억제합니다.
2. 염증반응이 증가하여 트립토판의 체내 사용량이 많아져서 트립토판이 고갈됩니다.
3. 뇌에서 멜라토닌 합성을 억제합니다.

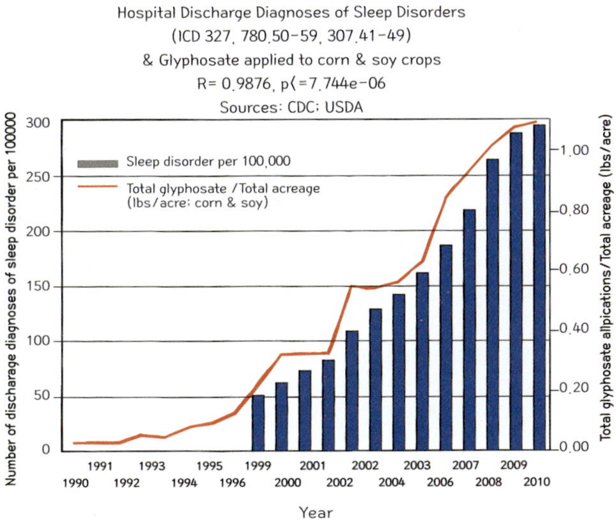

(QR코드: Glyphosate's Suppression of Cytochrome P450 Enzymes and Amino Acid Biosynthesis by the Gut Microbiome: Pathways to Modern Diseases)

미국에서 1998년부터 2010년까지 수면장애 유병률과 제초제 사용량과의 관련성에 관한 연구한 자료를 보면 글리포세이트 사용이 증가함에 따라 수면 장애의 유병률도 증가한 것으로 나타났습니다. 우리가 매일 먹는 음식 속에 들어있는 글라이포세이트가 우리의 수면을 위협하고 있는 것입니다. 이쯤 되면 글라이포세이트가 꿈에서도 나올까 무섭습니다. 최대한 적게 섭취하려고 노력하고, 그동안 체내 쌓아 놓은 것은 어떤 방법을 이용해서라도 체외로 배출하려는 노력이 필요합니다. 집에서 할 수 있는 가장 간단한 방법은 다음과 같습니다.

섬유질이 풍부한 현미 식단

자기 전 올리브 오일 10cc정도 복용: 좋은 올리브오일은 입에 넣으면 쓴 맛이 납니다. 단 위장이 좋지 않은 분들에게는 복통을 유발할 수도 있으므로 올리브 오일을 드신 후 속이 불편한 분들은 위장치료부터 하셔야 합니다.

활성탄: 숯을 갈아서 먹는 분들이 있는데 그렇게 드시기보다는 제약사에서 개발한 불순물을 제거한 약물을 복용하시거나, 의사에게 처방받은 전문의약품을 드시기를 추천해 드립니다. 이 약을 드시면 변이 물러질 수 있으므로 의사와 상의해서 적당히 가감하시기 바랍니다.

02 기능성 갑상선 기능저하

YouTube 질환리뷰 #12

환자: "원장님~~~!! 저는 손발이 차고, 피부도 가렵고, 몸이 붓는것 같기도 하고, 너무 피곤해요. 최근 머리카락도 많이 빠지는 것 같구요. 소화가 잘 안되고 변비도 생겼어요. ㅠㅠ;;"

의사: "그러세요. 많이 힘드시겠네요. 혹시 다른 병원에서 검사는 받아 보셨나요?"

환자: "네. 근처 내과에서 갑상선 검사도 받아보고 했는데, 검사 결과에는 이상이 없다고 하시면서 스트레스 해소 잘하고, 운동도 하고, 잘 주무시고, 잘 드시라고 하셨어요."

의사: "평소 운동은 하세요?"

환자: "하고는 싶은데 너무 기력이 없어서 조금만 움직여도 빨리 지쳐요."

의사: 환자분의 얼굴을 살핀 후 "혓바닥을 내밀어 보세요."

환자: "아~~"

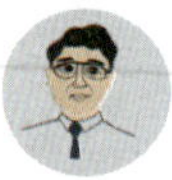
의사: "손바닥을 밑으로 해서 손등을 보여주세요."

환자: "여기요."

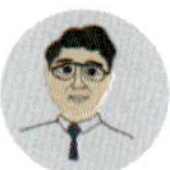
의사: "환자분의 검진과 혈액검사 결과를 볼 때 갑상선 기능저하증 같아요"

환자: "어머나! 검사 결과에 그게 나와요? 내과에서는 이상이 없다고 했는데요?!"

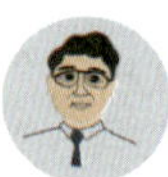
의사: "네. 나옵니다. 환자분의 검사 결과를 보니까 갑상선 기능을 하는 T3, free T4, TSH는 정상에 가깝지만 rT3가 너무 높습니다. 이렇게 되면 실제 기능을 하는 갑상선호르몬인 T3를 방해하기 때문에 본인은 갑상선 기능저하 증상을 느끼게 되는 것입니다. 그리고 그 rT3가 높아진 이유는 산화 스트레스와 중금속 때문인 듯합니다. 혈중 독성 중금속이 기준치를 넘었습니다. 비타민D도 너무 낮구요. 미네랄 중에서는 아연(Zn),셀레늄(Se)이 좀 부족합니다. 이러한 영양소가 부족해 지면 갑상선 호르몬 합성을 잘 못하게 됩니다. 당분간 식단에 '굴'로 전을 만들어 드시고, 시장에서 신선한 대구 사셔서 대구탕 끓여 드세요. 식후 간식으로는 브라질넛 2알씩 드세요. 앞으로 치료받으시면 환자분이 불편하게 느끼시던 증상이 금방 좋아지실 거에요. ^^;;"

환자: "감사합니다. 그래도 해결책이 있다고 말씀하시니 살 거 같습니다. ^^;;"

우리 몸에서 갑상선이 하는 기능에 대해서는 앞서 '요오드' 파트에서 이미 말씀드렸습니다. 간단하게 한 번 더 정리해보면, 가장 기본적인 생리학적 기능들인 심장박동, 혈당 조절, 성호르몬 조절, 뼈 생성 및 근육 수축, 체온 조절, 몸무게 조절, 어린이의 뇌 신경 발달 등 가장 기본적인 생리적 기능에 관여하며 부신과 협력하여 스트레스 환경에 적응하는 데 도움을 줍니다. 전쟁이라고 생각하면 최전선에서 우리 몸을 위해 열심히 싸우고 있기 때문에 감염과 자가 면역에 취약한 것입니다. 전쟁을 치를 때 최전선의 피해가 가장 클 수밖에 없는 것과 같습니다. 그래서 건강검진 목적으로 갑상선 초음파 검사를 하면 작은 결절이 없는 사람을 찾기 어려운 이유도 바로 여기에 있습니다. 갑상선의 기능은 결절의 유무와는 무관합니다. 남은 정상 갑상선 조직으로 몸에 필요한 호르몬을 충분히 만들 수 있다면 혈액검사에서 갑상선 기능은 정상으로 나올 것입니다. 대부분 일차적으로 진행하는 검사 항목으로는 TSH와 free T4, free T3가 있습니다. TSH(갑상선자극호르몬)는 뇌하수체에서 분비하는 호르몬으로 몸속에 갑상선 호르몬이 부족하면 증가하고, 충분하면 감소하며 몸의 필요에 따라서 호르몬 분비량을 미세하게 조절하는 기능을 하고 있습니다.

대부분의 검사 결과는 환자분이 불편하게 느끼는 증상보다 앞서 변하기 때문에 검사를 통해서 먼저 이상 여부를 판단해서 미리 조치를 취할 수 있습니다. 그러나 갑상선 호르몬은 혈액검사 결과에서는 정상으로 나타났지만, 환자분 스스로는 갑상선 기능이 저하된 증상을 호소하는 경우가 있다는 데 문제가 있습니다. 환자분들이 우선적으로 느끼는 갑상선 기능저하 증상들은 다음과 같습니다.

손톱 변형: 무른 손발톱(brittle nail) 이라고 하는 세로줄이 생기게 됩니다. 손톱이 잘 부스러지고 깨지는 경우도 해당됩니다.

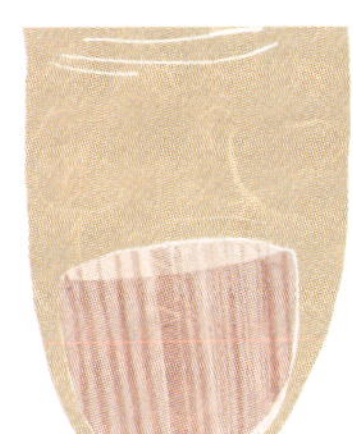

기초 체온: 아침 기상 시 체온이 36.5°C 미만일 경우 갑상선 기능이 저하되고 있다고 판단할 수 있습니다. 기초 체온을 측정할 때는 가능하면 수은체온계를 사용하여 겨드랑이에 넣고 5분 이상 유지한 후 측정해야 하며, 침실에 다른 온열 기구는 없어야 합니다. 기초 체온이 떨어지면 인체 중심부에서 멀리 떨어질수록 체온이 더 떨어지기 때문에 손발이 차게 느껴지게 됩니다.

눈썹 변형: 눈썹의 바깥쪽 1/3이 사라지는 증상으로 잉글랜드 제임스 왕의 왕비인 '앤'의 눈썹에서 유래되었다고 하여 앤 왕비의 사인(Queen Anne's sign)이라고도 합니다. 갑상선 기능저하뿐만 아니라 아토피 피부염이 있는 경우에도 발생할 수 있습니다.

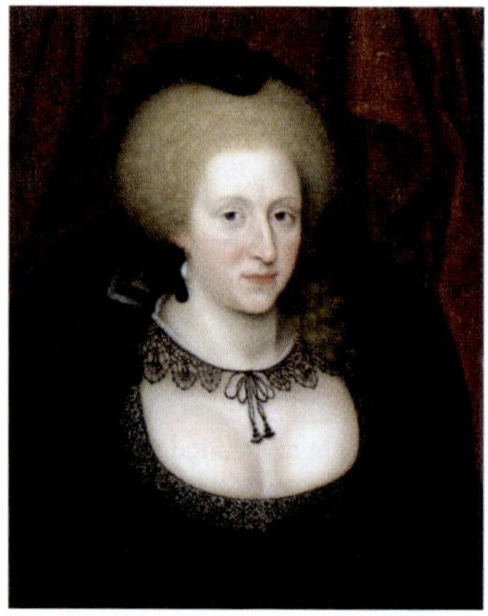

혀 변형: 점막부종의 진행 정도에 따라서 혓바닥 가장자리에 이빨에 눌린 자국이 발생할 수 있습니다. 입을 벌려서 혀를 내밀었을 때 정상인의 경우 혓바닥 주위에 공간이 어느 정도 있지만, 갑상선 기능이 떨어진 분들은 혀의 부종으로 인해서 공간이 없이 꽉 차 있는 경우를 보게 됩니다.

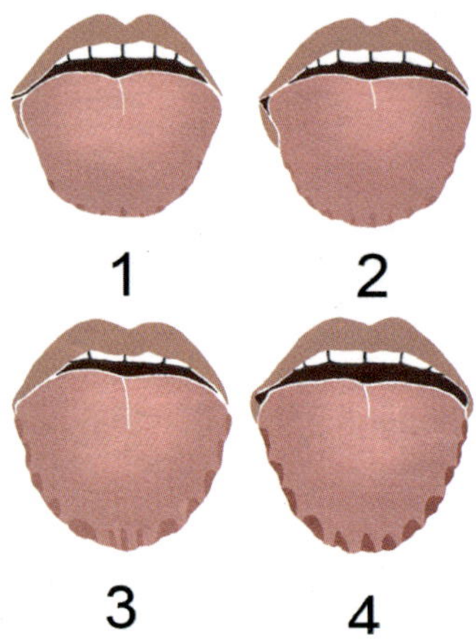

만성피로, 만성 통증, 부종 등의 설명할 수 없는 증상이 동반되기도 합니다.

위와 같은 여러 가지 증상으로 병원을 방문하여 혈액검사를 진행하였지만 검사 결과 이상이 없다는 말만 듣고서 돌아오시는 분들도 많습니다. 그렇다면 왜 갑상선 호르몬검사에서 이상이 없지만 본인은 갑상선 기능저하 증상을 경험하게 되는지에 대해서 알아보도록 하겠습니다.

갑상선 호르몬에는 저장 형태의 갑상선 호르몬 T4와 활성형의 갑상선 호르몬 T3가 있습니다. 실제 우리 몸에서 갑상선 호르몬 역할을 하는 것은 T3입니다. 타이로신(tyrosine)이라는 기둥에 요오드 4분자가 붙어 있는 것이 T4이고, 요오드 1분자가 떨어져 나간 것이 T3입니다. (QR코드: Chemistry of Thyroid Hormones)

여기서 요오드가 떨어져 나간 위치에 따라서 T3가 되기도 하고 rT3(reverse T3)가 되기도 합니다. 이것이 매우 중요합니다. T3와 rT3를 구별하는 이유는 확연한 기능의 차이가 있기 때문입니다. T3가 정상적인 갑상선호르몬 기능을 한다면, rT3는 그와는 반대로 비활성형으로 역할을 못 함과 동시에 T3 호르몬을 방해하는 역할을 합니다. 기본적인 **혈액검사에서 T3, T4 검사 결과가 정상일지라도 rT3가 높으면 여러분은 갑상선 기능저하 증상을 경험할 수 있다는** 뜻이 됩니다.

그렇다면 rT3는 무조건 나쁜 호르몬인가? 그렇지 않습니다. rT3는 정상적인 상태에서도 만들어집니다. rT3도 역시 우리의 몸에 필요한 기능이 있습니다. 자칫 번아웃이 될 수 있는 상태를 조절해주는 기능을 합니다. T3 호르몬은 몸의 기능을 활성화된 상태로 유지할 수 있게 도와주는데 쉬고 싶거나, 에너지 대사를 잠시 멈춰야 할 때까지 T3가 활성화되면 우리의 몸은 쉴 수가 없게 됩니다. 이럴 때 rT3나 나와서 이런 상승된 대사를 조절해줍니다.

예를 들어서 아침밥을 먹을 때와 아침밥을 먹지 않을 때 혈액검사를 해보면 rT3의 차이가 있습니다. 아침을 먹을 때는 먹은 음식을 대사해야 하기 때문에 rT3는 떨어지고 T3는 증가하게 되지만, 금식을 하면 rT3가 증가합니다. 그래서 다른 검사와는 다르게 rT3 검사는 식후에 진행하는 것이 좋습니다. 식사로 인한 변화가 rT3 판독에 영향을 미치지 않게 하기 위해서입니다. 감염, 자가면역, 소모성 질환 등으로 스트레스가 증가한 상태에서도 인체는 rT3를 증가시켜서 에너지를 보존하려는 노력을 하게 됩니다. 갑상선 기능 항진증 환자의 경우도 T3호르몬에 의한 번아웃을 막기 위해서 rT3를 많이 만들기도 합니다.

체내에서 정상적으로 만들어지는 T4 호르몬의 7% 정도는 바로 T3로 변환되어 사용되고, 나머지 93% 중 60%는 간에서 T3로 전환됩니다. 그래서 간 기능 장애가 있을 경우 T3 생성에 문제가 생길 수 있습니다. 그리고 남은 40% 중에서 20%는 장내세균에 의해서 T3로 변환되기 때문에 장내세균 불균형이 있거나 장누수증후군(LGS)등의 상황에서도 rT3가 증가할 수 있습니다. 정상적인 상태에서 rT3 생성 비율을 20% 정도로 본다면 혈액검사 결과 T3/rT3의 비율은 대략 5 정도 됩니다. T3/rT3 비율이 5보다 낮을수록 갑상선 기능이 상대적으로 떨어져 있다고 판단할 수 있습니다. (QR코드: “T3 and T4, what is the fate of thyroid hormone?)

T4에서 T3로 전환 시 rT3를 많이 만드는 원인은 다음과 같습니다.

스트레스: 번아웃을 막기 위한 기전으로 이해하면 좋을 것 같습니다. 스트레스 호르몬인 코티졸이 증가하면 rT3도 같이 증가합니다.

외상: 조직에 손상이 있을 때 재생 과정이 필요한데 계속해서 에너지를 소진하게 되면 재생이 느려지기 때문입니다.

단식: 몸에 필요한 에너지보다 적은 양을 섭취하게 되면 몸에서는 적은 양으로 몸을 조절해야 하기 때문입니다. 이런 기전은 단기간 단식이나 간헐적 단식으로는 큰 영향을 미치지는 않습니다.

독소, 감염, 약물: 이러한 것들은 자연적인 생리기전으로 보기보다는 정상적인 T3 호르몬 대사를 방해함으로 인해 발생하는 부수적인 문제라고 생각됩니다.

Factors that Affect Thyroid Function

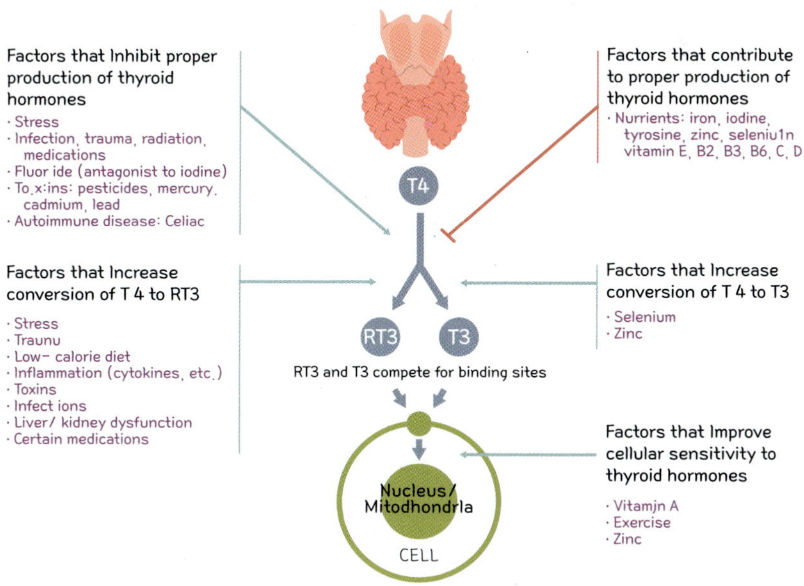

유전자: MTHFR 유전자 변이

영양결핍: 비타민D, E, B2, B6, B12, 철분(iron), 셀레늄(selenium), 아연(Zinc), 요오드(I), 타이로신(tyrosine) 결핍은 정상적인 T3 호르몬 생성을 방해합니다.

병원에서는 갑상선 기능 저하로 진단된 환자에게 T4(저장형) 호르몬을 처방합니다. T4에서 T3로의 전환에 문제가 있어서 rT3를 많이 만드는 분에게는 T4 복용이 큰 의미가 없을 수 있습니다. 이런 분들은 T4에서 T3로의 전환을 도와주는 기능의학적 치료를 함과 동시에 일시적이라도 T3를 복용하시는 것이 환자분의 증상을 호전시키는 좋은 방법이라 생각합니다.

03

암

의사: "환자분 멀리서 오셨네요. 암 진단 후에 수술도 하셨고, 항암치료 중이시고, 지금은 몸 관리를 어떻게 하고 계시나요? 식사는 어떻게 하세요?"

환자: "병원에서 이것저것 가리지 말고 잘 먹으라고 해서 그렇게 하고 있습니다."

의사: "병원에서 그렇게 잘 먹으라고 하는 뜻은 항암치료로 인해서 입맛이 떨어져 있어서 너무 못 드시면 안되기 때문에 그런 의미에서 너무 안 드시는것보다는 뭐든 잘 드시라는 뜻으로 하신 말씀인데요. 환자분이 작성해 주신 식단표를 보면, 가끔 입맛이 없어서 죽도 드시고, 국수도 말아 드시고, 과일도 매일같이 챙겨서 드셨는데 맞나요?"

환자: "네. 항암치료 후 너무 입맛도 없고 기운도 없고 해서 쉽게 넘어가고 먹고 빨리 기운이 나는것 같아서 그렇게 먹고 있었습니다."

의사: "그렇게 하시면 죄송하지만 암은 재발할 겁니다!!"

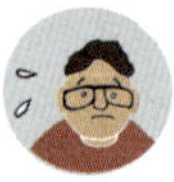

환자: "네?! 왜요?! 병원에서 시키는 대로 한 건데요. ㅠㅠ;;"

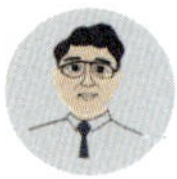

의사: "환자분이 살아남으려고 노력하듯이 암세포도 살아남으려는 필사의 노력을 합니다. 암이 증식하고 전이하려면 에너지가 필요한데 환자분이 드시는 식사는 암세포를 키우고 증식시키는 역할을 하는 식단입니다. 암 환자에게 가장 중요한 관리는 혈당 관리입니다. 당은 암세포가 가장 좋아하는 먹잇감이기 때문입니다. 기능의학자들은 암을 유전자의 변이로 인한 병으로 보지 않고 대사질환으로 봅니다. 평소 암세포가 좋아하는 음식을 먹지 않는다면 암은 잘 성장하지 않을 것입니다. 앞으로는 혈당을 빨리 올리는 음식을 중단하세요. 환자분이 암에서 벗어나기 위해서는 바른 암대사 치료를 받으셔야 합니다. 그래야 항암제의 효과를 증폭시킬 수 있습니다."

환자: "왜? 기존 병원에서는 아무거나 잘 먹으라고만 말씀하셨을까요?"

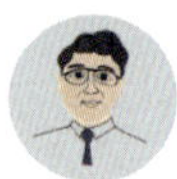

의사: "저도 과거 주류의학에서 환자를 진료할 때는 이런 생각 못했습니다. 암을 바라보는 시각이 바뀌지 않으면 암을 정복할 수 없습니다."

암을 유발하는 유전자 변이가 있습니다. 유전자 검사 결과 특정 암에 걸리기 쉬운 유전자를 가지고 있다는 사실을 알게 되면 많은 사람들이 두려움에 떨게 됩니다. 대표적으로 안젤리나 졸리는 유방암 발생의 위험요인으로 알려진 BRCA유전자를 가지고 있다는 이유로 정상적인 유방을 제거하는 수술을 받았습니다. 최근 유전자검사법의 발전으로 저렴한 비용으로도 거의 모든 질병에 대한 위험 유전자가 자신의 몸속에 있는지 확인하는 것이 어렵지 않게 되었습니다. 기능의학적 관점에서 보면 암 유전자 검사를 통해서 미리 자신에게 발생할 가능성이 큰 암을 찾아서 미연에 방지하는 노력을 할 수 있게 된 것이 장점일 수도 있으나, 잘 모르는 분에게는 오히려 심리적인 불안을 촉발하는 원인이 될 수도 있습니다. 암 유전자를 갖고 있다고 해서 모두 다 암이 발생하는 것은 아닙니다. 유전자가 암 발병에 미치는 영향은 시대에 따라 변하고 있습니다. 1940년대에 발표된 연구 논문에 의하면 BRCA1 및 2 유전자의 유방암 발현률이 24% 정도였습니다. 그런데 2003년 발표된 연구에는 유방암 환자 중 BRCA1, 2 유전자를 갖고 있는 사람이 82%나 되었습니다. 암을 유발하는 것은 유전자의 유무뿐만 아니라 다른 요인이 더 있다는 것을 유추할 수 있습니다. 30~40대 여성을 대상으로 체중의 변화가 암 발병에 미치는 영향에 대한 연구가 흥미롭습니다. 평균 4.5Kg의 체중감량을 했더니 유방암 발생률이 65% 줄었다는 연구 결과도 있고, 50대 이상에서 체중감량으로 유방암 발생률을 유의미하게 낮췄다는 연구 결과도 있습니다(J Natl Cancer Inst. 2020 Sep 1;112(9):929-937. Sustained Weight Loss and Risk of Breast Cancer in Women 50 Years and Older: A Pooled Analysis of Prospective Data)

기능의학자는 암을 대사성 질환으로 봅니다. 세포에서 일어나는 다양한 신진대사가 건강해야 세포도 건강하고, 신진대사에 이상이 생기면 암이 발생할 수 있기 때문입니다. 암이 발현되는 데 있어 세포 유전자의 변형보다 대사가 더 중요한 영향을 미친다는 연구 결과가 있습니다.

정상적인 세포가 정상적으로 분화하듯 암세포 역시 암세포로서의 분화를 지속합니다. 정상세포의 핵을 제거하고 암세포의 핵으로 대체하는 실험에서 암세포의 핵으로 대체된 세포는 정상적으로 분화했지만, 정상세포의 핵을 암세포에 넣으면 암세포로 분화되는 것을 볼 수 있습니다. 이것은 핵보다 세포질이 더 중요하며 세포의 건강이 더 중요하다는 것을 시사합니다. 세포의 건강은 세포막의 건강과 직결됩니다.

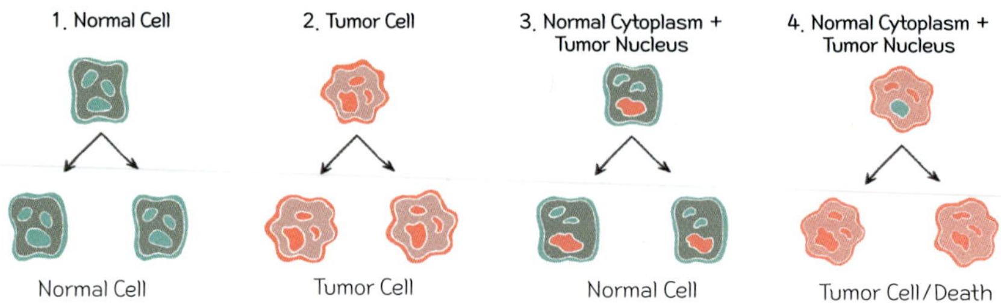

암세포의 세포막은 정상세포의 세포막보다 두껍고, 외막쪽 포화지방산 [phosphatidylserine (PS), phosphatidylethanolamine (PE)]의 분포가 높습니다. 건강한 세포의 세포막 pH는 7.3으로 암세포의 세포막 pH 6.9보다 높습니다. 암환자들에게 스타틴(statin)계통의 지질대사 억제제를 사용하는 이유가 세포막의 지방대사를 억제하여 세포막의 지질 두께를 줄여 항암제에 대한 암세포의 내성을 감소시키고, 자연사멸 가능성을 높이기 때문입니다. (QR코드: New Insights Into Targeting Membrane Lipids for Cancer Therapy)

기능의학적 항암치료란 암세포의 대사를 연구한 후 그 대사를 차단하여 환자는 살지만 암은 굶어 죽도록 하는 치료 개념으로, 여러 가지 약물(off-label drug)을 이용하며, 암세포와의 싸움에서 이기기 위한 면역 증강 목적으로 식이요법, 생활습관 조절, 비타민, 미네랄, 운동, 마인드-보디(mind-body) 등을 이용하는 것을 말합니다.

암세포 역시 생명체이고 세포이기 때문에 분열하고 생존하고 전이하려면 에너지를 필요로 하며, 암세포가 제일 많이 사용하는 에너지는 당입니다. 암의 종류에 따라 다르긴 하지만 대부분의 암은 가장 먼저 당을 사용하고 그 뒤 지방, 단백질을 사용합니다. 암은 탐욕스러워서 우리가 먹는 음식 속 대다수의 당을 가져갑니다. 그렇다면 우리가 식단에서 당을 제거한다면 어떻게 될까요? 일단, 우리 몸도 에너지로 사용할 당이 없기 때문에 힘들어집니다. 그런데 상대적으로 더 많은 당이 있어야 생존하는 암세포는 훨씬 더 힘들어지게 됩니다. 이렇게 암세포보다는 내가 더 유리한 상황, 암세포보다는 내가 덜 불리한 상황을 만드는 것이 바른 항암 치료입니다.

암환자들의 식단 관리는 저탄수화물 식사에서 시작하는데 엄밀하게 말하면 혈당을 최대한 낮추는 관리라고 생각하시면 됩니다. 설탕, 꿀, 과당이 많은 과일을 피하고 탄수화물인 밀가루, 쌀도 제한합니다. 하지만 우리나라 정서상 많은 분들이 아프면 잘 먹어야 하고 밥을 먹지 않으면 죽을 것 같은 두려움이 있기에 죽어라 밥을 찾습니다. 그러나 암환자에게는 밥이 보약이 아닌 독약일 수 있습니다. 암세포가 밥의 당을 이용해 잘 먹고 잘살기 때문입니다. 제가 권하는 혹은 어쩔 수 없이 타협한 마지노선은 하루 현미 한 공기, 과일 50g 미만 섭취입니다.

그럼 밥 대신 무엇을 먹으면 좋을까요? 복합 탄수화물이며 섬유질과 미네랄, 비타민이 풍부한 풀입니다. 저는 암환자분들에게 “소가 되셔야 합니다”라고 이야기합니다. 하루종일 풀을 먹어야 합니다. 이때 가급적 입으로 직접 씹어서 드시기를 권합니다. 일부 환자들은 녹즙을 드시는데 즙으로 드시기보다는 씹어서 드시는 것이 좋습니다. 녹색 잎채소 외에도 다양한 색의 야채를 같이 드시기를 권합니다.

식단에서 당을 제외하면 똑똑한 암세포는 다른 에너지원을 찾는데 그것이 바로 지방입니다. 저는 식물성 지방을 드시길 권합니다. 제가 권하는 식물성 지방은 생들기름, 들깨, MCT오일, 올리브오일 등입니다. 저는 좋은 식물성오일을 구해 매끼 10cc 정도 드시길 권합니다. 하루 30cc 정도면 필요한 에너지원을 보충할 수 있습니다. 올리브유가 암환자에게 도움이 되느냐 아니냐에 대한 논란도 있고 해롭다는 논란도 있지만, 에너지원 보충과 악액질 예방 차원에서는 필요하다고 생각합니다. 장어와 양식 연어 속에는 중금속과 같은 오염물질이 있을 수 있기때문에 추천하지 않으며, 결핍되는 단백질 섭취를 위해서는 100% 풀만 먹여 키워 지방이 거의 없는 초지 소고기나 초지 계란을 주 1~2회 정도 복용하는 것을 권장합니다. 유튜브에 '닥터덕이 추천하는 항암식사' 영상이 있습니다. 영상에서 보여드린 대로 조리하면서 추가로 초지 소고기 50g 정도 넣어서 같이 드시면 좋을 것 같습니다.

암환자들이 하시면 좋은 식단관리를 정리해보면,

간헐적 단식: 18+6−2를 권합니다. 18은 금식하는 시간이고, 6은 음식을 먹은 시간, −2는 일주일에 두번 금식하는 것을 뜻합니다. 깨어 있는 시간 중 6시간만 식사를 할 수 있습니다.

당을 피해야 하기 때문에 단 음식 역시 절대 먹을 수 없습니다: 과일도 하루 50g 미만으로, 과일 중에도 가급적 달지 않은 신 과일을 추천합니다.

기름으로 튀겨진 모든 음식을 먹을 수 없습니다: 치맥을 포함한 튀김류도 절대 먹으면 안됩니다.

가공 음식: 절대 금기입니다. 자연에서 난 유기농 제철 음식을 드셔야 합니다.

밀가루, 유제품: 대표적으로 혈당을 빨리 올리는 음식입니다. 우유의 카제인(casein)은 암의 증식을 돕습니다.

마른 멸치: 대부분의 암환자들은 철분 과잉이지만 혈색소는 낮은 상태입니다.(YouTube 질환리뷰 #30) 철분을 이용하지 못해서입니다. 철분 이용을 도와주는 비타민 B6, B12, 구리(Cu) 영양제를 식사 때마다 조금씩 드시기를 추천합니다.

부족한 에너지원: 자연 방사로 키운 닭이 낳은 달걀노른자, 식물성 오일(들깨, 아마씨 오일)로 보충합니다.

신선초, 적치커리, 케일, 청상추, 청겨자, 적상추, 치커리, 쑥갓, 쌈배추, 비트, 상추, 두릅, 마늘 쫑, 부추, 샐러리, 아스파라거스, 죽순, 파, 당근, 무, 생강, 순무, 연근, 우엉, 토란, 마늘, 양파, 가지, 고추, 토마토, 브로콜리, 컬리플라워, 개똥쑥, 표고버섯, 미역귀, 황태, 된장, 청국장, 두부, 오징어, 문어, 관자, 브로콜리새싹은 드시는 것을 권하지만, 오염되지 않은(농약을 사용하지 않은) 식재료를 구하시는 게 중요합니다.

위의 식이를 다 따라 했어도 우리 몸에 당은 들어옵니다. 당을 낮춰서 암이 힘을 더 못쓰게 해야겠지요. 그래서 찾은 방법은 운동입니다. 하루 만보 이상 걷기, 가끔은 자전거도 타기를 권합니다. 가끔 기적적으로 치료법이 없던 암환자분들에게 암세포가 사라지는 일이 생기는데 이분들의 공통적인 특징 중 하나는 당화혈색소가 5.1 이하, 아침 공복 혈당은 대부분 70 이하라는 점입니다.

이것들을 다 지켜도 암세포는 끈질기게 생명력을 유지할 수 있습니다. 이럴 때는 암 치료의 연합군을 투여합니다.

멧폴민(metformin) 당뇨약: 이 약은 당뇨 환자에게 가장 기본적으로 처방되는 약물로 저혈당의 부작용이 거의 없습니다. 암의 당대사를 막고 지방산 대사의 일부도 막고, 글루타민 대사의 일부를 막습니다. 가격도 저렴하고 부작용도 없어서 비록 당뇨환자가 아니라 할지라도 암환자분들에게는 기본적으로 권하고 있습니다.

콜레스테롤 치료제로 허가받은 스타틴(statin) 계통 약물: 스타틴은 암의 당대사를 차단하고 지방산 대사를 억제합니다. 앞서 말씀드린 콜레스테롤 약물의 부작용이 걱정되긴 하지만, 잃는 것보다 얻는 것이 더 많다고 생각되기 때문에 사용합니다. 스타틴 계통의 약물을 복용하실 때는 부작용 방지 차원에서 코엔자임큐텐을 같이 드시기를 권합니다.

베르베린(berberine) 천연 항생제: 암의 글루타민 대사, 지방산 대사, 당대사 모두 차단합니다. 이 외에도 많은 약물들을 암환자 분들께 사용하고 있습니다.

기타 보조제: 녹차와 녹차추출물(EGCG), 겨우살이차, 버섯차 등을 권하고, 멜라토닌 보충도 권하고 있습니다.

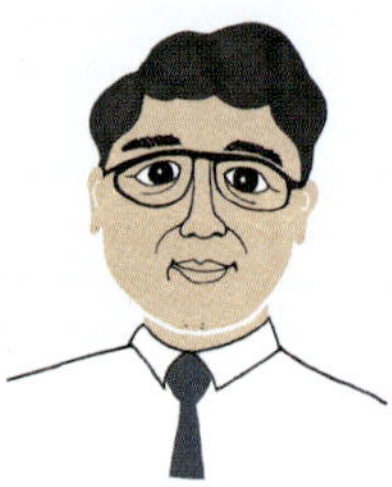

1. 극단적인 식이조절, 특히 당 조절
2. 좋은 공기를 마시며 심호흡과 함께하는 운동
3. 16~18시간의 금식 시간을 지키는 간헐적 단식
4. 암 대사를 방해하는 약물들 복용
5. 암 대사를 방해하는 비타민과 미네랄 복용
6. 이 모든 것을 유지하는 '마음잡기'

플라시보(placebo) 효과 & 노시보(nocebo) 효과

저는 환자분들에게 아침마다 거울 속 자신을 바라보며 "오늘 하루도 새롭고 건강한 몸을 허락하신 하나님께 감사합니다. 그리고 오늘도 성실하게 하루를 보내며 내가 사랑하는 이들과 함께 행복한 하루를 보낼 것입니다"라고 외치라고 조언합니다. 사실 가장 좋은 '마음잡기'는 자신이 암환자라는 생각을 잊어버리는 것입니다. 대부분의 환자들은 자신이 암이 있다고 생각하면서 마음속에서 일어나는 끊임없는 부정적인 생각에 사로잡힙니다. 무의식 속에서도 그런 생각에 빠져들게 되면 우리의 몸은 저절로 암환자의 몸으로 바뀌게 됩니다. 이런 현상을 우리는 노시보(nocebo)효과라고 부릅니다. 병원에 내원할 때마다 의사의 얼굴을 바라보고 암이 다시 재발할까 봐 전전긍긍하다 보면 우리의 몸은 저절로 암이 재발하는 몸이 되어 있을 것입니다. 그렇다고 암이 없는 사람처럼 행동하기 위해서 과거 암이 걸리기 전처럼 몸관리를 하지 않고 막살면 좋을까요? 가장 좋은 것은 기능의학적 몸 관리를 바르게 이해해서 늘상 자연스럽게 식단관리, 비타민 관리, 생활 관리를 하면서 '암'이란 단어를 머릿속에서 지우고 사는 것입니다.

04
히스타민 과민증

YouTube 질환리뷰 #13

환자: "원장님. 저는 얼굴이 많이 붉어지고, 두통이 너무 자주 발생해서 두통약을 달고 살아요. 왜 그런거죠?"

의사: "얼굴은 주로 언제 붉어 지나요?"

환자: "자주 생기다 보니 특별한 때라고 생각되는 이유는 없는 것 같아요. 이것 때문에 산부인과에서 호르몬 검사도 해보고, 피부과에서 얼굴 시술도 많이 받았는데 해결이 안 되더라고요."

의사: "좀 더 구체적으로 물어보겠습니다. 술을 드시나요?"

환자: "네. 직업상 거의 매일 먹어야 합니다."

의사: "주로 어떤 술을 드실때 증상이 심해지나요?"

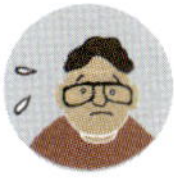

환자: "저는 와인을 못 마셔요. 와인을 마시면 두통이 더 심해지구요. 증류주는 그래도 괜찮은거 같아요."

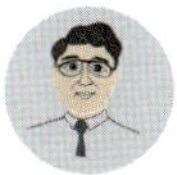

의사: "그러면 혹시 치즈, 소세지, 햄, 자반고등어 드실 수 있으세요?"

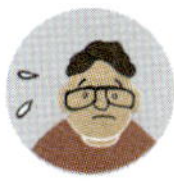

환자: "아니요. 어쩌면 제가 잘 못먹는 음식을 바로 아세요?"

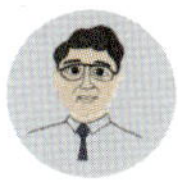

의사: "정확한것은 검사를 해봐야 알 수 있지만, 환자분은 히스타민 불내성 환자이신 거 같습니다."

필수 아미노산 중 히스티딘(histidine)이 있습니다. 히스티딘은 체내에서 합성할 수 없으므로 음식으로만 섭취할 수 있습니다. 히스티딘은 단백질 합성의 원료이자 근육과 뇌에서 완충작용(buffer)과 항산화작용(antioxident)과 같은 중요한 기능을 합니다. (Histidine Metabolism and Function. The Journal of Nutrition, Volume 150, Issue Supplement_1, October 2020, Pages 2570S–2575S) 우리가 섭취하는 음식에 있는 히스티딘이 분해되는 과정에서 히스타민(histamine)으로 전

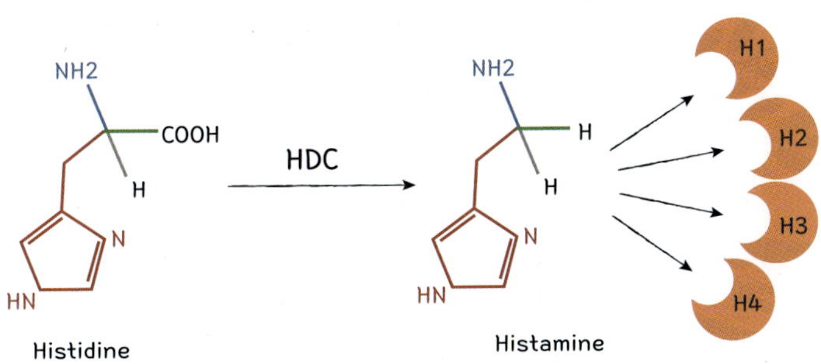

환됩니다. 이 히스타민은 몸 전체에서 중요한 기능을 합니다. 위장 내에서 만들어진 히스타민은 위산 분비를 촉진해서 소화를 돕습니다. 혈액에서 히스타민은 혈관을 확장하여 혈액 순환을 증가시키고, 심장박동 속도를 높입니다. 뇌에서는 수면-각성 주기, 식욕, 기억 및 스트레스 반응과 같은 다양한 기능을 제어하는 역할을 합니다. (Yoshikawa T, Nakamura T, Yanai K. Histamine N-methyltransferase in the brain. Int J Mol Sci. 2019;20:737.) 이러한 긍정적인 효과보다 우리에게 더 익숙한 히스타민의 효과는 우리가 싫어하는 알레르기 증상인 맥관부종, 가려움, 코막힘, 천식, 호흡곤란, 두통 등이 있습니다. (QR코드: Effect of Histamine)

알레르기 증상으로 병원을 방문하면 의사가 처방하는 약이 항히스타민제입니다. 항히스타민제는 히스타민을 길항해서 히스타민 기능을 억제해주는 역할을 합니다. 일반적으로 우리 몸에는 히스타민을 분해하는 효소가 있기 때문에 히스타민 대사에 문제가 없지만, 일부 사람들은 히스타민을 충분히 빨리 대사하지 못해 불편함을 경험하기도 합니다. 예를 들어, 어떤 사람들은 고등어를 먹는 것이 불편하지만 갓 잡은 고등어를 먹는 데는 아무런 문제가 없습니다. 그런데 고등어를 염장하여 보관하는 과정에서 단백질이 분해되어 히스티딘이 계속 증가하게 되는데, 이렇게 히스티딘이 풍부한 고등어를 섭취함으로 몸에서 히스타민 양이 많아지게 되어 알레르기 반응과 유사한 반응을 일으키게 되는 것입니다. 그래서 자신이 고등어 알레르기가 있다고 생각하고 알레르기 검사를 해보면 음성인데, 고등어를 먹으면 두드러기 같은 반응이 나타난다고 합니다. 이러한 증상의 원인은 장관 속 DAO(diamine oxidase)라는 효소가 부족하기 때문입니다.

항암 치료를 받은 암환자 중 피부소양증을 호소하는 분들이 종종 있습니다. 그 이유는 항암제가 공격하는 곳이 빨리 분해하는 세포를 공격하기 때문에 골수가 공격받아 백혈구 수치가 떨어지고, 모낭세포와 장관세포도 공격받기 때문에 모발이 빠지며 장누수(LGS)가 생기기 때문입니다. 장관 내에서 히스타민을 분해하는 디아민옥시다제(Diamine oxidase, DAO) 라는 효소가 분비되는데 장누수로 인해 이 효소의 수치가 떨어지게 되어 혈중 히스타민농도가 증가하게 되어 나타나는 증상입니다. 논문에 의하면 장누수가 발생하면 히스타민 분해 능력이 30%가량 떨어진다고 합니다. 항암치료를 받고 계신 분들이라면 히스타민이 풍부한 음식 섭취를 줄이셔야 합니다. 병원에서 처방해주는 항히스타민제는 임시방편일 뿐이고 결국 암환자의 히스타민 과민증은 일차적으로 장누수를 해결해야 호전될 수 있습니다.

간혹 와인을 마시면 두통 때문에 힘들어하는 분들이 계신 데 이런 분들도 히스타민 불내증(histamine intolerance)을 의심해볼 수 있습니다. 히스타민을 분해하는 기능이 떨어지는 환자들은 발효된 음식을 되도록 피해야 하는데 발효된 음식에 주로 히스타민이 풍부하기 때문입니다. 와인 또는 맥주와 같은 발효주를 비롯해 치즈 같은 유제품도 히스타민이 풍부합니다. 이처럼 특정 음식을 섭취했을 때 얼굴이 빨개지고 열감이 올라오며 두통이 심해지는 증상을 호소하는 환자들은 디아민옥시다제(DAO) 결핍을 의심해볼 수 있으며, 히스타민 검사를 통해 확인할 수 있습니다. 몸속의 히스타민의 절대적인 양을 검사하는 방법과 디아민옥시다제 기능을 검사하는 방법이 있습니다. 검사비가 비싸고 검사

결과에 따른 치료법에 큰 차이가 없다 보니 일단 의심되는 경우에는 히스타민이 풍부한 음식을 제한해보고, 디아민옥시다제(DAO) 영양제를 구해 복용해보시는 것도 좋은 방법이라 생각합니다.

아직 국내에서 시판되는 DAO 보조제가 없기 때문에 해외에서 직접 구매해서 드시는 분들도 있습니다. 음식 제한의 경우는 무작정 제한하는 것보다는 정확한 검사 후에 의사와 함께 상의하는 것이 좋을 것 같습니다.

히스타민이 풍부한 음식의 과다 섭취나 DAO 부족으로 인해 혈중 히스타민 농도가 증가하면 다음과 같은 임상 증상이 나타납니다.

혈관확장: 혈관성 두통과 불면증, 어지럼증까지 다양한 증상이 나타날 수 있습니다.

피부: 피부소양증, 가려움증, 맥관 부종, 발진 등의 알레르기 증상이 발생할 수 있습니다.

호흡기계: 호흡곤란, 기침, 천식, 설명할 수 없는 코막힘, 콧물 증상이 있으신 분들 중 혈액검사 결과 알레르기 원인 항원이 없을 때는 히스타민 과민증을 의심해야 합니다.

에스트로젠 우세(estrogen dominant): 자궁 내벽이 두꺼워지며 자궁내막증 같은 병도 생길 수 있고 생리통이 심해질 수도 있으며 생리주기의 변화가 있을 수 있습니다.

근골격계: 근육통, 관절통, 근섬유통증과 같은 증상이 악화할 수 있습니다.

위장관: 구역, 구토, 설사, 복통, 위식도 역류 등의 장관 내 알레르기 증상을 호소할 수도 있습니다.

위에 나열된 증상중에서 가장 보편적으로 나타나는 증상으로는 피부소양증, 습진, 두통, 홍조 등이 있습니다. 여기서 주의할 점은 절대로 증상으로부터 본인의 병을 진단해서는 안 된다는 것입니다. 수도 없이 많은 원인들로부터 동일한 증상이 나타날 수 있기 때문에 함부로 병을 의심해서 치료해서는 안 되며, 인과관계가 입증될 수 있는 원인과 결과들이 반복적으로 일어날 때 전문가와 상의하여 정확한 진단을 내린 후 알맞은 처방을 받으시기를 추천해 드립니다.

히스타민이 풍부한 음식들은 다음과 같습니다.

육가공식품: 도축 직후의 신선한 고기에는 히스타민이 비교적 적게 함유되어 있지만 통조림으로 만들거나 숙성 같은 가공 과정을 거치면 히스타민의 양이 상대적으로 많아지게 됩니다. 예를 들자면 베이컨, 소시지, 햄, 통조림 같은 음식들입니다. 육고기 중에는 돼지고기, 소고기, 닭고기가 있고 이중 돼지고기가 가장 히스타민이 풍부합니다. 그래서 가끔 감기에 걸리거나 알레르기 증상이 있을 때 병원에서 육고기 섭취를 제한하기도 합니다.

등푸른생선: 참치, 고등어, 꽁치, 삼치 등의 등푸른생선과 과메기, 통조림과 같이 생선을 오랫동안 숙성시키거나 가공한 제품들이 있습니다. 갓 잡아 올린 신선한 등푸른 생선에는 히스타민이 적지만, 염장 또는 숙성 등의 가공과정을 거치면서 히스타민의 전구물질인 히스티딘이 풍부해지게 되므로 되도록 신선한 생물을 섭취하는 것을 추천합니다.

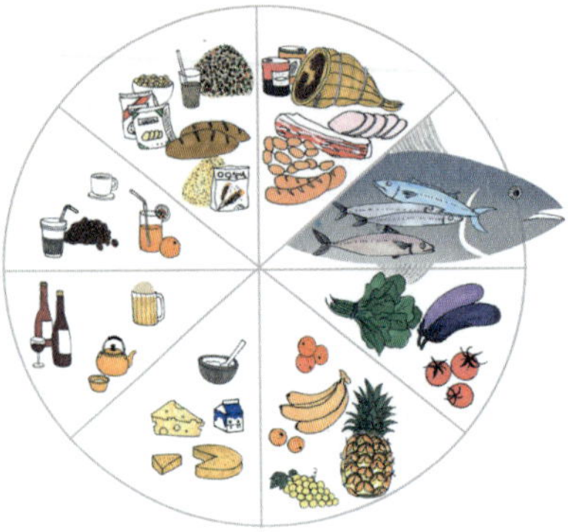

히스타민 풍부 음식	
육가공 식품	햄, 소시지 , 베이컨 , 통조림 , 돼지고기
등푸른 생선	참치, 고등어, 꽁치, 삼치
야채	시금치, 토마토, 가지
과일	오렌지, 바나나, 귤, 포도, 파인애플
유제품	요거트, 치즈
술(알코올)	포도주, 샴페인, 맥주, 막걸리
음료수	커피, 코코아, 오렌지쥬스
글루텐 함유	밀가루, 빵, 과자, 보리쌀, 미숫가루, 잡곡

야채: 시금치, 토마토, 가지 등이 있는데 특히 시금치에 들어있는 히스타민의 양이 꽁치에 들어있는 양과 비슷합니다. 실제로 위의 야채들은 몸에 좋은 영양소가 풍부하며 건강에 좋은 음식들이지만 히스타민의 절대량이 많기 때문에 히스타민 과민증이 의심되는 경우에는 이러한 야채들도 줄이도록 권유합니다.

과일: 오렌지, 귤, 포도, 파인애플과 같이 주로 신맛이 나는 과일들에 많이 함유되어 있습니다.

유제품: 요거트와 치즈. 우유 본연의 상태에서는 히스타민이 많이 없지만, 발효하는 과정 중 히스타민의 양이 증가합니다. 예시로 우유보다 치즈에 15배가 넘는 히스타민이 들어 있습니다.

술: 지금까지의 공통점을 찾아보면, 육가공 식품도 오랫동안 보관하거나 숙성할수록 히스타민이 많아지고, 생선도 마찬가지로 숙성 또는

가공의 과정 가운데 히스타민이 많아지며, 유제품 및 콩과 메주와 낫토 등도 발효시킬수록 많아집니다. 증류주에는 히스타민이 거의 없지만 맥주나 와인과 같은 발효주에는 더 많은 양의 히스타민이 있습니다.

음료수: 커피, 코코아, 오렌지 주스. 카페인은 DAO를 방해해서 히스타민을 높이는 역할을 합니다.

글루텐 함유식품: 밀가루, 빵, 과자, 보리쌀, 미숫가루, 잡곡과 같이 글루텐이 많이 함유된 음식들 역시 장누수를 유발하여 DAO 활성도를 줄여서 히스타민을 높이는 역할을 합니다.

주요 포인트는 발효와 가공의 과정을 거친 음식일수록 히스타민이 풍부하다는 사실입니다. 그래서 김치도 오랫동안 발효된 신김치보다는 겉절이 위주로 먹고, 요리할 때 젓갈을 적게 사용하는 것이 도움이 됩니다. 하지만 무조건 히스타민이 풍부하다고 해서 음식 섭취를 제한해서는 안 되며, 기능의학 전문의와 상담하여 정확한 진단을 받고 조언에 따라 식단 조절을 하는 것이 좋습니다. 히스타민 과민증을 치료할 수 있는 약물은 아직 개발되지 않았으며, 증상 완화 목적으로만 사용할 수있는 항히스타민제나 비만세포 안정제(cromolyn sodium) 정도가 있습니다. 그렇기 때문에 의사의 노력보다는 환자분의 노력이 더 필요하며, 약물에만 의존해서는 안 되고 본인이 직접 음식 관리, 면역 관리, 장누수 관리 등을 하셔야 합니다.

앞서 언급한 히스타민 과민증 증상이 있을 경우 우선 혈액검사를 통해 혈중 히스타민의 총량과 히스타민을 분해하는 효소인 디아민옥시다제(Diamine oxidase, DAO)를 검사하여 정확한 진단을 받으셨다는 가정하에 어떻게 관리하면 좋을지 정리해보겠습니다.

우선 섭취하는 히스타민의 총량을 줄여야 합니다: 히스타민이 신체에 미치는 영향을 완화하기 위해 약물의 힘에 의존하기보다는 근본적으로 히스타민 섭취 자체를 줄여야 합니다. 히스타민이 풍부한 음식을 지속적으로 섭취하면서 그로 인해 발생하는 문제를 완화시키고자 약물을 섭취하는 것은 앞뒤가 맞지 않습니다. 무엇보다도 환자분 본인이 스스로 식습관 조절을 통해 히스타민의 섭취량 자체를 낮춰야 합니다.

디아민옥시다제라는 효소를 보충해주는 방법이 있습니다: 이때 DAO의 사용목적은 히스타민 제한 식단 조절이 어렵거나 히스타민 과민증 증상이 심할 경우 일시적으로 혈중 히스타민 농도를 낮춰 주기 위함이며 근본적인 치료의 의미는 없습니다.

가장 큰 원인인 장누수증을 치료해야 합니다: 장누수증이 있을 경우 DAO 분비량이 적어져 히스타민을 분해하는 능력이 떨어지게 되며 결국 혈중 히스타민이 증가하게 됩니다. 식습관 개선과 동시에 본인이 장누수증이 있는지 확인해보고, 장누수증을 치료하기 위한 노력을 병행해야 비로소 히스타민 과민증을 치료할 수 있습니다.

영양보조제: 히스타민을 분해하는 데 도움을 주는 영양소에는 비타민B6, 비타민C, 구리(Cu)가 있습니다. 비타민B6는 DAO기능에 도움을 주고 비타민C는 히스타민 분해에 도움이 됩니다. 그 외에도 Zn(아연), 비타민B1, 비타민B6, NAD(비타민B3) 등도 보조인자(co-factor)로 작용합니다. 장누수 치료 목적으로 유산균을 추천합니다.

영양제 외에 처방할 수 있는 다른 약물로는 비만세포 안정제(Cromolyn Sodium)와 항히스타민제(Antihitamines)가 있습니다. 필요에 의해 처방받을 수도 있습니다.

정리를 해보면 섭취하는 히스타민의 절대량을 줄이고, 히스타민을 잘 분해할수 있는 효소를 사용하며, 장누수증을 치료함으로써 히스타민 분해 효소가 자체적으로 공급이 잘 될 수 있게 하는 것입니다. 당연히 단기간 안에 해결되는 문제가 아니고 장기간(6개월~1년) 기능의학자와 함께 식단 관리, 영양보조요법, DAO 복용, 장누수증 치료 등의 꾸준한 관리를 하는 것이 필요할 것입니다.

05

위산 저하

YouTube 질환리뷰 #17 : 위산저하

환자: "선생님! 저는 항문이 자주 가려워요. 내과에서 구충제도 먹어보고, 피부과에서 연고를 처방 받아서 발라 봤는데, 그때뿐이에요."

의사: "손톱 좀 보여주세요!"

환자: "손톱 끝이 조금씩 갈라지기도 합니다. 등이나 가슴 쪽에 여드름 같은 염증이 가끔 생겼다 사라졌다 하기도 하구요."

의사: "식사는 어떻게 하시나요?"

환자: "정상적으로 하는 편입니다. 크게 소화가 안 되는 느낌은 없습니다. 과식했을 때는 좀 답답하기도 하지만 대체적으로는 정상입니다. 얼마 전 내시경 검사에서도 별문제 없다는 이야기를 들었습니다."

의사: "내시경으로 확인하는 것은 조직학적 변화를 육안으로 보는 것이고요. 위장의 기능을 보기에는 무리가 있습니다. 완전히 망가지기 전에는 내시경으로는 잘 안 보입니

다. 환자분의 혈액검사 결과를 보면 헬리코박터 항체가 양성이며, 위장 기능이 정상인의 50% 정도로 떨어져 있습니다. 위산 분비량이 줄어들면 완전히 소화되지 않은 음식을 소장으로 넘겨주게 되고, 세균의 과증식과 함께 장누수(LGS)증을 유발할 수 있습니다. 결과적으로 여러 가지 면역반응과 함께 피부소양증이 발생할 수 있는 것입니다. 영양소 불균형으로 인한 조갑박리증도 발생할 수 있습니다. 우선 헬리코박터 제균 치료를 해야 할 것 같습니다. 그와 함께 위장 기능을 향상시키는 영양제를 추천해 드리겠습니다. 차 마시는 것을 좋아하신다면 율피차를 구하셔서 하루 한 잔씩 드시고, 식사하실 때 바로 허겁지겁 드시지 말고 3분 정도 쳐다보면서 위장에서 음식을 받아들일 준비를 하게 해주세요. 식전에 식초물이나 발사믹식초 드레싱 샐러드를 전채요리로 드셔도 좋습니다."

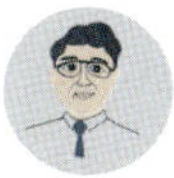

위산은 우리가 섭취하는 음식의 영양소를 분해, 소화, 흡수하기 쉽게 도와주며, 음식과 함께 들어온 바이러스, 세균을 제거해서 감염으로부터 신체를 보호합니다. 장관 건강의 중요성에 대해서 앞서 말씀드렸던 것과 같이 장관 건강의 시작은 위장의 건강입니다. 위장이 건강하다는 뜻은 적절한 위산과 펩신(pepsin)이라는 소화 효소가 충분하게 분비되는 상태를 의미합니다. 단백질을 분해하는 효소도 중요하지만, 그보다 더 중요한 것은 위산입니다. 위산이 충분하지 않으면 pH가 올라갑니다. 위산이 충분히 분비되어 pH가 2점대 이하로 떨어지게 되면 비활성형인 펩시노겐이 활성형인 펩신으로 전환되는데, 펩신은 단백질을 분해할 수 있습니다. 그와 반대로 pH가 5까지 올라가면 펩신으로의 전환이 잘 이루어지지 않아 단백질이 분해되지 않습니다. 이렇게 되면 이 단백질은 우리 몸에서 영양소로서의 기능을 할 수 없으며, 오히려 이물질 반응에 의한 알레르기 반응을 유발하게 됩니다. (QR코드: Physiology, Pepsin)

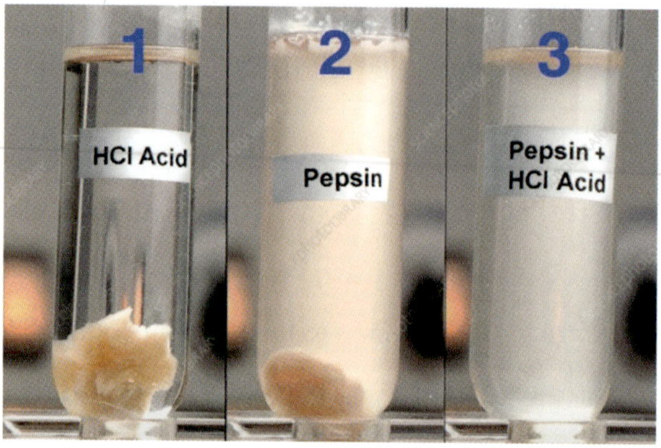

1번은 위산은 충분하지만, 펩신 효소가 부족한 경우입니다.

2번은 펩신은 충분하지만, 위산이 부족한 경우입니다.

3번은 펩신과 위산이 모두 충분한 상태입니다.

단백질은 위산에 녹지 않습니다. 위산은 펩신을 사용하여 단백질을 분해합니다. 그러나 위산이 충분하지 않으면 단백질을 완전히 녹일 수 없습니다. 3번 비이커에 있던 음식물은 위산과 펩신이 모두 풍부할 경우 완벽히 소화된 상태를 보여줍니다. 우리의 위장이 이와 같아야 합니다. 같은 음식을 먹어도 위장이 건강한 사람은 그것을 영양소로 이용하지만, 위장 기능이 떨어진 사람은 알레르기 반응을 일으킨다는 뜻이 됩니다. 오염되지 않은 좋은 음식을 먹는다고 해도 섭취한 사람의 위장 상태에 따라서 전혀 다른 반응이 일어날 수 있습니다.

위장 기능이 저하되는 원인에 대해서 이야기해 보겠습니다.

나이: 나이가 들어감에 따라서 신체 여러 기능이 떨어지는데 그중 위장의 기능도 역시 포함됩니다. 정상적인 20대가 분비하는 위산 분비

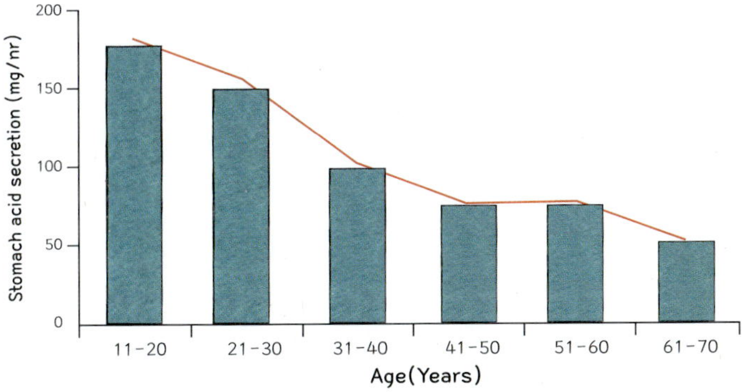

량은 평균 150~170mg/hr 정도인데 이는 40대가 되면서 70~80mg/hr로 절반으로 떨어집니다. 옛말에 "젊어서는 돌을 씹어 먹어도 소화시킨다"는 말이 있습니다. 그렇다면 나이를 되돌릴 수도 없고, 나이가 들면서 위산이 저하되는 문제를 어떻게 하면 해결할 수 있을까요?

헬리코박터 감염: 헬리코박터균(H. pylori)이 위장을 침범하면 우선적으로 위장 점막세포를 공격해서 파괴시킵니다. 위산은 헬리코박터균을 공격하기 때문에 위산을 생산하는 벽세포(parietal cell)를 공격해서 파괴함으로써 위장에서 위산 분비를 방해합니다. 나이 드신 분들이 위산이 부족해지면서 헬리코박터균의 공격에 취약해지고, 균에 감염될수록 위장에서 산을 만드는 기능은 더 떨어지는 악순환이 진행됩니다. 일차적으로 헬리코박터균을 죽이는 제균 치료를 받으셔야 하지만 거기서 멈추면 재발확률이 높습니다. 위장기능을 향상시켜서 위장 내 pH를 낮춰야 재발률이 떨어집니다.

갑상선 기능저하: 갑상선 호르몬이 부족해지면 위산 생성에 부정적 영향을 미칩니다.

약물: 속쓰림으로 병원에 가면 대부분 위장 치료제로 처방하는 약이 제산제, 양성자 펌프 억제(PPI: proton pump inhibitor)제 들입니다. 제산제와 PPI는 모두 위산 분비를 억제하고 산을 중화하는 치료법에 해당합니다. 일시적으로는 불편한 증상은 호전될 수 있지만 장기간 사용하시다 보면 만성적인 위산 저하에 빠지게 됩니다.

검사를 통해서 위산이 부족한지 알 수 있습니다. 위장 기능 검사를 위해 기능의학 병원을 방문하실 때 주로 공복에 내원하시기를 권유합니다. 병원을 방문할 수 없는 분들이 자신의 증상을 통해서 위산이 부족한지 아는 방법에는 어떤 것이 있는지 알아보겠습니다.

구취: 입 냄새가 심한 사람 중 구강 내 원인을 제외하면 위산 저하가 원인일 수 있습니다. 충분히 양치도 하고, 백태를 제거도 했음에도 입 냄새가 사라지지 않는다면 위산 저하를 의심해봐야 합니다.

잦은 배탈: 배탈이 자주 난다면 위산 저하를 의심해볼 수 있습니다. 공공장소에서 음식을 먹었다고 해서 모두 식중독에 걸리는 것은 아니며, 어떤 사람은 식중독에 걸리지만 어떤 사람은 괜찮습니다. 위에 산이 부족한 사람은 배탈에 걸릴 확률이 높습니다. 어떤 사람들은 대변을 보면 먹은 음식이 구별될 정도라고 말씀하시는데 이런 분들도 위산 저하를 의심할 수 있습니다.

신물 & 트림: 위장의 기능 중에서 가장 중요한 역할은 식도와 십이지장의 내벽을 손상으로부터 보호하는 것입니다. 위장에는 pH 1~2의 강한 산을 견딜 수 있는 점막층이 있지만 식도와 십이지장은 그렇지 않습니다. 위장에서 분비하는 위산이 자칫 식도 쪽이나 십이지장 쪽으로 여과 없이 넘어가면 장 천공을 일으킬 수 있습니다. 그래서 위장은 위산이 충분히 분비되어 pH가 떨어질 때는 식도쪽 괄약근과 십이지장쪽 괄약근을 단단히 조여서 막아줍니다.

반대로 소화가 다 되었거나 위산 저하로 인해 위장의 pH가 5까지 올라가면 괄약근이 열리게 되어 소화된 음식이 십이지장으로 넘어가게 돕습니다. 위장에서 pH가 4~5인 음식물은 아무런 해가 되지 않지만, 식도와 십이지장 점막은 손상을 입게 되어 통증을 유발하게 됩니다. 다행히도 십이지장은 췌장액과 담즙산을 분비하여 위장에서 넘어오는 낮은 pH의 음식물들을 중화시키는 역할을 하게 됩니다. 간과 췌장의 기능이 좋지 못한 분들이 십이지장궤양이 생길 확률이 높습니다.

장관 가스 & 잦은 설사: 변의 변화가 심하고 방귀가 심하신 분들도 위산 저하를 의심해볼 수 있습니다. 위장에서 소화가 덜된 음식이 소장으로 넘어가게 되면 소장 내 세균의 과증식과 함께 부패가 일어나는 과정에서 가스가 발생하게 됩니다. 세균의 과증식은 장누수증과 함께 변의 잦은 변화를 유발하게 됩니다.

피부소양증, 항문소양증, 습진, 여드름 등의 증상이 있는 분도 위산 저하를 의심해 볼 수 있습니다. 위산 저하로 인한 미네랄 흡수의 문제로 손톱의 원료 공급이 되지 않을 때 사진과 같은 손발톱 박리증이 생길 수 있습니다.

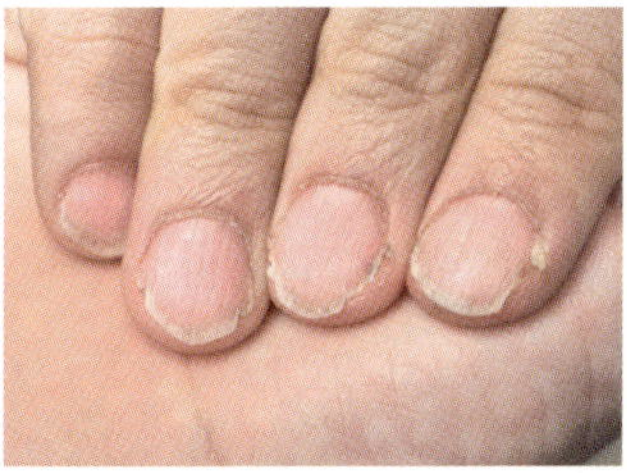

그렇다면 어떻게 위 기능을 회복할 수 있을까요? 앞서 말씀드린 원인을 제거하는 것이 치료이지만, 거기에 추가로 위장의 기능을 호전시키는 방법이 있습니다.

식초

레몬은 보기만 해도 군침을 돌게 합니다. 이는 조건반사이며 입안에서만 일어나는 것이 아니라 위에서도 일어납니다. 식전에 식초를 희석한 물을 한 모금 마시기를 추천해 드립니다. 식초를 입에 넣었을 때 신맛이 나지 않는 한 식초의 희석 정도는 크게 중요하지 않습니다. 발효 감식초, 사과 식초 등등 신맛이 나는 식초 종류면 다 좋습니다. 샐러드 드레싱으로는 발사믹 식초를 사용하시면 좋습니다. 다른 방법으로는 집에서 오이 피클을 담가서 식전에 한 조각 입에 넣어서 씹으시면서 밥상을 차리시고 천천히 식사하시면 비슷한 도움을 받으실 수 있습니다.

허브티

민들레차, 생강차, 율피차를 하루에 1잔 마시는 방법입니다. 율피차는 헬리코박터 제균 치료가 어려운 분들께 도움이 되지만 자칫 변비를 유발할 수도 있으므로 장관증상을 주시하면서 드시기를 추천해 드립니다.

영양보조제

위장 기능을 개선하고 질병의 재발을 예방하는 데 도움이 되는 영양보조제가 있습니다.

베타인 HCL (Betaine HCL): 위장에서 위산 분비를 도와서 헬리코박터 감염을 억제하는 데 도움이 됩니다. 위장내 벽세포(parietal cell)에서 위산을 분비하기 위해서는 수소이온(H^+)이 필요합니다. 베타인은 수소이온을 제공하는 역할을 합니다. 여러분들이 평소 위장이 아프거나 신물이 넘어온다고 할 때 병원에서 주는 약에는 PPI(proton pump inhibitor: 양성자 펌프 억제제)가 있습니다. 프로톤(Proton)(H^+) 이동을 막아서 위산 분비를 억제하는 역할을 하는 약물입니다. 위궤양이 심할 경우 일시적으로 위산을 억제해주는 것이 도움이 되기 때문에 사용할 수 있지만, 너무 오래 사용하면 위산 분비 기능이 너무 떨어져서 오히려 나중에는 위장 기능에 악영향을 미칠 수 있습니다.

이런 보조제를 사용하실 경우에는 반드시 위장 내시경을 통해 위궤양 여부를 확인하신 후 기능의학자의 도움을 받아서 사용하시기를 추천해 드립니다. (QR코드: Meal-Time Supplementation with Betaine HCl for Functional Hypochlorhydria: What is the Evidence?)

DGL(Deglycyrrhizinated Licorice): DGL은 '감초' 성분 중 하나입니다. 과거 '약방의 감초'라는 문구가 있듯이 거의 모든 한약재에 감초가 들어갑니다. 여러 가지 이유가 있었겠지만, 의사인 제가 생각하는 두 가지 이유는 첫째, 맛이 좋기 때문입니다. 쓴 약초 뿌리를 달일 때 감초는 한약의 맛을 좋게 하는 역할을 했습니다. 둘째, 위장에 좋습니다. 감초는 위장내 표피세포를 보호하는 점액 생성을 촉진하는 역할을 하며, 헬리코박터 제균제인 비스무스(bismuth)와 유사한 효과가 있습니다. 그래서 저는 독한 항생제를 통한 헬리코박터 제균이 힘든 환자들에게는 DGL을 추천해 드리는 편입니다. (QR코드: Effect of licorice versus bismuth on eradication of Helicobacter pylori in patients with peptic ulcer disease)

베르베린(Berberine): 베르베린은 장내세균의 과증식 치료에 도움이 됩니다. 대장뿐 아니라 위장의 헬리코박터 제균 치료에 도움이 되는 연구는 지금도 진행 중에 있으며, 베르베린의 세균을 죽이는 효과에 대해서는 많은 연구를 통해서 입증된 바 있습니다. (QR코드: A randomized, multicenter and noninferiority study of amoxicillin plus berberine vs tetracycline plus furazolidone in quadruple therapy for Helicobacter pylori rescue treatment)

유산균: 여러 유산균 중에서 락토바실러스 루테리(lactobacillus reuteri)는 위장관 내 헬리코박터균의 증식을 억제하고, 감염을 치료하는 효과가 있는 것으로 밝혀졌으며, 특히 항생제 치료에 내성을 보이는 환자를 대상으로 락토바실러스 루테리를 투여하였을 때 증상의 호전을 보였습니다. 여러분들 중에서 헬리코박터 감염과 함께 위장 기능과 대장 내 세균의 불균형이 있어 유산균 보충제를 선택하실 때는 락토바실러스 루테리균주가 포함되어 있는지를 확인하시기를 추천해 드립니다. (QR코드: The effect of Lactobacillus reuteri supplementation in Helicobacter pylori infection: a placebo-controlled, single-blind study)

식사시간 관리

식사를 차려 놓고 바로 드시면 안 됩니다. 3분 정도 음식을 쳐다보시고, 음식의 냄새도 맡으시면서 위장에서 음식을 받아들일 준비를 해주시면 좋습니다. (YouTube 소화의 시작은 위장이 아닙니다) 소화 장애가 심한 분들은 가급적 밥과 반찬을 따로따로 드시는 것이 좋습니다. 씹을 때 성상이 비슷한 반찬과 같이 먹으면 좋지만, 예를 들어 두부와 멸치를 같이 입에 넣고 씹으시면 안 됩니다. 한번 입에 넣은 음식을 100번 정도 씹어서 완전히 죽이 될 때쯤 삼키시는 연습을 하셔야 합니다.

06 코로나(COVID-19)시대 대책을 말하다

환자: "두 달 전 코로나 백신 접종 후에 증상이 생겼어요. 가슴이 답답하고, 흉통도 있고, 심장이 뛰는 게 느껴지고, 두통도 생겼어요. 몸에 힘이 하나도 없고, 말로 표현할 수 없이 뭔가 불편한데 뭔지 모르겠어요. ㅠㅠ"

의사: "요즘 많이들 백신 접종 후에 발생하는 부작용으로 내원하세요."

환자: "종합병원에서 심장초음파하고 검진은 다 했는데, 이상이 없다는 이야기만 합니다. 저는 불편한데요."

의사: "아직 기질적인 병변이 발견되지 않아서입니다. 지금이라도 열심히 치료받으시면 호전되실 거예요. 백신이라는 이물질이 체내에 들어와서 면역반응을 일으킬 때 정상적인 건강한 면역이 아닌 분들은 이상 반응을 일으킬 수 있습니다. 그렇기 때문에 평소에 면역관리가 필요한 거예요. 환자분은 혈중 d-dimer가 높은데 혈관 어딘가에 혈전이 있었다는 뜻입니다. 면역물질이 혈관을 공격해서 혈관 손상에 의한 혈전을 유도한 것으로 보여집니다. 비타민D 결핍도 있는데 비타민D가 결핍이면 바이러스 면역도 취약해지고, 면역물질 과잉에 의한 자가면역 질환도 증가합니다. 비타민D 주사

도 맞으시고, 면역 밸런스를 잡아주기 위한 수액 치료도 해드리겠습니다. 환자분에 따라서는 10회 이내에 호전되는 경우가 대부분이고요. 심한 분들은 20회 이상 치료받는 분도 계십니다."

10회 치료 받은 후

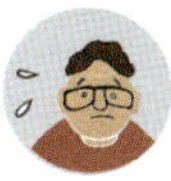

환자: "전에 비해서 많이 좋아졌어요. 이제는 90%이상 정상화 된거 같습니다."

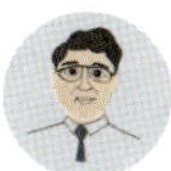

의사: "백신 부작용은 호전되었을지 몰라도, 기능의학 검사결과는 너무 안 좋아서 당분간은 꾸준히 치료받으셔야 합니다. 환자분은 기능의학을 모르고 백신 부작용을 치료하고자 저를 찾으셨는데, 기능의학 검사를 해본 결과 중금속중독(수은: Hg)도 심하고, 동맥경화증도 심해요. 그동안은 백신 부작용 치료를 하셨다면 이제부터는 중금속 킬레이션 치료와 동맥경화증 치료를 받으셔야 합니다. 그렇지 않으면 더 나이 드신 후 더 큰 병으로 고생하실 수 있습니다."

한 달 정도 안 오다가 다시 내원함

환자: "원장님! 치료를 중단했더니 백신 부작용 증상이 다시 재발했습니다. ㅠㅠ;; 어쩌지요?"

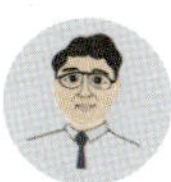

의사: "어쩌긴요. 치료해야지요. 어떤 환자는 호전되어서 중단 후에도 별문제 없이 잘 지내시는 분이 있는가 하면 환자분같이 증상이 간헐적으로 다시 발생하여 내원하시는 분도 있십니다. 그 차이는 아마도 환자분이 갖고 계신 기능의학적 문제 때문인 듯합니다. 앞으로는 제 말을 믿고 꾸준히 규칙적으로 치료받으시면 좋을 것 같습니다."

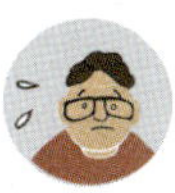

환자: "앞으로는 선생님 시키는 대로 따르겠습니다. ^^;;"

COVID-19란 코로나바이러스(corona virus)가 처음 유행했던 2019년에서 19를, 코로나(corona)에서 CO를, 바이러스(virus)에서 VI를, 질병이라는 영문 disease에서 D를 따서 명명한 이름입니다. 이 코로나바

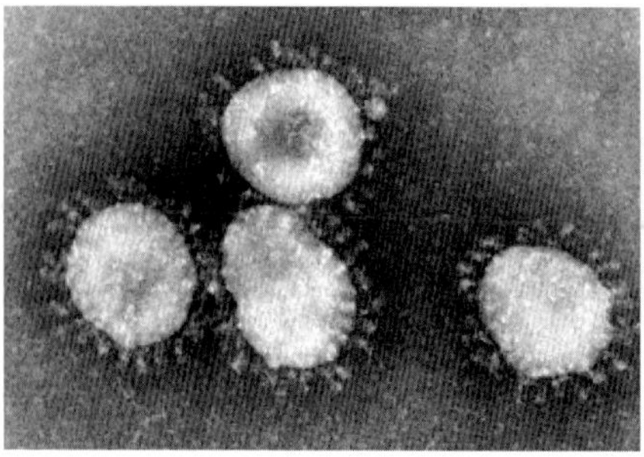 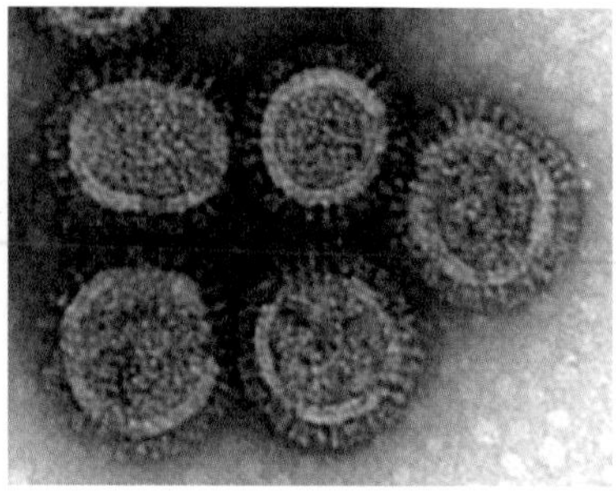

이러스는 어디서 왔을까요? 이 땅에 없던 바이러스가 갑자기 발생했을까요? 그렇지 않습니다. 해 아래 새것은 없습니다. 이미 창조 당시 하나님의 계획에 의해서 창조된 미생물입니다.

그렇다면 이전에도 있었다면 왜 최근에 대유행을 하는 것일까요? 코로나바이러스는 새로운 것이 아니라 2003년 중국 광둥 지역에서 처음 발병했던 SARS(Severe Acute Respiratory Syndrom) 때부터 있었습니다. 그 후에 2012년 중동지역에 발생하여 MERS(Middle East Respira tory Syndrome)라는 이름으로 불리기도 했습니다. 전자 현미경적 모양만 본다면 인플루엔자 바이러스와 코로나바이러스의 모양이 비슷합니다. 일반인의 눈으로 구별하기 쉽지 않습니다. 그러나 모양이 비슷할 뿐 바이러스의 성격과 특징은 매우 다릅니다.

인플루엔자 바이러스는 주로 추운 겨울에 유행하고 날이 따뜻해지면 사그라집니다. 인플루엔자는 해마다 수많은 희생자를 낳고 있습니다. 2020년에는 워낙 COVID-19가 유행을 하다 보니 인플루엔자 소식은 찾아보기 힘들었지만 2020년 초에 COVID-19가 유행하기 전에 인플루엔자로 인해 매년 미국에서 5,000명 이상의 사망자가 발생했습니다. 그런데 독감으로 인한 사망에는 사람들의 관심이 없어 보입니다. 독감은 엔데믹하게, 즉 이미 토착화되어 있기 때문입니다.

사실 바이러스에는 아형(subtype)의 변화로 인한 대유행의 발생이라는 특징이 있습니다. 인플루엔자나 코로나 바이러스를 연구 해보면 10년의 주기로 대유행을 합니다. 과거 제1차 세계대전과 맞물려 수많은 인명을 앗아간 스페인 독감은 대유행이 시작된 지 불과 몇 달 만에 2천만 명 이상이 사망했고, 대유행이 끝날 때까지 2년 동안 약 5천만 명이 사망한 것으로 추산됩니다. 한국도 당시 집계에 의하면 14만 명 이상이 사망한 것으로 나옵니다. 이 글을 쓰고 있는 현재 2022년 3월 1일 기준으로 코로나로 인한 사망자가 8,170명입니다. 물론 스페인 독감이 유행했던 시기와 지금은 영양 상태도 삶의 환경도 매우 다릅니다. 한국에서 현재 진행 중인 COVID-19 감염자 총 3,273,440명 중 사망자 수는 8,170명으로 사망률은 0.25%로 매우 낮습니다. 치명률이 그리 높지 않은 수준의 바이러스라고 생각됩니다.

10년 주기로 대유행을 하고있는 인플루엔자와 코로나 바이러스를 과학적으로 비교해보면, 인플루엔자는 해마다 조금씩 유행하며 우리가 습관적으로 듣고 적응해오고 있는 데 반해 코로나 바이러스는 자주 접하지 못하던 이름이기에 모호한 두려움을 갖고있는 것이 아닌가 하는 생각도 듭니다. 심지어 개원하여 20년 넘게 환자를 치료해온 경험에 의하면 과거에도 인플루엔자가 의심되어 검사를 의뢰하면 독감 음성으로 판독되는 경우를 종종 보았었는데, 그때는 코로나바이러스 검사 방법이 개발되어 있지 않아서 그렇지 과거에도 코로나바이러스 감염에 의한 호흡기 증후군 같은 병은 있었지 않을까 하는 생각을 해 봅니다. 코로나 감염이 최근에 대유행을 하는 것은 인플루엔자와 같은 아형(subtype)의 변화로 인한 어쩔 수 없는 시대적 흐름이라 생각합니다. 그렇다면 이에 어떻게 대처해야 할까요?

독감 예방과 크게 다르지 않습니다. 현재 개발되고 있는 백신에대한 연구는 아직은 많이 미흡한 수준입니다. 그러다 보니 접종으로 인한 부작용 사례가 많이 보고되고 있습니다. 독감의 경우도 해마다 접종을 하지만 일부 유행을 막을 방법은 없습니다. 무엇보다 스스로의 면역을 높이는 것이 가장 최선이자 가장 중요한 방역입니다. 회피 방역은 치사율과 전염력이 높은 질병일 경우에 일정 기간동안 실시할 수 있지만, 2년 가까이 회피방역에만 치중하는 것은 얻는 것보다 잃는 것이 더 많습니다. 이번 코로나 감염과 같이 치사율도 낮고 전염력도 그리 강하지 않은 경우 회피방역으로 오히려 질병의 유행을 오랫동안 끌 수 있다는 단점이 있습니다. 건강한 집단면역(herd immunity)을 최대한 빨리 이루는 것이 최선의 방법이라 판단됩니다.

과거 신종플루가 유행했을 때가 생각이 납니다. 당시 병원에 독감으로 내원한 환자분이 많을 때는 150명이 넘었었습니다. 제가 환자들에게 치료했던 방법은 검사 후 결과를 기다리기 전에 비타민C 수액을 20g까지 혈관에 투여하였습니다. 이렇게 메가비타민C 수액을 맞은 분들의 경우 빠른 호전을 보였습니다. 심지어 독감 치료제로 개발된 '타미플루'를 투여했던 군에 비하여 예후가 훨씬 좋았습니다. 바이러스는 치료제가 없기 때문에 스스로의 면역으로 이겨내는 것이 가장 현명한 방법이며, 개인의 면역을 높이기 위한 가장 손쉽고 좋은 방법이 비타민입니다. 심지어 검사 후 검사실에 샘플을 의뢰하고 수액을 투여한 후 다음날 검사

결과에서 신종플루 양성 판정이 나왔는데, 환자가 오지 않아서 전화를 해보니 증상이 다 호전되어 멀쩡한데 병원에 왜 가야 하느냐고 반문하는 분들도 많았습니다. 저는 코로나바이러스라고 해서 별반 다르지 않을 것으로 생각합니다. 최대한 빨리 병원을 방문해서 비타민C 수액을 맞을 수 있게 해야 하는데, 오히려 감염된 환자를 격리하고 아무런 치료도 하지 않는 현실을 보면 답답한 마음입니다.

의사로서 어떻게 하는 것이 좋은지 물어보신다면, 독감이 유행할 때 정도의 관리면 충분할 것 같습니다. 감염된 사람들을 격리하기보다는 필요에 따라 치료받을 수 있게 해야 하며, 고위험군에 대한 적극적 관리는 필요하지만, 건강한 무증상 감염자들이 많아질 수 있게 함으로 집단면역을 높여서 향후 다시 유행하는 것을 막을 수 있게 해야 합니다. 우리나라와 같이 전 국민의 90%가 비타민D 결핍인 나라에서는 개인적으로는 비타민D, 비타민C 섭취를 게을리하면 안 됩니다. 많은 연구가 입증하듯 혈중 비타민D 수치를 높이면 독감 유병률은 떨어집니다. 혈중 비타민D 수치가 40 이상만 유지되고, 평소 비타민C 경구제 6g 이상을 꾸준히 복용하면 많은 부분 독감을 예방할 수 있듯이 코로나바이러스에 감염되더라도 심각한 부작용 없이 이겨낼 수 있을 것으로 생각합니다. 평소 비타민C를 6g 드시는 분이라면 감기나, 독감, 코로나에 걸리게 되면 평소 드시는 양보다 적게는 3배에서 많게는 10배까지 증량해서 드실 수 있습니다. 바이러스 감염을 치료하는 데 있어서 그 정도로 안전하면서 효과적인 방법은 없을 것입니다. 바이러스에 대한 면역력을 높이는 데 도움이 되는 아연, 셀레늄, 마그네슘과 같은 미네랄을 추가로 섭취하는 것도 좋습니다.

07

바이러스감염: 사마귀,물사마귀

YouTube 질환 리뷰 #1, #25

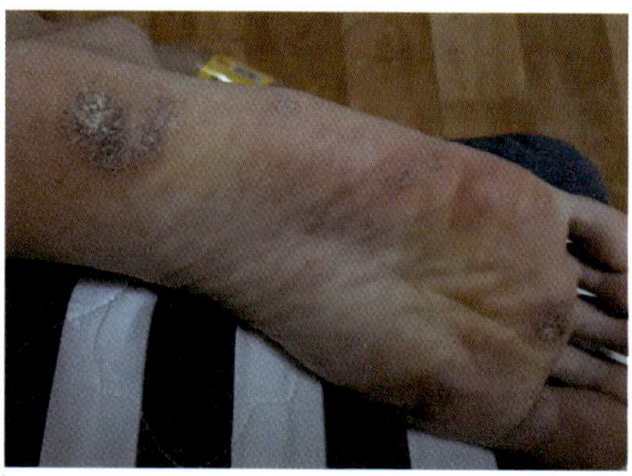

의사: "어디가 아파서 오셨을까요?"

환자: "발바닥에 뭐가 났는데 걸을때 아파서 병원을 여러 군데 다녔는데 호전이 없어서 내원했습니다."

의사: "어디 좀 볼까요. … 네. 족저사마귀가 맞습니다. 그동안에는 어떻게 치료하셨나요?"

환자: "냉동치료를 다섯번 정도 했습니다."

의사: "너무 여러 군데 전염되어 있어서 그렇게 치료해서는 답이 없을 것 같습니다. 사마귀는 대표적으로 피부에 발생하는 바이러스 감염병입니다. 바이러스는 치료제가 없기 때문에 인위적으로 제거하는 방법을 주로 사용하는데요. 그렇게 하더라도 재발을 막을 수는 없습니다. 기본적으로 바이러스에 대한 면역이 좋지 못하면 언제든 재발할 수 있습니다. 제거에만 초점을 맞추지 마시고 재발하지 않는 몸을 만드려는 노력을 하세요."

환자: "어떻게 하면 좋을까요?"

의사: "앞으로 3달간 비타민D 15,000IU를 드릴 건데요. 매일같이 복용하세요. 세 달 후에도 호전이 없으면 병원에 내원해서 검사를 받으세요."

두 달 정도 경과 후 다시 방문하셨습니다.

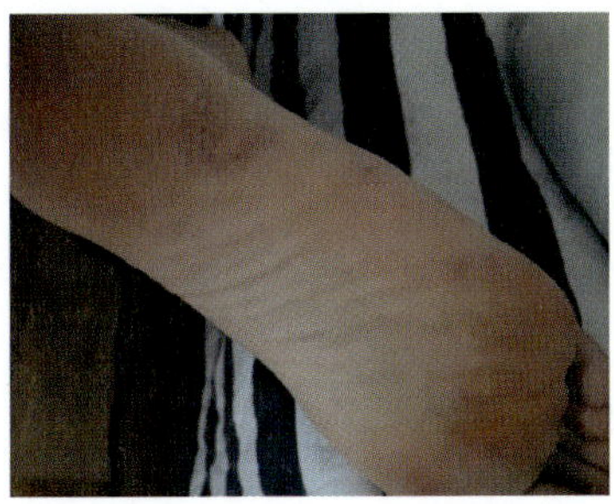

환자: "원장님!! 신기해요. 그렇게 고생하며 치료해도 호전 없던게 비타민D만 먹었는데 이렇게 좋아질 수 있다는게요."

의사: "네. 그렇네요. 정말 많이 좋아졌네요. 아직 두 달도 안 된 거 같은데, 호전 속도가 생각보다 빠릅니다. 환자분의 기본적인 재생능력이 좋아서인 듯합니다."

환자: "선생님께서 치료를 잘 해주셔서 그런 거지요. 이제부터는 비타민D를 빠짐없이 열심히 먹겠습니다. 이렇게 비타민D로 쉽게 치료될 수 있다는 것을 첨 경험하니까 신세계가 열린 거 같아요.^^;;"

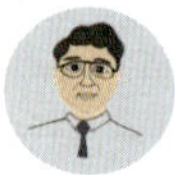

의사: "비타민D가 많은 부분 여러 질환에 영향을 미치는 것은 맞습니다. 그렇다고 만병통치약처럼 생각하시면 안되구요. 확실한 것은 바이러스 면역에 중요한 기능을 하는 것은 맞습니다."

바이러스에 감염되면 바이러스를 억제하기 위한 기본적인 면역반응이 일어나게 되는데, 이 면역반응이 잘 작동할 수 있게 도와주는 영양성분들이 많이 있습니다. 그중에서 비타민D가 가장 중요한 기능을 한다고 보시면 됩니다. 소아에서 발생하는 전염성연속종(Molluscum contagiosum)도 역시 대표적인 바이러스 감염에 의한 피부질환입니다. 저도 과거 기능의학을 모를 때는 이런 환자가 오면 대부분 큐렛이라는 도구를 이용해서 압출하듯 제거해 주었던 기억이 납니다. 치료를 받는 아이도 울고, 보호자도 울고, 보기가 정말 힘들었습니다. 그렇게 제거한 부위는 흉이 생기기도 했습니다. 그런데, 기본적인 면역을 증강 시켜주는 치료에 관심을 갖고 비타민D로 환자를 치료해본 결과 감쪽같이 깨끗하게 제거되는 것을 볼 수 있었습니다. 흉터 하나 남기지 않고 정상적인 피부로 회복되는 경험을 하였고, 무엇보다 그렇게 치료하고 나면 재발율이 매우 낮았습니다. 과거 인위적으로 제거하는 시술만 했던 때에는 재발율도 높았습니다.

요즘같이 호흡기 감염으로 발생하는 독감이나 코로나 감염증도 예외는 아닙니다. 대부분의 바이러스 감염은 치료제가 없기 때문에 스스로의 면역으로 이겨내는 것이 유일한 방법입니다. 과거 많은 연구 논문으로도 비타민D가 인플루엔자 감염 예방에 효과가 있는 것으로 나타났습니다. 앞서 강의에서 말씀 드렸듯이 비타민D 외에도 많은 영양성분들이 면역기능에 작용을 합니다. 본인이 먹는 식단으로 여러 영양소를 골고루 섭취하는 것이 어렵다면 영양결핍에 의한 면역기능 저하 증상을 경험하시게 될 것입니다. 공부하신 모든 영양소를 다 드실 필요는 없으나, 주기적으로 검사를 통해서 여러분들의 몸속에 영양소의 균형이 잘 잡혀 있는지 확인하시고, 부족해지는 부분에 대해서 추가로 섭취를 해서 면역기능을 항상 잘 유지하시는 것이 질병을 이기는 좋은 방법이 되실 것입니다. 요즘같이 코로나가 기승을 부리는 경우에는 걸리지 않기 위해 노력하기보다는 잘 이기는 몸을 만들어서 자연면역으로 이겨내시는 것이 더 중요하지 않을까 조심스럽게 생각해 봅니다. 그렇게 이겨본 경험이 있으시면 나중에 다시 유행할 때 훨씬 싸우기 편하지 않을까요? (QR코드: Evidence that Vitamin D Supplementa tion Could Reduce Risk of Influenza and COVID-19 Infections and Deaths)

08

자율신경 실조증

YouTube 자율신경 실조증 #1, 2

환자: "설명할 수 없는 증상이 나타났다가 사라집니다. 가슴이 뛰기도 하고, 소화도 안 되고, 두통도 있습니다. 종합병원에서 진료받았는데 자율신경 실조증이라고 진단받았습니다. 치료법이 있을까요?"

의사: "제가 도와드릴 것이 있고, 환자분이 하셔야 할 게 있습니다. 우선 기능의학적 검사결과에 기반하여, 오실 때마다 수액으로 부족한 영양성분을 넣어드릴 거고요. 경추 쪽에 있는 성상신경절(stellate ganglion)을 차단했다가 풀어주는 시술을 하게 될 것입니다. 컴퓨터가 버벅거리고 안 돌아갈 때 컴퓨터를 껐다가 켜는 것과 비슷한 원리라고 보시면 됩니다. 우리 몸에서 자율신경은 모든 일에 다 영향을 미칩니다. 그렇다 보니 치료 적응증이 안 되는 질환이 없을 정도입니다. 환자분에 따라서는 양쪽에 10회 이상 해야 하는 분도 있고, 몇 번만 해도 충분한 분도 있습니다. 해보시면서 저와 상의하며 진행하시면 될 것 같습니다."

환자: "제가 해야 할 것은 무엇인가요?"

의사: "내려놓기 입니다."

환자: "구체적으로 내려놓는다는 것이 무슨 뜻인가요?"

의사: "환자분이 손에 물잔을 들고 있다고 가정해보겠습니다. 물 한 잔의 무게는 크게 무겁지 않습니다. 잠시 들고 있는 것으로는 아무런 문제가 되지 않습니다. 그러나 몇 시간 내내 들고 있다고 한다면 손이 아파질 것이고, 하루종일 들고 있으면 팔에 감각이 없어지고 손끝이 저릴지도 모릅니다. 이렇듯이 일상에서 반복되는 스트레스를 내려놓아야 합니다. 잠시라도 자율신경이 쉴 수 있는 시간을 줘야 합니다."

6회 정도의 성상신경절차단술 치료 후

환자: "요즘은 많이 편해졌습니다. 가슴이 답답했던 것도 치료 후 시원해지는 느낌이 들었어요."

의사: "그러면 그 정도에서 일단 중단하고 지켜볼까요?"

환자: "아뇨! 저는 좀 더 해주세요. 저는 하는 게 더 좋은 거 같아요."

의사: "다른 분들은 목에 주사가 맞는게 무서워서 싫어하시는데, 환자분은 좋아하시네요? ^^;;"

환자: "목에 주사 맞는 두려움보다 제가 불편한 증상이 더 싫어요. 빨리 건강해지고 싶어요!!"

자율신경이란 인체에서 일어나는 생리학적 기능을 자율적으로 조절하는 신경을 말합니다. 의식적으로 조절할 수 없는 신경으로 교감신경과 부교감 신경이 있습니다. 이 두 신경은 서로 다른 기능을 가지고 있습니다. 교감 신경의 기능은 긴장과 스트레스 상황에 적응하도록 돕는 것이며, 부교감 신경은 이완된 상태에서 신체의 모든 기능을 조절하는 것입니다. 이해를 돕기 위해 지리산을 등반하다가 반달곰을 만났다고 가정해 보겠습니다. 동물원에서 본 온순한 곰이 아니라 야생에서 자라난 위험한 동물을 만났을 때 우리 몸은 즉각적으로 반응을 하게 됩니다. 동공이 확대되고 손이 땀이 나며 입이 마릅니다. 호흡은 가빠지고, 심장은 쿵쾅쿵쾅 뛰기 시작할 것입니다. 도망을 가기 위해서는 장관 내 혈류를 잠시 중단시키고 팔다리 근육으로 혈류를 보내려 할 것입니다. 이러한 모든 반응은 교감신경이 항진될 때 나타나는 증상입니다. 반대로 하와이의 해변으로 여행 중이라고 가정해 봅시다. 파라솔 아래 누워 푸른 하늘과 잔잔한 바다를 바라보며 열대 과일로 만든 주스를 마시고 있습니다. 이럴 때는 심장은 느긋하게 뛰고, 침도 정상적으로 분비되고, 위장관 운동도 정상적으로 잘 일어나서 소화를 돕습니다. (QR코드: Physiology of the Autonomic Nervous System)

그렇다면 현대인들의 생활패턴은 자율신경 중에서 어떤 신경을 주로 써야 하는 상황일까요? 학생은 학업 스트레스, 대학교에 입학하면 취업 스트레스, 직장에 취업하면 업무 스트레스, 결혼하면 육아 스트레스와 고부갈등 등 인생이 스트레스의 연속입니다. 교감신경을 너무 지속적으로 사용하다 보면 자율신경계가 점차 불균형해집니다. 근육도 오랫동안 사용하면 근피로가 생기듯이 한쪽 신경에만 지속적으로 자극을 주다 보면 밸런스가 무너지게 됩니다. 많은 사람들이 자율신경계가 불균형해져 기능의학 클리닉을 찾는데, 그 중 큰 부분을 차지하는 것이 스트레스로 인한 교감신경 항진입니다. 스트레스의 초기 단계에서는 자연적으로 교감신경 항진이 일어나는 것이 맞습니다. 스트레스가 만성화되면 계속되는 교감신경 항진 속에서 신경피로 증상과 함께 기능 저하가 나타나게 됩니다. 결국에는 교감신경이 두 손을 들고 바닥으로 떨어집니다. 이쯤 되면 스트레스를 이겨낼 수가 없기 때문에 많이 힘들어합니다.

얼마 전 존경하는 신학교 총장님으로부터 연락이 왔습니다. 술과 담배를 전혀 하지 않으시는데도 췌장암이라는 진단을 받으셨습니다. 평소 시간을 조금도 허투루 쓰지 않으시고 1인 3역 이상을 하실 정도로 열심히 사셨습니다. 옆에서 지켜보는 저희들이 철인이라고 생각할 정도였으니까요. 단순히 체력이 그렇다는 의미가 아니라 저라면 도저히 할 수 없을 일들을 너무도 쉽게 해내시는 모습을 보면서 하늘이 주신 타고난 능력자라는 생각을 하곤 했습니다. 밤늦게까지 쉬지 않고 책을 쓰고 사역 구상도 하시다 보니 주무시는 시간이 줄어들고, 늦게까지 일하시다 보니 출출해서 야식을 가끔 하시기도 하시고, 무엇보다 쉬는 법을 잘 모르셨습니다. 쉬면서도 머릿속에서는 후배 목사님과 사역에 대한 고민으로 가득했을 듯합니다. 이렇게 되면 우리의 몸은 교감신경의 과잉 항진 속에서 자율신경 불균형이 발생할 수밖에 없습니다. 단기간 일어난 문제는 언제든 되돌릴 수 있습니다. 그러나 너무 오랜 시간을 그렇게 보내다 보면 어쩔 수 없이 몸의 조절 능력을 상실하게 되어 발생하는 암 중 가장 유력한 암이 췌장암입니다.

자율신경 기능을 측정하는 검사장비로 내원하는 환자분들을 대상으로 검사를 진행해보면 교감신경이 항진된 분도, 반대로 떨어진 분들도 계십니다. 지난주에는 교감신경이 올라가 있었는데 이번 주에 검사하면 떨어졌다가 다음 주에 오면 다시 올라가는 일도 있습니다. 기능의학적 치료를 받다 보면 결국 적절한 균형을 찾게 되며, 언제 검사를 하든지 안정적인 모양을 보이게 되면 치료가 끝났다고 볼 수 있습니다.

원내에서 자율신경실조증을 치료하는 여러 가지 방법 중 성상신경절차단술(stellate ganglion block)이 있습니다. 신경절의 모양이 별 모양을 닮았다고 붙여진 이름인데, 경추 6~7번 앞쪽으로 지나가는 신경절로 어렵지 않은 방법으로 자율신경절에 접근할 수 있습니다. 국소마취제를 이용해서 일시적으로 신경절을 마취시킨 후 다시 재설정하는 개념입니다. 컴퓨터가 버벅거리면 흔히들 재부팅을 합니다. 그러면 안 돌아가던 컴퓨터가 정상적으로 작동하는 것과 같은 이치라고 보시면 됩니다.

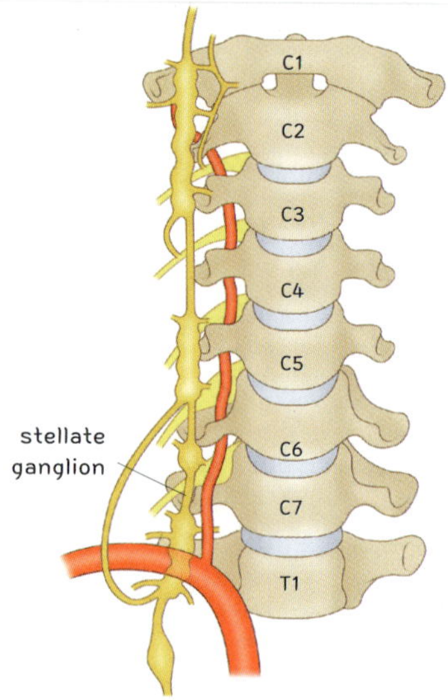

병원을 방문하기 힘들거나 시간이 없으신 분들을 위해 추천하는 운동법 중 집에서도 할 수 있는 붕어 운동이 있습니다. 물 속에서 붕어가 헤엄치는 모습을 연상하며 하시는 운동으로, 바른 붕어 운동법은 다음과 같습니다.

집에서 붕어 운동을 열심히 하면서 원내치료를 받으시는 분들은 회복 속도가 빠릅니다. 병원 치료에만 의존하는 분들은 회복 속도도 느리고, 치료 후에도 재발률이 높습니다. 꾸준히 스스로 몸 관리를 하는 것이 중요합니다. 붕어 운동의 효과는 자율신경 기능의 정상 회복으로 얻게 되는 몸의 바른 균형입니다.

붕어 운동

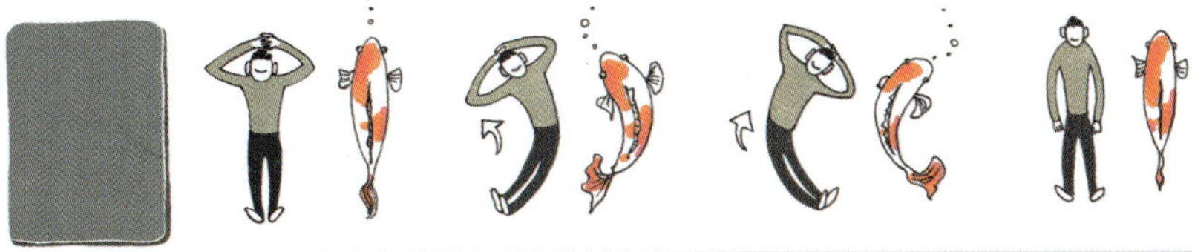

1. 평평한 바닥에 하늘을 보고 눕습니다. (엉덩이가 불편하면 방석을 이용하세요)
2. 손은 깍지를 끼고 목을 받쳐줍니다.
3. 발끝은 앞무릎 쪽으로 젖혀서 발목과 직각이 되게 힘을 줍니다.
4. 준비를 마쳤으면 좌측 그림처럼 머리와 발을 같은 방향으로 힘을 주어 움직입니다.
5. 처음에는 무리하지 않게 반복하다가 익숙해지면 좀 더 빠르게 진행하면 됩니다. 그래도 힘드시면 무릎을 90도로 굽히고, 발바닥을 바닥에 대고 무릎이 좌로 움직일 때는 좌측 허벅지, 우로 움직일 때는 우측 허벅지가 바닥에 닿을 정도로 하시면 됩니다.
6. 아침저녁으로 5분씩 매일 시행합니다.

자율신경 기능을 향상시키는 방법 정리

A. 붕어 운동: 아침저녁으로 2회 실시를 권유드립니다. 힘들면 할 수 있는 만큼만 하면서 지속하다 보면 점차 오래 잘 할 수 있게 됩니다.

B. 성상신경절차단술(SGB): 기본적으로 좌우 각각 5회 이상 권유드립니다. 환자분의 상황에 따라서 가감할 수 있습니다.

C. 산책과 심호흡: 산책하면서 먼 산도 바라보았다가 가까운 산책로의 풀과 꽃도 바라보는 것을 반복하시고, 호흡은 아랫배가 불룩하게 나올 때까지 깊이 들이마신 후 천천히 내뱉으세요.

D. 명상: 1920년 독일의 정신과 의사 요하네스 슐츠가 창안한 아우토겐 명상법으로, 유튜브에 있는 여러 가지 소개 영상 중 목소리를 들으면 맘이 평안해지는 것을 골라서 들어보세요.

E.황차: 청정지역에서 재배된 녹차에는 테아닌 성분이 풍부합니다. 이 성분이 심신을 안정시켜주는 역할을 할 것입니다. 바쁜 세상에서 특히 한국 사람은 '빨리빨리'가 몸에 배어 있습니다. 차를 내릴 때 100℃까지 끓인 물을 사용하는데, 저는 그 이유를 뜨거워서 빨리 마실 수 없다는 데 의미를 둔 것이 아닌가 합니다. 바쁘게 돌아가는 세상에서 오랫동안 내 머릿속에 잡아 두고 있던 여러 가지 생각들을 내려놓고 하루 한 잔의 차를 마시는 시간만큼은 생각을 비울 수 있으면 좋겠습니다. 뜨거운 차가 차츰 식어갈 때 조금씩 마시면서 멀리 산도 바라보고, 차의 맛도 음미하시면서 몸과 마음이 쉴 수 있는 시간을 갖는 것이야말로 자율신경의 불균형을 바로잡는 좋은 방법이라 생각합니다.

F. 영양제: 테아닌 성분이 들어있는 영양제가 있습니다. 교감신경이 많이 항진된 분들께는 위에서 언급한 A–E까지 방법을 추천을 드리지만 실천하기 힘드신 분이나, 녹차를 마시면 수면장애가 발생하는 분들께 추천하는 편입니다.

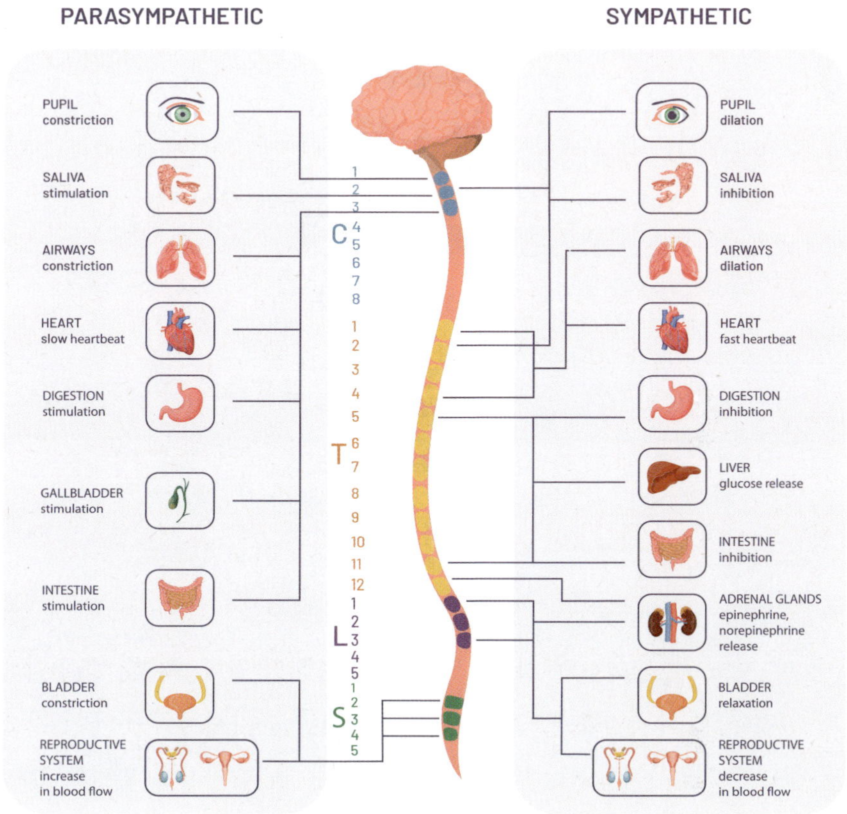

PARASYMPATHETIC
SYMPATHETIC
PUPIL
constriction
SALIVA
stimulation
AIRWAYS
constriction
HEART
slow heartbeat
DIGESTION
stimulation
GALLBLADDER
stimulation
INTESTINE
stimulation
BLADDER
constriction
REPRODUCTIVE
SYSTEM
increase
in blood flow
C
1
2
3
4
5
6
7
8
T
1
2
3
4
5
6
7
8
9
10
11
12
L
1
2
3
4
5
S
1
2
3
4
5
PUPIL
dilation
SALIVA
inhibition
AIRWAYS
dilation
HEART
fast heartbeat
DIGESTION
inhibition
LIVER
glucose release
INTESTINE
inhibition
ADRENAL GLANDS
epinephrine,
norepinephrine
release
BLADDER
relaxation
REPRODUCTIVE
SYSTEM
decrease
in blood flow

09

기초체온관리

YouTube 기초 체온의 중요성

제 지도교수님이셨던 임현술 교수님의 오래전 일화입니다. 교수님께서 인턴 시절 국립의료원으로 6개월 정도 파견을 가셔서 그곳에서 겨울을 보내게 되었는데, 여러 병동 근무를 하시는 중 중환자실 환자도 같이 돌보셨습니다. 교수님이 보시기에는 유난히 중환자실의 한 병상에서 돌아가시는 분들이 많았다고 합니다. 중환자실이라서 그럴 수 있다고 생각했고, 함께 수련하던 다른 선생님들도 의문을 제기하지 않았지만, 교수님의 눈에는 이점이 이상하게 보였고, 환자들의 기초체온에 대한 서류를 살펴보던 중 이상한 것을 발견했습니다.

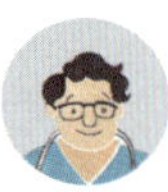

인턴: "대부분의 환자들 체온이 36도가 되지 않는 저체온인데도 왜 의문을 갖지 않으세요?"

간호사: "선생님! 원래 그래요. 예전부터 환자들 체온을 측정하면 항상 낮게 나오니까 저희들은 원래 그런가 보다 했구요. 보고를 해도 주치의 선생님도 그러려니 하시더라구요."

인턴: "유독 환자분께서 잘 사망하는 베드가 있는데 그건 아세요?"

간호사: "아뇨. 그러고 보니까 저쪽 구석 베드에 계신 환자분들이 계속 돌아가셨네요. ㅠㅠ;"

인턴: "병원에 보일러는 안 들어 오나요?"

간호사: "중앙난방식이라서 초저녁에 좀 들어왔다가 12시 넘으면 끊겨요."

인턴: "보일러가 들어오는 순서로 보면 환자분이 자주 사망하는 베드가 보일러가 가장 늦게 들어왔다가 가장 빨리 끊기는 곳이군요. 중환자실이 많이 썰렁해서 간호사는 가디건을 입고 있는데 왜 이렇게 썰렁할까요?"

간호사: "환자분들이 대소변을 잘 못가리셔서 냄새가 많이 나서 환기를 해야 해서 열어 놓을때가 있어요. ㅠㅠ"

인턴: "환자분들은 거의 속옷도 입지 않은채 얇은 천만 덮고 있고, 보일러는 너무 일찍 끊기고, 환기를 위해서 추운 겨울에도 창을 열어 놓고 있다 보니 저체온이 발생한 거군요."

결국, 가급적 환기는 낮에 하도록 하고, 환자마다 체온이 떨어지면 온열패드를 베드에 깔아서 따뜻하게 했습니다. 그랬더니 놀랍게도 환자들의 기초체온이 올라갔고, 과거에 비해 중환자실에서 사망하는 환자들의 숫자가 놀라울 정도로 줄었습니다. 한 인턴의 통찰력이 여러명의 소

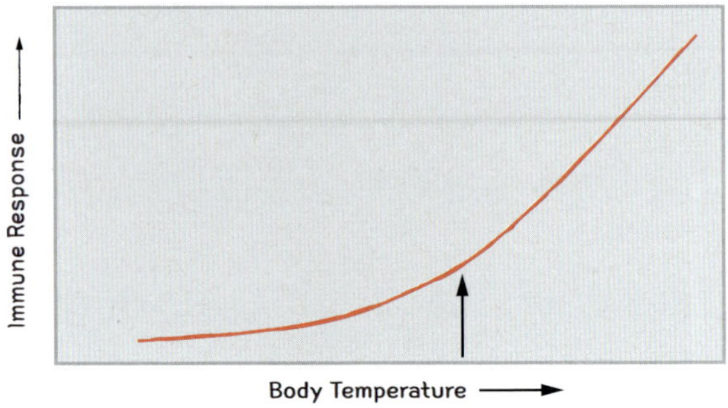

중한 생명을 구한 것입니다. 체온은 그렇게 중요합니다. 체온이 1도 떨어지면 별것 아닌 것 같지만 신체의 모든 대사와 효소 활성도가 함께 저하되어 전반적인 면역이 취약해질 수 있습니다. 연구에 의하면 체온이 올라갈수록 몸속에 일어나는 면역반응이 증가하는 것으로 나타났습니다.

체온이 떨어지면 나타나는 증상들이 있습니다. 먼저 열을 만들기 위해서 떨림이 발생합니다. 이는 근육을 수축하고 이완함으로써 열을 발생하기 위한 자연스러운 반응입니다. 기초대사량을 낮추기 위해서 호흡이 얕아지고, 심박출량이 줄어듭니다. 의식이 흐릿해지며 말도 어둔해집니다. 중환자실에 계신 분들은 대체로 의식이 없는 경우가 많으므로 이러한 증상이 저체온증으로 인한 것이라고 생각하기는 어렵습니다.

체온을 조절하는 가장 기본적인 역할을 하는 기관은 갑상선입니다. 평소 체온을 측정했을 때 체온이 낮게 나오는 분들이 있는데, 특별한 증상은 없는 경우도 있지만 주로 손발이 차다고 말씀하십니다. 이런 분들은 갑상선 기능 검사를 먼저 해서 본인의 갑상선 기능이 떨어져 있지

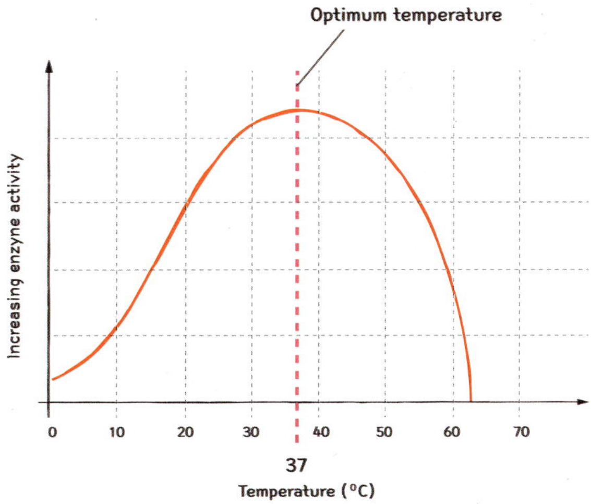

는 않은지 확인해보셔야 합니다. 기본 갑상선 검사에는 이상이 없더라도 기능적으로 볼 때는 떨어진 경우가 많으므로, 앞서 강의했던 갑상선 기능저하증 파트를 숙지하셔서 잘 확인하셔야 합니다.

체온이 떨어지면 체내 효소 활성이 떨어지게 됩니다. 연구에 의하면 체내 효소 활성이 37도까지는 꾸준히 증가하지만 37도 이상 올라가면 오히려 떨어지는 것을 볼 수 있습니다. 기본적으로 감기에 걸리면 미열이 발생하는 되는 것이 바로 체내 효소 활성을 높이고, 바이러스 증식을 억제하기 위함입니다. 고열이 발생하면 효소 활성이 급격히 떨어지고 단백질 변성이 생길 수도 있어서 체온조절이 필요합니다.

그렇다면 평소에 기초 체온을 높이기 위한 노력으로 어떤 것이 있는지 알아보겠습니다.

족욕: 반신욕을 하는 것도 좋습니다. 집에서 반신욕을 하기 위한 도구가 별로 없어서 매일 하기에 무리가 된다면 족욕으로 대신해도 됩니

다. 너무 뜨겁지 않은 물에 발목까지 담그고 10~20분 정도 하시되 물이 차가워질 때마다 교체하셔야 합니다. 최근 편리하다고 건식족욕기를 사용하는 분들도 있는데, 가급적이면 불편하셔도 따뜻한 물로 하시기를 권합니다. 해보면 그 차이를 느끼실 것입니다.

집 안 온도 낮추기: 집 안 온도를 선선하게 유지하시는 것이 좋습니다. 겨울에도 반팔, 반바지를 입고 보일러를 켜고 지내는 분들이 계신데 체온 조절에는 좋지 않습니다. 집에서는 옷을 얇은 옷을 여러 겹으로 겹쳐 입으시되 호흡하면서 코로 들어오는 공기는 선선한 것이 좋습니다. 집을 너무 따뜻하게 유지하면 체내에서 에너지를 만드는 기능이 오히려 떨어지게 됩니다. 잘 때도 이불은 적당히 두꺼운 이불을 사용하여 방바닥이 뜨겁지 않더라도 본인의 체온으로 이불 속이 따뜻하게 만들 수 있게 하시고, 주무시는 동안 호흡하는 공기는 선선한 공기를 마시는 것이 좋습니다. 겨울철 추천 실내온도는 20도입니다.

냉수마찰: "체온이 떨어져 있는데 웬 냉수마찰이냐?"라고 하실 수도 있습니다. 아이를 키워보신 분이라면 아이들이 열이 날 때 물수건으로 겨드랑이와 사타구니를 닦아주는 것을 아실 것입니다. 이때 절대 찬물을 사용해서는 안 됩니다. 찬물로 몸을 닦아 주면 오히려 심부 온도가 올라가기 때문입니다. 피부혈관이 수축해서 심부 온도가 피부 밖으로 나오질 못합니다. 열이 나는 아이는 몸에 닿으면 따뜻한 정도의 물을 사용하고, 너무 넓은 면적을 닦지 마시고, 주로 큰 혈관이 지나가는 겨드랑이와 사타구니를 닦아주시면 처음에는 따뜻한 물로 혈관이 확장되다가 나중에는 물기가 증발하면서 기화열을 빼앗아서 열이 떨어집니다. 비슷한 이론으로 피부 온도를 낮추는 냉수마찰을 하시면 피부 표면 혈

관이 수축해서 심부 온도를 빼앗기는 것을 막아주며, 체온을 올리려는 기전을 활성화시켜 줍니다. 추운 겨울에도 냉수마찰을 하시는 분들이 있지만, 처음부터 냉수마찰을 하기 힘든 분들은 수건에 찬물을 묻혀 몸을 비비는 형식으로 시작하셔도 좋습니다.

차 마시기: 따뜻한 차를 하루 1잔 정도 마시면 좋습니다. 체온이 떨어지면 발생하는 불편한 증상이 있으신 분들은 그럴 때 따뜻한 차를 한잔하시면 좋습니다. 겨울에는 뱅쇼를 만들어서 따뜻하게 데워서 드셔도 좋습니다.

심호흡, 단전호흡: 스트레스는 교감신경을 증가시키게 되며, 그러면 혈관 순환이 나빠지게 됩니다. 명상과 함께 심호흡을 하시면 부교감신경이 활성화되어서 혈관 확장과 함께 순환이 좋아집니다.

붕어 운동: 자율신경실조증 파트에서 설명했듯이 체내 기본 밸런스를 잡아주는 좋은 운동입니다.

운동: 근육량이 많아야 열을 발생하는 능력이 향상됩니다. 유산소 운동과 함께 근력운동도 같이 병행하셔서 기초대사량을 키우는 것도 중요합니다.

1번부터 7번까지 꾸준히 하시면서 기능의학자에게 검사를 받으셔서 떨어져 있는 갑상선 기능을 향상시키는 치료를 받으시기를 추천해 드립니다.

10

동맥경화증: 고호모시스테인혈증-MTHFR유전자 검사

YouTube 질환리뷰 #7, 상담영상 #6

의사: "어디가 불편해서 오셨을까요?"

환자: "저는 서울에서 선생님 유튜브를 보고 무작정 포항으로 내려왔습니다. 서울에서 제가 다니던 병원에서는 저에게 더 이상 해줄 것이 없다고만 하고 그냥 약만 먹고 지내다가 힘들면 내원하라고만 하세요."

의사: "무슨 병인데요?"

환자: "저는 심장 관상동맥에 스텐트를 세 군데나 했습니다. 5년 전부터 고지혈증약과 심장약을 하루도 안 빠지고 먹고 있습니다. 그런데도 기운이 없고 체력은 계속 떨어지는 것 같고, 심장 혈관이 막혀서 급사할까 봐 걱정도 되고 해서 밤에 편하게 잠을 잘 수가 없습니다."

의사: "우선 검사를 진행하시는데, 결과가 다 나오려면 3주가 걸리지만, 급한 것 같으니 다음 주부터 치료 시작하시겠습니다. 1주에 2회 이상 오실 수 있으면 좋겠습니다."

1주 후 검사결과: MTHFR: TT homovarient, vp-1000(동맥경화도 검사): 90세. 호모시스테인: 24.5

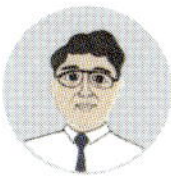

의사: "환자분은 태어날 때부터 호모시스테인을 대사할 수 있는 유전자의 변이로 인해서 고호모시스테인혈증을 앓고 계셨던 겁니다. 그로 인해서 동맥경화증이 진행되어서 관상동맥 스텐트 시술을 받으신 거고요. 지금이라도 호모시스테인을 낮추는 치료를 받으시고, 가능하면 스타틴 계통 약물을 끊으세요. 오랫동안 드셨던 스타틴계 약물로 인해서 현재 당뇨도 진행되어 있습니다. 지금도 총콜레스테롤(97)과 LDL콜레스테롤(60)이 너무 낮아요. 낮아도 너무 심각하게 낮습니다. 이러면 우리 몸에 필요한 기본적인 원료 공급조차 안 됩니다. 어서 빨리 끊으시고, 꾸준히 혈관 청소와 킬레이션 치료를 받으시면 혈관 나이를 좀 더 젊게 만들어 탄력적인 혈관으로 만들 수 있습니다."

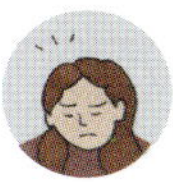

환자: "네. 집에서 할 수 있는 도움이 될 만한 것은 없을까요?"

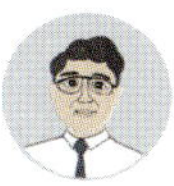

의사: "매주 1회 청국장 끓여서 드시구요. 추가로 드리는 비타민K2(MK7), 베르베린(berberin), 크롬, 아르기닌(arginine)을 챙겨 드셔야 합니다. · 소화가 잘된다면 현미 위주로 꼭꼭 씹어서 천천히 식사하시고, 입에 넣어서 달다고 느끼시는 것들은 다 중단하세요."

이 환자는 40회의 킬레이션치료 치료 후 추가 검사에서 혈관 경화도 호전, 호모시스테인 혈중 수치도 떨어지고, 혈중 콜레스테롤 수치도 정상적으로 잘 유지되고 있습니다.

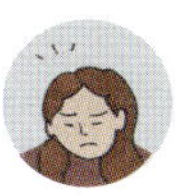

환자: "아침에 일어날 때 기운이 없습니다. 잠시 그렇다가 좋아지기는 하는데, 그것 빼고는 다 좋은 것 같습니다. 저녁에 먹는 당뇨약을 줄여도 될지 모르겠습니다."

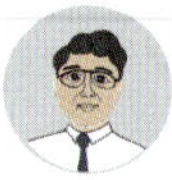

의사: "검사 결과로만 보면 혈관 상태도 많이 좋아졌고, 고지혈증약을 끊고도 현재 총콜레스테롤이 140 정도, LDL콜레스테롤이 85 정도로 아주 잘 유지되고 있습니다. 오전에 잠시 기운이 빠지는 것은 좀 더 지켜보면서 관찰해봐야겠지만, 식후에 안마의자에 앉아서 쉬시면 안 됩니다. 식사를 마치시면 바로 옷을 입고 밖으로 나가세요. 나가서 30~40분 산책하고 돌아오세요. 사모님도 식사 마치고 바로 설거지하지 마시고, 설거지 거리를 물에 담가두고 바로 선생님과 함께 나가셔서 같이 산책하세요. 다른 검사 결과는 다 호전 중인데, 당화혈색소 검사만 더 나빠지고 있습니다. 환자분의 혈당 관리가 안 되고 있습니다. 일단 2주 후 오실 때까지 제가 말씀드린 대로 관리하시고, 추후 오시면 부신기능도 한 번 더 체크해보겠습니다."

(QR코드: High homocysteine levels: What to know)

과학의 발달과 함께 유전자 검사 방법이 빠르게 발전하고 있습니다. 10년 전만 해도 수백만 원에 이르렀던 유전자 검사 비용이 최근에는 20만원 정도만 지불하면 암을 비롯한 여러 가지 질환에 대한 위험 유전자 변이를 볼 수 있게 되었습니다. 이런 유전자 검사의 이점은 질병이 발생할 확률이 높은 유전자 변형을 가진 분들을 미리미리 관리해서 가능하면 질병이 발현되지 않게 도와줄 수 있다는 것입니다. 아직까지는 건강검진 차원에서 검사가 진행되고 있지만, 점차 의료보험 적용까지 차츰 발전할 가능성이 커 보입니다. 그중 의료보험 적용을 받으면서 할 수 있는 MTHFR 유전자 검사가 있습니다. MTHFR 유전자가 갖고있는 임상적 의미와 검사법을 어떻게 이해하면 좋을지를 이야기해보겠습니다.

앞서 말씀드린 '유전자 허무주의' 파트에서 설명드렸던 SNP(Single nucleotide polymorphisms)검사의 대표적 예가 MTHFR 검사입니다. SNP는 특정 약물에 대한 개인의 반응, 독소와 같은 환경 요인에 대한 민감성 및 질병 발병 위험을 예측하는 데 도움이 되며, 가족 내 질병 관련 유전 변이를 추적하고 예측할 수 있습니다. MTHFR 유전자가 하는 기능은 호모시스테인(homocysteine) 대사에 관여하여 혈중 호모시스테인을 낮추는 역할을 하는 것입니다. 호모시스테인이란 산화스트레스를 유발하는 활성산소로, 우리가 먹는 음식 속의 아미노산 성분인 메치오닌(methionine)이 대사되는 과정에서 발생합니다. 불완전 상태의 중간대사물인 호모시스테인이 오랫동안 혈관을 돌아다니다 보면 예기치 못한 문제들이 발생합니다. 혈관 벽에 손상을 일으키고 그로 인한 동맥경화증이 발생할 수도 있습니다. 이러한 병을 예방하기 위해서 우리의 몸은 호모시스테인을 대사해서 시스테인(cysteine)으로 변환시키고, 시스테인은 항산화제의 대표주자인 글루타치온의 구성요소가 됩니다. 쉽게 설명드리면 몸에 해로운 중간대사물을 가능한 빨리 대사시켜서 우리 몸을 보호하려는 기본적인 방어기전이라고 보시면 됩니다. 그런데 그런 기능을 하는 유전자의 변형이 생기면서 문제가 발생합니다. 호모시스테인 대사율이 떨어지면서 활성산소 역할을 하는 호모시스테인의 혈중 농도가 증가하게 되는 것입니다. (QR코드: Homocysteine: Its Possible Emerging Role in At-Risk Population Groups)

MTHFR 유전자 검사법에는 C677T, A1298C 두 가지가 있습니다. 숫자는 유전자의 순번으로 677번째 유전자와 1298번째 유전자라는 뜻입니다. C는 Cytosine, T는 Thymine, A는 Adenine으로 DNA 유전자의 핵염기를 말합니다. MTHFR 유전자가 정상적으로 작동하려면 677번째 유전자가 CC이어야 하는데, C가 T로 치환되면 호모시스테인을 대사하는 효율이 떨어지게 됩니다. CC가 CT가 되면 호모시스테인 대사율이 34% 감소하고, CC가 TT가 되면 75%가 감소합니다. 1298번째 유전자도 영향을 미칩니다. AA가 정상인데, AC나 CC가 되면 각각 효율이 17%, 39% 떨어지게 됩니다. 677번째 유전자와 1298번째 유전자 모두 문제가 발생하면 호모시스테인 대사 효율은 더 떨어지게 됩니다.

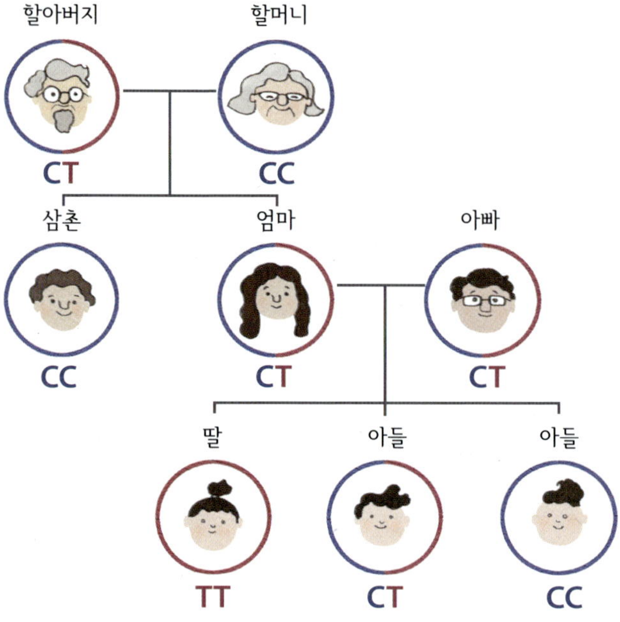

Genotype	677CC 2 normal 677s	677CT heterozygous one 677 variant	677TT homozygous two 677 variants
1298AA two normal 1298s	100% enzyme activity	66% enzyme activity	25% enzyme activity
1298AC heterozygous one 1298 variant	83% enzyme activity	48% enzyme activity	not analyzed
1298CC homozygous two 1298 variants	61% enzyme activity	not analyzed	not analyzed

Adapted from data presented by van der Put et.al.3

이러한 MTHFR 유전자 중 677번째 유전자 변이가 없는 정상적인 사람은 44% 정도이며, 유전자 변이가 CT인 사람은 41%, TT인 사람은 15% 정도 됩니다. 1298번째 유전자 변이가 없는 정상인은 46%, 유전자 변이가 AC인 사람은 41%, CC인 사람은 13%정도 됩니다. 생각보다 유전자 변이를 갖고 계신 분들이 많습니다.

MTHFR variant genes are common!
Percent of a mixed population containing 677 and 1298 variant genes.[4]

	Normal 677	677 variant heterozygous	677 variant homozygous
Frequency % found in a mixed population	44%	41%	15%
	Normal 1298	1298 variant heterozygous	1298 variant homozygous
Frequency % found in a mixed population	46%	41%	13%

MTHFR 유전자 돌연변이가 있는 분들께 나타날 수 있는 증상에는

- 고호모시스테인 혈증
- 동맥경화증에 의한 심혈관계질환
- 우울증, 치매
- 녹내장
- 특정 유형의 암: 결장, 유방, 자궁경부
- 발달장애: ADHD

이러한 질환들이 연구되어지고 있으며, 호모시스테인 대사를 도와주는 치료를 통해서 이러한 질병의 발현을 억제할 수 있도록 유전자 검사를 좀 더 적극적으로 활용해야 합니다. 그리고 호모시스테인 대사를 도와주는 영양 보조제로서 비타민 B2, B6, B9(엽산), B12, 아연(Zn), betaine HCL이 도움이 됩니다. 특히 MTHFR유전자 변이가 있는 사람은 위에 나열된 영양소가 결핍되지 않도록 특히 주의해야 합니다. (QR코드: Impact of supplementation with vitamins B6, B12, and/or folic acid on the reduction of homocysteine levels in patients with mild cognitive impairment)

유전자의 변이로 인해 호모시스테인의 혈중 level이 높으면 산화스트레스를 유발하여 동맥경화증 및 기타 여러 질환을 유발할 수 있지만, 호모시스테인이 너무 낮아도 문제가 될 수 있습니다. 호모시스테인은 우리가 매일 섭취하는 음식에서 발견되는 필수아미노산 성분인 메치오닌(methionine)이 체내에서 대사되는 과정에서 만들어지는 중간 대사

산물입니다. 중간 대사물을 통해서 최종적으로 우리 몸에 필요한 항산화제 역할을 하는 글루타치온을 만들기도 하고, 유전자 발현에 영향을 미치는 메틸기(methyl)를 전달해주는 역할을 하기도 합니다. 따라서 호모시스테인 혈중 level이 너무 낮게 되면 신체의 항산화 능력이 감소하고, 메틸레이션 작용에 문제를 일으킬 수 있습니다. 호모시스테인은 필수 아미노산을 통해서 몸에 필요한 중요한 기능을 하게 되는 중간 대사물질입니다. 중간 대사물로 오랫동안 몸에 머물러 있으면 좋지 않은 것이지 무조건 낮게 유지하는 것이 좋은 것이 아닙니다.

혈액검사에서 호모시스테인 level이 5이하로 측정되는 사람은 호모시스테인이 낮게 측정되는 원인을 찾아야 합니다. 우선 원료의 부족이라는 측면에서 살펴보면 식단 중에 필수 아미노산이 결핍된 식사를 하게 되면 메치오닌 섭취량이 줄어들면서 호모시스테인이 적게 만들어 질 수 있습니다. 가급적 필수아미노산의 섭취가 부족하지 않게 식사를 조절해야 합니다. 메치오닌이 풍부한 음식은 기본적으로 소고기, 돼지고기, 닭고기, 오리고기 등과 같은 육고기에 많습니다. 계란 노른자에도 풍부합니다. 식물 중에는 콩(beans), 너트(nuts)에 들어 있습니다. 완전채식 위주로 식사를 하지만 않는다면 메치오닌이 결핍 될 가능성이 낮습니다. 환자들 중 고기를 싫어하시고, 알러지 검사에서 콩, 너트를 드시지 못하시는 분들께는 밥을 지으실 때 퀴노아(Quinoa)를 구해서 한주먹 정도만 넣고 밥을 하시면 좋습니다.

적당한 메치오닌을 섭취한다는 조건에서 호모시스테인 level이 떨어지는 경우라면 산화스트레스가 과도하게 증가된 상태나 메틸레이션(methylation) 대사가 과도하게 활성화된 상태로 볼 수 있습니다. 검사를 통해서 증가된 산화스트레스의 원인과 메틸레이션 대사에 문제가 없는지 확인하시고 결과에 따른 바른 치료가 필요합니다.

11
해독치료 & 혈관청소

YouTube 중금속 #3, 질환리뷰 #6

환자 보호자: "원장님~~ 남편이 갑자기 쓰러져서 입원했습니다. ㅠㅠ 뇌출혈이라고 합니다. 어쩌면 좋아요…"

의사: "상심이 크시겠어요. ㅠㅠ 1달 전까지도 건강하셨는데 어쩌다가 그렇게 되셨을까요?"

환자 보호자: " 평소 건강하다고 헬스를 하루 3시간씩 했는데도 그리 되어버렸네요. ㅠㅠ"

의사: "저에게는 자가면역질환인 건선 때문에 종종 원내 내원하셔서 주사만 맞고 가셨어요. 제가 검사를 해보시라고 권해도, 자신은 건강하다고 자랑하시듯 말씀하셨었습니다. 그런데 혈관의 문제는 알 수가 없습니다. 언제 어떻게 터질지 모르기 때문에 미리 검사해서 예방해야 했는데, 제가 좀 더 적극적으로 권하지 못해서 죄송합니다. ㅠㅠ"

환자 보호자: "아니에요. 원장님은 잘해주시려 했는데 우리집 아저씨가 고집이 세서 … 그나저나 저도 걱정이에요. 검사 좀 해주세요. 우리집 아저씨 신경 쓴다고 제가 몸이 말이 아니에요."

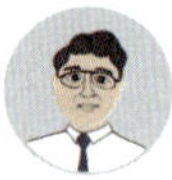

의사: "네. 환자분도 몸 관리 잘하셔야 합니다. 우선 검사받고, 검사결과에 맞추어서 치료해드릴게요."

> 많은 질병들은 독소로 부터 온다
>
> 히포크라테스

우리가 사는 세상은 독소로 가득 차 있습니다. 매일 250개 이상의 새로운 독성물질이 만들어집니다. 인류 역사상 가장 오염된 시대, 독성은 이미 우리 몸의 한계를 넘었습니다. 독성물질은 몸 밖에서 들어오기도 하고, 몸 안에서 만들어지기도 합니다. 독소는 피할 수 없는 존재이며, 아무리 발달한 현대 의학도 독소로부터 우리를 안전하게 지켜줄 수 없습니다. 우리 몸은 독소와의 치열한 전쟁을 치르며 병들기 시작합니다. 과연 해독은 우리 몸의 새로운 혁명이 될 수 있을까요? 해독 치료, 혈관 청소라는 말을 들으면 경기하듯 쳐다보는 의사들도 있습니다. 몇몇 유튜버 중에서도 혈관 청소가 마치 환자를 유인하는 잘못된 행위인 양 말하는 분들을 보기도 합니다. 기능의학을 사이비 의학과 별반 차이가 없다고 생각하는 것 같습니다. 그들은 기능 의학을 배워보지도 못했고, 알지 못하며, 해본 적이 없기 때문에 의사가 할 일이 아니라고 생각합니다. 하지만 직접 치료해보고 치료를 받아본 사람들의 이야기를 들어보면 얼마나 유용한 치료법인지 깨닫게 되실 것입니다.

해독치료와 함께 혈관 청소의 목적으로 기능의학자들이 사용하는 EDTA라는 약물이 있습니다. 동맥경화증 환자 470명을 대상으로 실시한 EDTA킬레이션 치료 결과 동맥 경화증상 80~90% 개선, 허혈성 심장질환 증상 90% 개선, 말초혈관질환 증상 90% 개선되었다는 연구결과가 있습니다. EDTA킬레이션은 중금속 제거뿐만 아니라 혈관 질환까지 개선되는 다양한 효능을 보이면서 킬레이션 요법에 대해 미국과 유럽 등지에서 지금도 활발하게 연구 중에 있습니다.(Benefits of EDTA Chelation Therapy in Arteriosclerosis: A Retrospective Study of 470 Patients.)

(QR코드: Chelation therapy to treat atherosclerosis, particularly in diabetes: Is it time to reconsider?)

동맥경화증이 심하게 진행된 사람의 치료 케이스를 보겠습니다. 고혈압 약물을 복용 중인 70세의 여성 환자분으로 치료 전 혈압은 우측이 130/83, 좌측이 145/92로 좌우측 혈압의 차이가 15정도 났고, 혈관 경화도는 2,300~2,500으로 혈관 나이는 90세로 측정되었습니다. 이 환자에게 킬레이션 치료를 15회 실시하고 나서 재검사한 결과 혈압이 100정도로 떨어졌고 혈관 경화도는 1,550~1,580으로 정상 나이로 회복하였고 좌우측 압력차이도 정상 범위 내로 좁혀졌습니다. 혈압약을 드시던 분들이 킬레이션 치료이후 혈압약 복용을 중단하는 경우를 종종 보게 됩니다. 혈관의 탄력성이 좋아지면서 자연스레 혈압조절이 되기 시작하면서 오히려 혈압약을 드시면 저혈압에 빠지는 기이한 현상도 보게 됩니다.

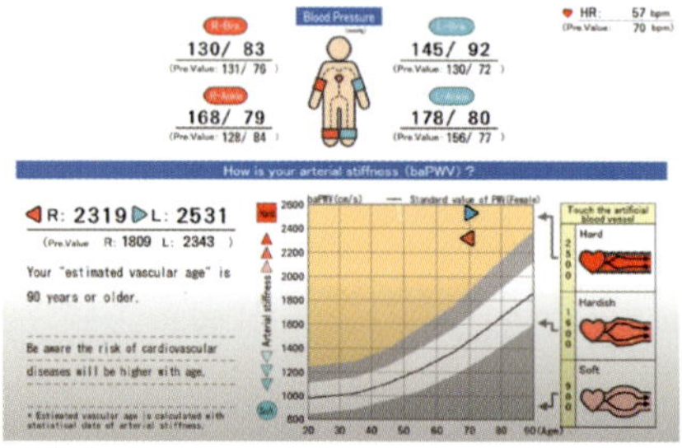

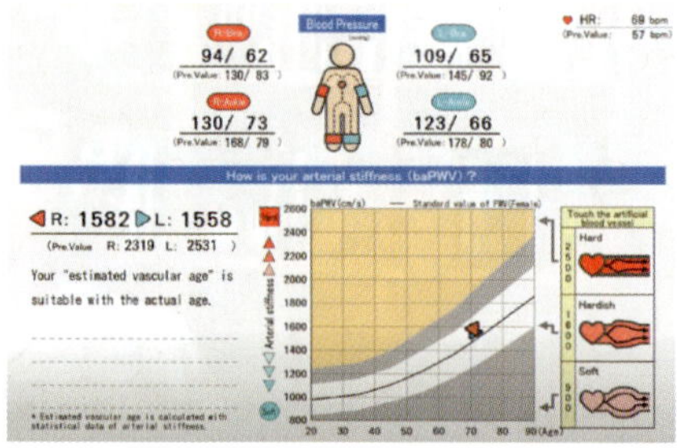

경험적으로 볼 때 기능의학 선생님들이 환자들을 열심히 치료하면 실제로 킬레이션을 통해 많은 환자들이 훨씬 좋아지는 것을 볼 수 있습니다. 혈관도 훨씬 좋아지고, 컨디션도 좋아지고, 폐 혈액 순환도 좋아집니다. 그러다 보니 이런 치료를 환자에게 권하지 않을 수 없습니다. 나중에 시간이 지나고 수술하게끔 그냥 두는 것보다 훨씬 낫기 때문입니다. 그러나 일단 일반인들이 먼저 기억해야 할 점은 병원에서 전문적으로 해야 할 치료가 있더라도 개인의 노력 또한 필요하다는 것입니다. 해독에 필요한 비타민, 미네랄을 풍부하게 섭취해야 하며, 추가 원인 폭로를 막아야 합니다.

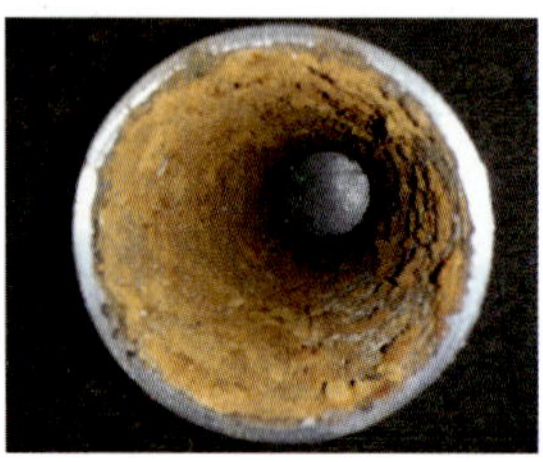

두 번째 환자 케이스입니다. 53세 남자 환자로 치료 전 혈압은 140/82, 혈관 경화도는 1,532~1,689정도였습니다. 20회 정도의 킬레이션 치료 후 혈압은 112/65로 정상화되었으며, 혈관 경화도 역시 1,111~1,221로 정

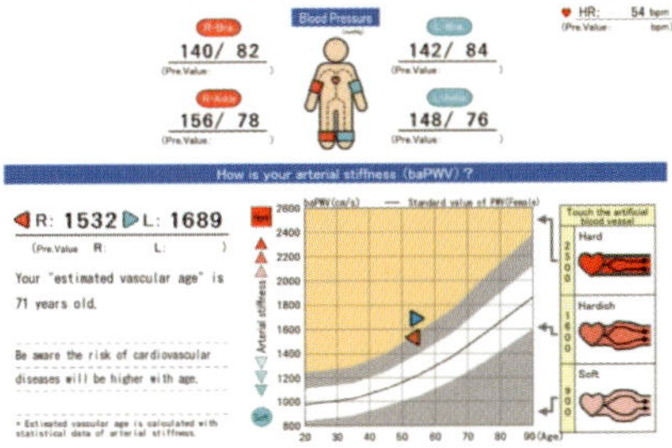

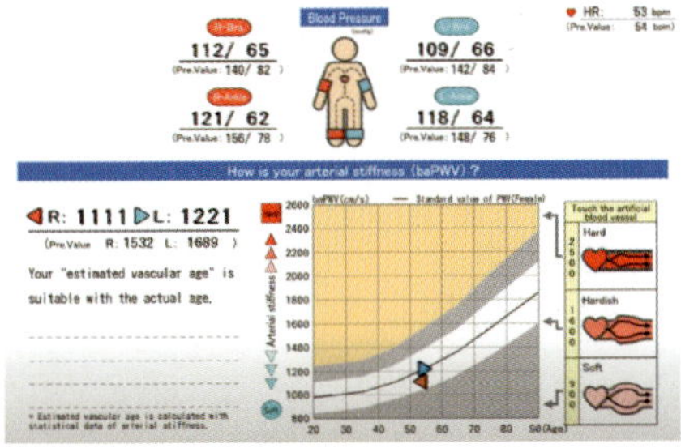

상으로 회복되었습니다.

환자마다 각각 동맥경화증 진행 정도가 다르고, 원인도 다르고, 기질적 혈관 변화도 다르기 때문에 모두 같은 결과물을 만들 수는 없습니다. 그러나 혈관 청소와 같은 킬레이션 치료를 받으시는 환자분들의 증상이 대부분 호전을 보이고 컨디션도 좋아지는 것을 볼 수 있었습니다.

여러분의 혈관을 새로 지은 집의 상수관이라고 생각해보십시오. 깨끗한 배관으로 상수관을 연결해서 수십 년 정도 사용하신 후 뜯어보신 분이 있다면 깨끗한 물이 나오는 상수관 내부에 지저분한 스케일이 끼어 있는 것을 보셨을 것입니다. 여러분의 혈관은 태어나서 한 번도 청소하거나 교체한 적이 없습니다. 그러므로 혈관 내부가 깨끗할 수 없습니다. 그래서 혈관 청소 및 킬레이션 치료가 필요한 것입니다. 저는 검사결과 이상도 없고 정상이지만 1달에 1회 킬레이션 치료를 받고 있습니다. 앞으로도 계속해서 킬레이션 치료를 멈추지 않을 것입니다. 킬레이션 치료야말로 혈관의 노화로 인해 발생할 수 있는 질병을 예방할 수 있는 좋은 방법이기 때문입니다.

13
탈모

YouTube 탈모 #1, 2

여성형 탈모: 휴지기탈모

환자: "요즘 들어서 유난히 머리가 많이 빠집니다. 예전에는 풍성했는데, 요즘은 엉성해져 걱정입니다."

의사: "하루에 평균적으로 몇 가닥 정도 빠지는지 헤아려 보셨나요?"

환자: "아침에 자고 일어나면 베개에 많이 떨어져 있고요. 머리 감을 때도 한 움큼씩 나오는 것 같아요. ㅠㅠ"

의사: "평균적으로 모든 사람이 하루에 50~70개까지는 빠지는 편입니다. 하루 중 아침에 일어나서 베개에 떨어져 있는 것을 수거하시고, 머리 감으실 때 빠진 것도 머리 말리면서 빠진 것도 모으고 해서 총 몇 모 정도 빠지는지 우선 확인하셔야 합니다."

환자: "저는 50개 정도 빠지는 것 같아요. 과거보다 엉성한 것을 보면 저는 탈모가 맞는 것 같아요."

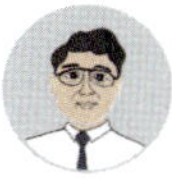

의사: "빠지는 개수만 보면 정상에 가깝습니다. 매일매일 그 정도 빠져서는 탈모가 오지 않는다는 뜻입니다. 최근 들어서 스트레스를 많이 받으신 적이 있으신가요?"

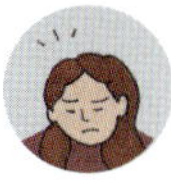

환자: "네. 3달 전에 사고를 당해서 스트레스가 좀 심했어요. 지금은 어느 정도 회복되어서 별문제는 없는데, 탈모가 걱정입니다."

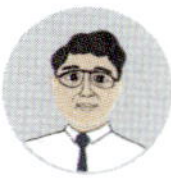

의사: "휴지기 탈모의 경우는 대부분이 사고, 질병, 스트레스, 영양결핍, 출산 등의 이유로 휴지기로 넘어가는 모발이 갑자기 증가하면서 발생하는 탈모를 말합니다. 모발은 성장기-퇴행기-휴지기-발생기로 나뉘는데요. 꾸준히 성장하던 모발이 성장을 멈추고 퇴행기로 접어들면 휴지기를 거쳐 모발의 탈락이 이루어집니다. 모든 사람은 평균적으로 자신이 갖고 있는 모발의 10%를 3~4개월 동안 탈락시킵니다. 하루로 계산을 해보면 대략 0.1% 정도가 빠진다고 보시면 됩니다. 모낭 개수가 많은 사람은 100개까지도 탈락하고, 보편적으로 50개 미만으로 탈락이 이루어지는데 웬만한 분들은 인식하지 못합니다."

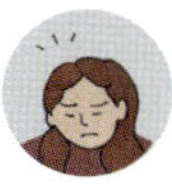

환자: "저는 느끼겠어요. 몇 달 전보다 머리카락도 가늘어지고 머리를 모아서 손으로 잡았을 때 굵기가 줄어든 게 느껴집니다."

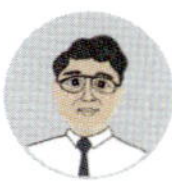

의사: "환자분은 3달 전 사고로 순간 휴지기로 넘어간 모발들이 현재 빠지는 중입니다. 당시 이벤트가 멈춘 상태라면 1~2달 이내에는 탈모가 멈추고 이제는 발생기로 넘어가는 모발들이 새롭게 나오게 될 겁니다. 그때까지 모발이 잘 성장할 수 있게 도와주시면 됩니다."

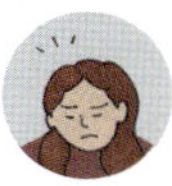

환자: "어떻게 하면 좋을까요?"

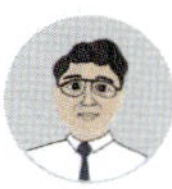

의사: "스트레스는 모든 혈관을 수축시켜서 모발 성장을 억제합니다. 스트레스를 풀어주기 위한 노력이 필요합니다. 본인이 좋아하는 운동, 취미생활, 명상 등을 통해서 항진된 교감신경을 낮춰주어야 합니다. 머리로 올라가는 혈관의 확장에도 성상신경절차단술(SGB)이 도움이 됩니다. 자율신경 검사 후에 교감신경이 항진되어 있는 것으로 나타나면 자율신경 밸런스가 맞게 될 때까지 SGB를 받으실 수도 있습니다. 경구 영양제 중에는 비타민B7(비오틴) 성분이 풍부한 멀티 비타민제를 복용하시면 도움이 됩니다. 동맥경화도 검사 후에 혈관 경화도가 좋지 않으면 동맥경화증 치

료를 위한 혈관 킬레이션 치료가 도움이 됩니다. 단순 스트레스 이외에도 중금속에 노출될 경우에도 40% 정도 분들에게는 탈모가 진행될 수 있으니, 모발 중금속 검사를 진행하신 후 쌓인 중금속이 많으면 중금속 배출 치료도 함께 병행하시는 게 좋을 것 같습니다."

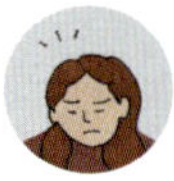

환자: "생각보다는 해야 할 게 많군요!! 간단하게 약 먹으면 좋아질 줄 알았는데요.ㅠㅠ"

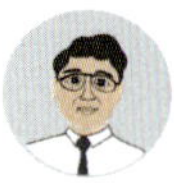

의사: "대부분은 앞서 말씀드린 것만으로도 호전되지만 너무 오랫동안 휴지기 탈모를 경험하시고 호전이 없던 분들은 PRP(혈소판 농축 혈장액)를 두피에 주사하는 방법을 사용해야 할 수도 있습니다. 보통의 휴지기 탈모는 탈모를 유발한 이벤트가 끝나면 휴지기로 넘어가는 모발갯수가 원래대로 돌아오면서 정상적인 발모의 과정을 거치게 됩니다. 그런데 1년이 넘도록 회복되지 않는 경우 만성적인 탈모 상태로 유지되기도 합니다. 이럴 때는 PRP치료가 도움이 됩니다."

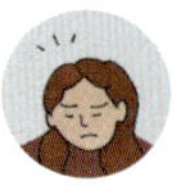

환자: "저도 해야 하나요?"

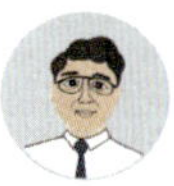

의사: "지금은 당장은 하지 않으셔도 됩니다. 우선 앞서 말씀드린 보존적인 약물치료와 기능의학적 치료를 받으시다 보면 점차 호전되실 겁니다. 모발이 자라는 속도가 평균적으로 1달에 1cm 정도밖에 안 되기 때문에 머리카락이 긴 분들은 본인의 모발과 같은 길이로 동조되기까지는 오랜 시간이 필요합니다. 스트레스받지 마시고 꾸준한 건강관리를 하시면 모발도 같이 건강해지실 겁니다."

모발은 신체에 붙어 있는 하나의 장기로 볼 수 있습니다. 몸 전체가 건강해야 몸에 붙어 있는 모발도 건강할 수 있습니다. 대부분의 탈모 환자들은 자신의 건강은 생각하지 않고 눈에 보이는 머리카락만 어떻게든 풍성해지면 된다는 생각을 갖고 병원을 방문하십니다. 이런 분들에게 저는 항상 강조합니다. "당신의 건강을 잃고 머리가 풍성하신 것과 당신의 건강이 유지되면서 머리가 엉성하신 것 중에서 어떤 것이 더 중요하신가요? 가장 우선되어야 할 것은 건강입니다. 건강하셔야 탈모도 호전될 가능성이 큽니다. 심지어 건강하지 않을 경우 아무리 탈모 치료를 잘해서 모발이 정상화되었다고 하더라도 다시 탈모가 진행되는 경우를 보게 됩니다."

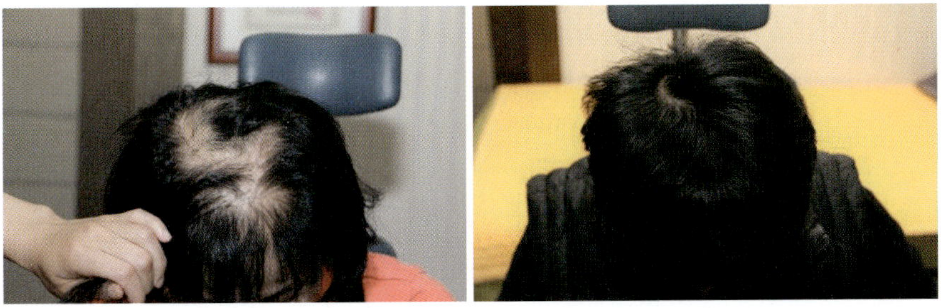

남성 탈모: 유전성 탈모

환자: "저는 아버지께서 탈모가 있으세요. 형제 중에 형은 괜찮은데, 저만 탈모가 진행되고 있어서 왔습니다. 왜 저만 탈모가 왔을까요?"

의사: "남성 탈모의 대부분은 유전성 탈모입니다. 유전성 탈모란 유전병을 뜻하는 것이 아닙니다. 유전자가 있다고 모든 사람이 다 병이 발현하지 않는다는 뜻입니다. 같은 형제 중에서도 누구는 탈모가 진행하고, 누구는 정상일 수도 있습니다."

환자: "유전이라면 고칠 수는 없는 건가요?"

의사: "유전자를 바꿀 수는 없습니다. 그러나 발현되지 않게 노력하고 모발이 잘 자랄 수 있게 도와드릴 수는 있습니다."

환자: "어떻게 하면 되나요?"

의사: "예를 들어서 설명을 드리겠습니다. 작은 나무 2그루를 심었다고 가정해보겠습니다. 한쪽에는 부목을 대어서 고정해두었고, 한쪽은 그냥 두었습니다. 비바람을 견디며 4계절을 보내야 할 때 어느 쪽이 잘 자랄 확률이 높을까요?"

환자: "부목을 댄 나무가 안 쓰러지고 잘 자라겠지요."

의사: "맞습니다. 그런 부목 역할을 해주는 것인 '피네스타라이드' 성분의 남성탈모 약물의 기능입니다. 이 약물의 기능은 남성 호르몬(testosterone)이 활성형태의 DHT(dihydrotestosterone)로 전환되는 것을 차단하는 역할을 하게 됩니다. DHT에 모발을 가늘게 하고 빨리 빠지게 하는 유전자가 있기 때문입니다. 치료받는 동안 꾸준히 약물 복용을 해야 합니다. 치료가 끝되고 나서도 일정 기간은 의사와 상의하에 약물 조절을 하셔야 합니다."

환자: "평생 먹어야 하나요? 유전적 문제라면 평생 먹어야 하는 게 걱정입니다.ㅠㅠ"

의사: "평생은 아닙니다. 평균적으로 치료를 시작해서 2~3년간 꾸준히 드신 후 안정기에 접어들면 반감기가 좀 긴 약으로 1주에 2회 정도로 복용 횟수를 줄일 수 있습니다."

환자: "약물의 부작용 중에 발기부전이나 성욕감소와 같은 부작용이 있다고 들었는데, 그것도 걱정입니다."

의사: "가끔 본 적이 있긴 하지만 그리 많지 않습니다. 대략 100명 치료하면 한두 명 정도 발생하며, 발생하더라도 약물을 중단하면 정상으로 회복되기 때문에 그건 너무 걱정하지 않으셔도 됩니다."

환자: "그럼 그 약만 먹으면 치료가 되나요? 다른 것도 하면 좋은 게 있을까요?"

의사: "이제는 양쪽 나무에 모두 부목을 대줬다고 가정해보겠습니다. 한쪽에는 물도 주고, 거름도 주지만 다른 한쪽에는 아무것도 주지 않고 자연적인 땅의 양분과 하늘에서 내리는 비에 의존해서 성장하게 한다면 어느 쪽이 건강하게 더 잘 자랄까요?"

환자: "당연히 매일같이 물과 거름을 준 쪽이 잘 자라겠지요!"

의사: "물과 거름의 역할을 하는 것이 발모에 도움이 되는 영양제와 두피에 바르는 발모제입니다. 자연적으로 성장하게 두는 것에 비해서는 효과가 없지 않지만, 환자분들이 느끼는 체감은 효과가 적을 수 있어도 어느 정도 도움은 됩니다."

환자: "기다리는 데 너무 오래 걸리면 지금도 스트레스인데 좀 더 빨리 자라게 할 방법은 없을까요?"

의사: "PRP(platelet rich plasma: 혈소판 농축 혈장액)를 만들어서 주입하는 방법이 있습니다. 혈소판에는 손상된 조직을 재생시키고 성장시키는 성장인자(growth factor)가 들어있습니다. 본인의 혈액 속에 돌아다니는 혈소판을 농축해서 두피에 넣어주면 평소 자라는 모발의 속도에 비해서 적게는 5배에서 많게는 10배까지 빠르게 성장하도록 도와줍니다."

환자: "저도 그 시술 받고 싶습니다. 몇 회나 시술받아야 하나요?"

의사: "2주에 1회 시술합니다. 투여된 혈소판의 기능은 평균적으로 2~3주 정도 지나면 떨어지게 됩니다. 몸에서 혈소판 기능이 다 떨어지기 전에 다시 투여해야 하기 때문에 가능하면 2주 간격을 지키시는 게 좋습니다. 1달에 2회, 1년 정도 소요된다고 보시면 됩니다. 환자분의 나이에 따라서 호전 속도는 차이가 있습니다. 젊은 나이에 하시면 좀 더 빠르게 재생되는 반면 나이가 드셔서 50대에 오신 분들은 30대 환자보다 회복 속도가 2배 정도 느린 것 같습니다. 다행히 환자분은 30대이시니 열심히 치료받으시면 6개월 만에 정상화될지도 모르겠습니다. 전에 제가 치료한 환자 중에는 그런 분도 계셨습니다."

6개월간 총 12번의 PRP 시술을 받고 나서

환자: "원장님~~~! 깜짝 놀랐어요. 이렇게 빨리 호전될 거라고는 생각하지 못했거든요. 감사합니다."

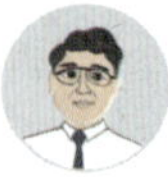

의사: "환자분께서 성실하게 잘 따라주셔서 그렇습니다. 당분간은 1달에 한 번이라도 오셔서 유지관리는 하시는 게 좋겠고요. 약물도 빠짐없이 드셔야 합니다. 잘못하면 열심히 만들어 놓은 모발이 다시 빠질 수도 있습니다!!"

환자: "네. 기억하고 있습니다. 부목의 역할!! 원장님께서 지시하시는 대로 꾸준하게 약물관리도 하겠습니다. 감사합니다~~~!"

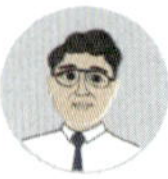

의사: "제가 더 고맙지요. 믿고 따라와 주셔서^^"

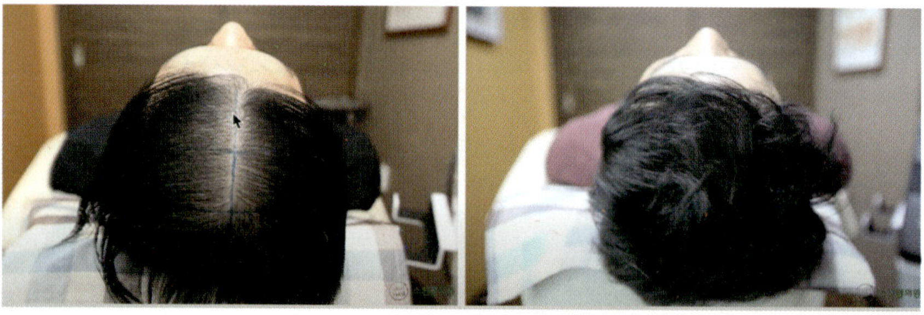

과거 미국에서 탈모치료를 처음 시도했을 때는 전혈(whole blood)을 사용한 적이 있습니다. 피를 뽑아서 그 피를 그대로 넣어 준 거지요. 바늘을 이용해서 두피에 넣는 과정에서 조직의 손상이 발생하고 전혈 속에 있던 혈소판과 두피 혈관에서 흘러나온 혈소판들이 두피의 손상을 재생하는 과정에서 모발의 성장을 도왔던 것으로 추정하고 있습니다. 과학의 발달로 인해서 어떤 기전으로 혈소판이 이런 기능을 하는지에 대한 연구가 이루어진 후에 어떻게 하면 혈소판을 고농도로 농축할 수 있는지에 대한 문제가 남았습니다. 저는 15년 전에 혈소판을 농축하는 연구를 진행하였고, 그 당시에는 PRP가 있다는 것도 잘 모르던 시절에 수많은 연구 논문을 뒤져서 PRP를 만드는 연구를 하였고 수차례의 시행착오 끝에 나름의 성과물을 만들어 냈습니다. 그후 원내에서 만든 PRP로 환자들을 치료하고 결과물을 만들어 낼 때 쯤에, PRP를 쉽게 만들수있는 키트가 개발되었다고 병원을 찾는 업자들이 있었습니다. PRP 키트를 이용한 결과물과 제가 원내에서 만들어내는 결과물을 비교해 봤을때 원내에서 만든 PRP의 농축률이 월등하게 좋았습니다. 지금까지 수 많은 환자들을 제가 직접 만든 PRP를 이용해서 탈모치료를 해왔으며, 아직까지는 실패를 해 본적이 없습니다. 이번 책 발간에 있어서 PRP 탈모 시술과 PRP 만드는 기술을 과감하게 여러 선생님들께 알려드리는게 좋을거 같다는 생각이 들어서 치료 노하우를 알려 드리겠습니다. 저만 알고 사장되는 지식이 되지 않기를 바라며, 누군가 이 글을 읽고 치료전선에서 환자들을 위해서 사용하실 선생님이 한분이라도 계신다면 그것으로 만족할 거 같습니다.

PRP 만드는 방법

원심분리기가 필요합니다. 가급적 샘플 튜브가 회전할 때 수평으로 펴지는 원심분리기를 이용하셔야 합니다. 과거 제가 처음 연구할 당시에는 소변 원심분리기를 이용했던 적이 있는데 이런 원심분리기로는 PRP를 만들 수 없습니다. 반드시 수평 회전이 가능한 원심분리기여야 합니다. 분당 회전수 4000rpm까지 지원되는 것이면 충분합니다. 수평 회전이 가능한 원심분리기는 대부분이 고속회전을 지원합니다.

혈액을 담을 보틀이 필요합니다. ACD 솔루션이 들어있는 BD사의 베큐테이너 8.5mL(364606)가 가장 좋습니다. 혈소판을 농축해야 하기 때문에 ACD 항응고제가 들어있어야 합니다. 평균적으로 1보틀에 혈액이 8.5ml가 담기게 됩니다. 시술해야 할 범위에 따라서 혈액의 양이 결정됩니다. 5cm X 5cm정도의 면적에는 1cc의 PRP가 필요합니다. 혈액보틀 4개를 채취하면 총 혈액은 34ml가 되고 전혈 34ml에서 PRP를 6cc 채취하면 총 면적 150㎠ 면적을 치료할 수 있습니다. 농축률은 대략 5.7배 정도 됩니다. 대략적으로 혈소판 검사를 하시면 1,500만~2,000만 정도 나옵니다.

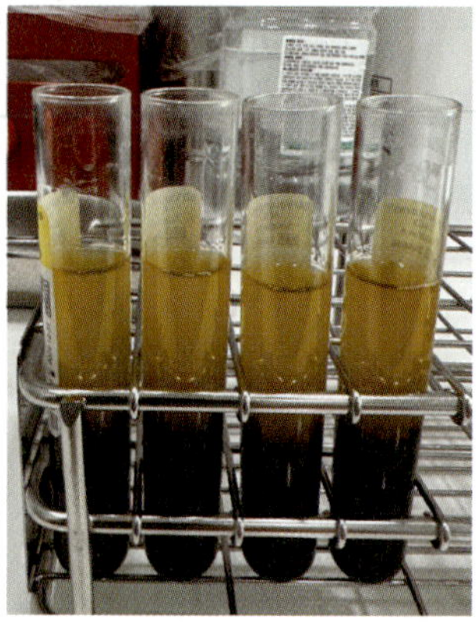

혈액을 채취할 때의 주의사항은 공기와 접촉을 최소화해야 한다는 점입니다. 때문에 주사기에 담아서 옮기는 것은 좋지 않습니다. 베큐테이너를 이용해서 바로 샘플하시는 것이 좋습니다.

채혈이 끝났으면 잘 흔들어서 ACD용액과 혈액이 섞이도록 해주시고, 원심분리기에 담습니다.

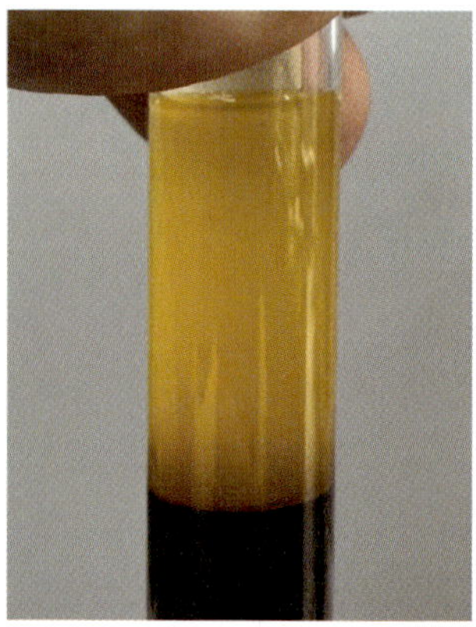

1차 스핀은 원심분리기의 종류에 따라서 G값이 다르기 때문에 갖고 있는 원심분리기를 이용해서 적당한 값을 찾으셔야 합니다. 우선 제가 갖고 있는 장비로 설명을 드리면 2,500RPM으로 5분을 돌립니다. 환자분

에 따라서는 2,200RPM까지 낮추는 분도 있고 2,700RPM까지 올리는 분도 있습니다. **환자에 맞게 1차 스핀 값을 찾는 게 가장 중요**합니다. PRP 농축의 가장 중요한 문제는 여기에 달려 있습니다.

1차 스핀에서 고려할 사항. 전혈을 원심 분리하면 일어날 일을 상상해 보십시오. 가장 무거운 것부터 가라앉을 겁니다. 보틀 바닥에는 적혈구(철이 있으니 무겁습니다)가 먼저 가라앉을 것이고 다음으로는 백혈구가, 가장 마지막이 혈소판일 것입니다. 우리가 1차 스핀에서 최종 목적으로 잡는 것은 적혈구, 백혈구만 가라앉히고 나머지 혈장에 최대한 많은 혈소판이 떠 있는 상태로 만드는 것입니다. 이 개념을 머리에 두시고 1차 스핀을 돌렸을 때 보틀의 상태를 확인해 보시면 가장 완벽하게 만들어진 1차 스핀의 상태는 붉은색의 혈구층 위에 먼지같이 뿌연 혈소판층이 없는 상태입니다. 만약 붉은 혈구층 위에 혈소판층이 이미 만들어지고 있다면 1차 스핀의 RPM(회전수)을 단계별로 낮추셔야 하며, 붉은 혈구층이 완전히 분리되지 않을 정도면 RPM을 높여서 적혈구, 백혈구가 다 가라앉게 해주셔야 합니다. 지금까지의 경험으로 보면 환자마다 혈구 성분의 분포가 다르기 때문에 1차 스핀의 적정 RPM이 개인별로 다를 수밖에 없습니다.

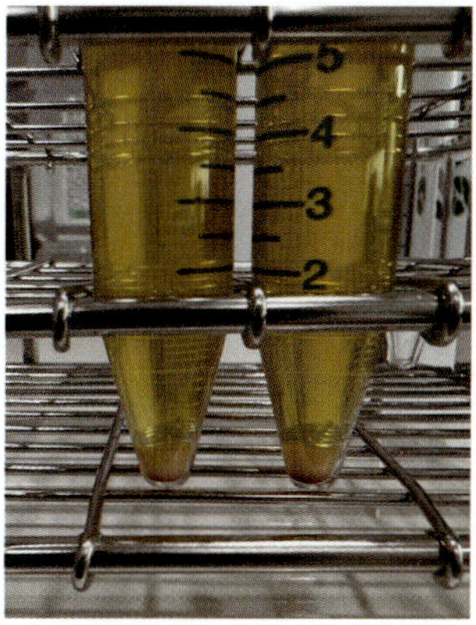

여기까지 완벽하게 되었다면 90%는 이루신 것입니다. 스파이널 니들을 이용해서 혈장액만 분리해냅니다. 2개의 샘플 보틀을 하나의 코니칼 튜

브에 담습니다. 샘플 보틀이 4개이면 코니칼 튜브는 2개가 만들어집니다. 원심분리기는 항상 짝수로 돌려야 하기 때문에 치료 부위가 넓어 추가 혈액 샘플이 필요하면 가능하면 샘플을 짝수로 하는 게 편하고, 홀수로 하신다면 생리식염수를 넣은 가짜 샘플로 밸런스를 맞춰서 원심분리를 하시면 됩니다. 5~6개의 샘플도 코니컬 튜브에 담을 때는 2군데로 나눠서 담으셔야 합니다.

2차 스핀은 4,000RPM으로 5분 돌립니다. 2차 스핀의 목적은 혈장에 떠 있던 혈소판을 완전 바닥으로 가라앉히는 데 있습니다. 2차 스핀이 끝났다면 원하시는 PRP 용량을 결정하시고, 원하시는 용량을 남겨두고 나머지 혈장액을 10cc주사기(PPP: platelet poor plasma)로 뽑아줍니다. 여기서 주의할 것은 바닥에 가라앉은 PRP 층은 건드리면 안 된다는 것입니다. 현재 코니컬 튜브는 2개입니다. 원하시는 PRP 용액이 6cc라면 코니컬 튜브에 표시된 눈금에서 3cc를 남겨두고 나머지를 뽑아내야 합니다. PPP는 10cc 주사기에 담고, 최종 PRP는 5cc 주사기에 가득 담으면 6cc가 들어갑니다. 5cc 주사기에 담을 때는 PRP와 남은 혈장액이 잘 섞이게 주사기를 이용해서 믹스해야 합니다. 이렇게 되면 시술할 준비를 마친 것입니다.

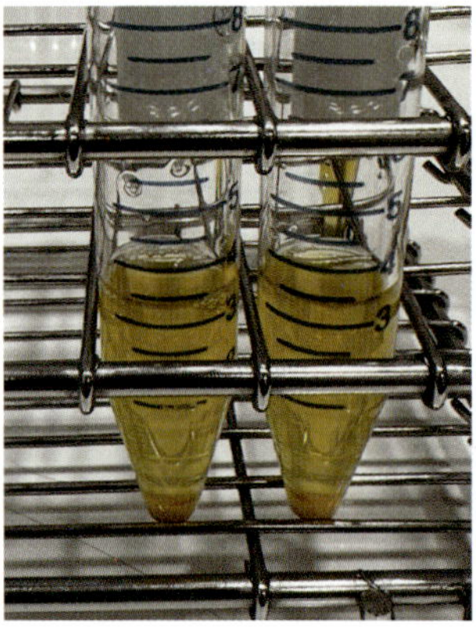

> **Tip**: 가끔 탈모학회에서 강의하시는 분 중에서 책으로만 공부하셔서 PRP의 활성화를 위해서 칼슘 용액을 믹스해주는 것이 좋다고 하시는 분들이 있습니다. 그러나 절대로 PRP 용액에 칼슘을 믹스하면 안 됩니다. 응고과정이 진행되어 주사로 투여할 때 니들이 막히게 됩니다. 칼슘은 따로 믹스하지 않아도 PRP 주사 투여 시 발생하는 조직손상으로 인해서 세포질 내부의 칼슘이 빠져나오면서 저절로 PRP 용액의 활성화가 진행됩니다. 그러므로 칼슘 용액을 믹스할 필요가 없습니다.

탈모 시술 준비

마취: PRP도 혈액의 일부이기 때문에 시술할 때 환자분의 통증을 느낄 수 있으므로 시술 전에 마취를 해야 합니다. 두피로 올라가는 모든 신경을 찾아서 블럭하시면 됩니다. 그 정도는 의사라면 누구든 할 수 있을 거라 믿기 때문에 중요한 팁만 짚고 넘어가겠습니다.

리도카인은 환자분의 민감도에 따라서 1~2%를 선택하시되 에피네프린을 0.1cc 정도 혼합해주면 마취 효과가 좀 더 오래 갑니다. 과거 리도카인만 가지고 마취했더니 시술 중 마취가 풀려서 환자분이 힘들어하셨던 기억이 납니다. 두 번째 팁은 마취 통증을 줄이는 것입니다. 마취로 인한 통증이 더 불쾌하시다고 하여 마취 없이 시술한 환자분도 있을 정도로 마취 통증도 심합니다. 리토카인 주입 속도를 조절해야 합니다. 주사기로 블럭할 곳을 찌른 후에 주사기에 압력을 가해

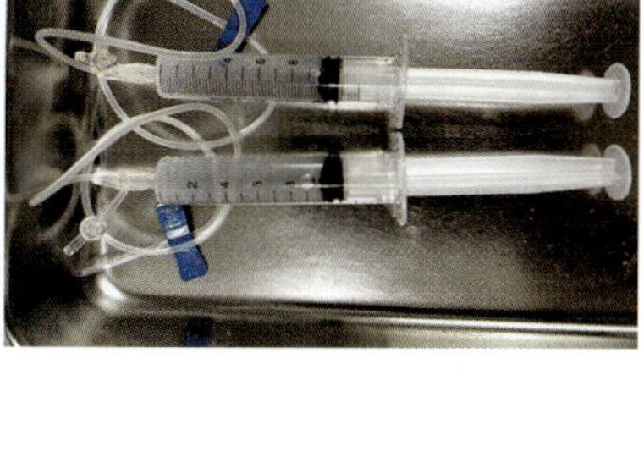

서 바로 넣으면 통증이 생각보다 심합니다. 그런데 천천히 주입하면 상대적으로 통증이 많이 경감됩니다. 제가 사용하는 방법은 나비 바늘을 이용해서 바늘을 삽입 후에 엄지손가락으로 주사기 끝을 톡톡 치듯이 천천히 주입하는 것입니다. 어느 정도 마취가 되었다고 생각될 때는 빠르게 주입할 수도 있는데, 처음 통증을 느끼는 순간 천천히 주입하시는 것이 중요한 포인트입니다. 별거 아닌 듯하지만 환자분께 직접 시술해보고 물어보시면 차이를 느끼실 것입니다. 바늘을 주입하자마자 빠르게 약물을 투입하는 것과 천천히 주사 부위를 마취한 후에 주입하는 것의 차이를 알게 되실 겁니다. 그리고 마지막 팁은 오른손으로 주사를 놓으며 왼손으로 주사 부위 피부를 톡톡 건드리시거나 동그랗게 문질러 주는 것입니다. 신경의 분산으로 환자분이 통증을 약하게 느끼게 도와줍니다.

메조건: 초장기 탈모 메조용 장비는 바늘도 1개밖에 없었습니다. 1개의 바늘로 두피 전체를 시술하는 게 쉽지 않습니다. 그러나 15년 전과 달리 요즘은 5구짜리 바늘이 나와서 한결 쉬워졌습니다. 어쩔 수 없이 메조건이 필요합니다. 손으로 시술을 할 수도 있지만 우선 압력 조절이 안 되고, PRP의 손실이 많아 효율이 너무 떨어지는 한계점이 있습니다. 메조건은 PRP 투여 후에 바로 PRP 손실을 막아주는 장치가 있기 때문에 PRP 손실을 최소화하며 시술이 가능합니다. 적당한 메조건을 구입했다면, 메조건에 방금 만드신 PRP 주사기를 장착합니다.

PRP 주사기와 메조건이 연결되었다면 메조 바늘을 연결해야 하는데 여기에도 팁이 있습니다: 메조 바늘을 보시면 주사위 5와 같은 배열입니다. 바늘을 아무렇게나 연결하면 안 되고, 10도 정도 틀어서 옆에서 볼 때 바늘 5개

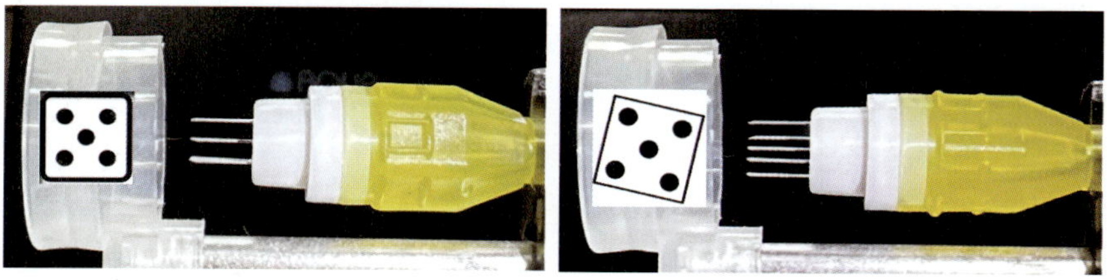

가 다 보이게 장착하셔야 합니다. 위의 그림처럼 놓고 시술을 바늘이 지나가면서 자국이 3줄 남게 되는데 살짝 틀어서 지나가면 5줄이 남게 됩니다. 우리의 목적은 두피 모든 모낭에 골고루 PRP를 넣어주는 것이기 때문에 바늘의 방향도 중요하다는 생각이 들어 저는 지금까지도 그렇게 시술하고 있습니다.

시술부위 구획정리: 치료하고자 하는 부위를 크게 6군데로 나누어 준비합니다. 각 구획은 5cm X 5cm 정도로 구별해주시면 좋지만, 환자분에 따라서 구획 크기는 가감하시고, 시술 중 잘 마킹이 지워지지 않는 펜을 사용하시는 게 좋습니다. 구획을 정해놓지 않으면 골고루 꼼꼼하게 PRP를 투여할 수 없습니다.

탈모 시술

시술 부위에 모발이 많이 남아 있는 분이라면 어시스트가 시술자 옆에서 빗을 이용해서 시술할 부위를 잡아주면 좋습니다. 좌우로 움직이면서 내려갈 수도 있고, 위에서 아래로 움직이면서 센터에서 바깥쪽으로 갈 수도 있습니다. 어떤 방향이든 상관없이 꼼꼼하게 빠짐없이 시술이 들어가게 해주면 됩니다. 이때 주의해야 할 것은 앞서 말씀드린 메조니들의 방향을 10도 정도 기울여서 시술 진행 방향에서 5줄의 바늘 자국이 발생하도록 해야 한다는 점입니다. 우선적으로 가장 심한 부위 위주로 하시고, 1패스(pass)를 다 돌린 후 남은 PRP가 있다면 처음 시술했던 부위를 중복해서 해줍니다. 1구획당 1cc의 PRP를 사용할 계획이라면 그 계획에 맞게 메조건의 주입 파워를 조절하셔야 합니다. 시술 중에 수시로 확인하여 적당하게 분배가 이루어지게 하지 않으면 전체 시술 구획을 다 치료하지 못하고 PRP가 바닥이 날 수도 있습니다. 시술파워는 기본값을 설정하신 후 환자분의 두피 상태에 따라 조절하셔야 합니다. 두피가 단단한 환자분의 경우에는 파워를 높여야 하고, 두피가 물렁한 분들은 파워를 낮춰야 합니다. 손으로 만져보시고, 눌러도 보고, 비벼도 보시면 어느 정도 감이 생기실 것입니다. 무엇보다 메조건 시술 시 주입되는 속도가 가장 중요합니다.

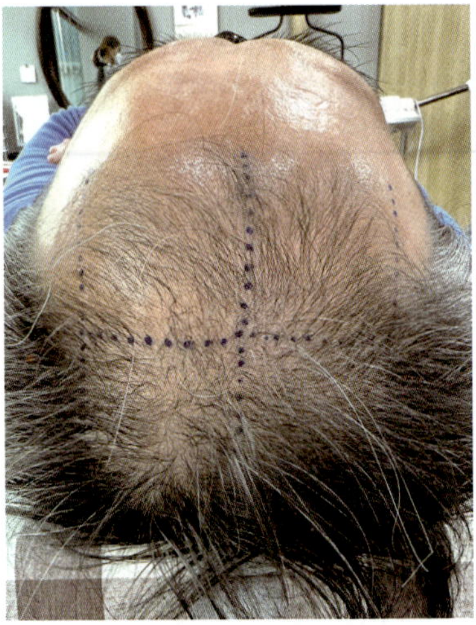

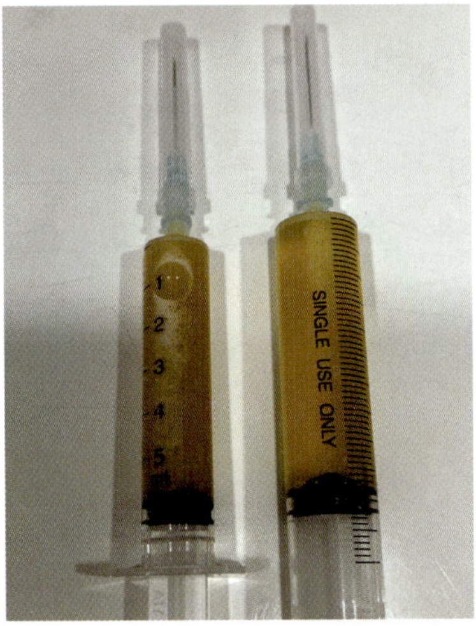

바늘 깊이. 니들팁이 두피에 들어가는 깊이는 보통 2mm정도를 기준으로 잡고, 1차 패스를 마치고 남은 PRP를 추가로 넣을 때는 깊게 조절해서 넣기도 합니다. 1차 시술 중 주입된 PRP가 두피 밖으로 새어나오는 경우가 생각보다 많으면 깊이를 좀더 깊게 하는 것이 좋습니다.

PPP시술. PRP시술을 마치고 나면 메조건에 PPP를 장착합니다. PPP의 경우에는 주입모드를 나빠주 모드로 전환합니다. 처음에 PRP시술했던 것과 같은 순서로 PPP를 이용해서 나빠주 시술에 들어갑니다. 또는 MTS메조건이 있으시면 PPP없이 공니들로만 MTS를 진행하기도 합니다. 이러한 PPP시술의 목적은 손상을 통한 재생과정을 극대화하기 위험입니다.

후처치

A. 나빠주하고 남은 PPP를 이용해서 두피에 묻어 있는 혈흔과 구획을 나누기 위해 그려놓은 선을 깨끗하게 닦아줍니다.

B. 시술 당일에는 가급적 머리를 감지 않도록 하고, 다음날부터는 머리를 감아도 됩니다.

C. 마취가 풀리고 나서 두통이 발생할 경우 타이레놀을 복용할 수는 있으나, 소염진통제(NSAID)는 가급적 자제하시는 것이 좋습니다.

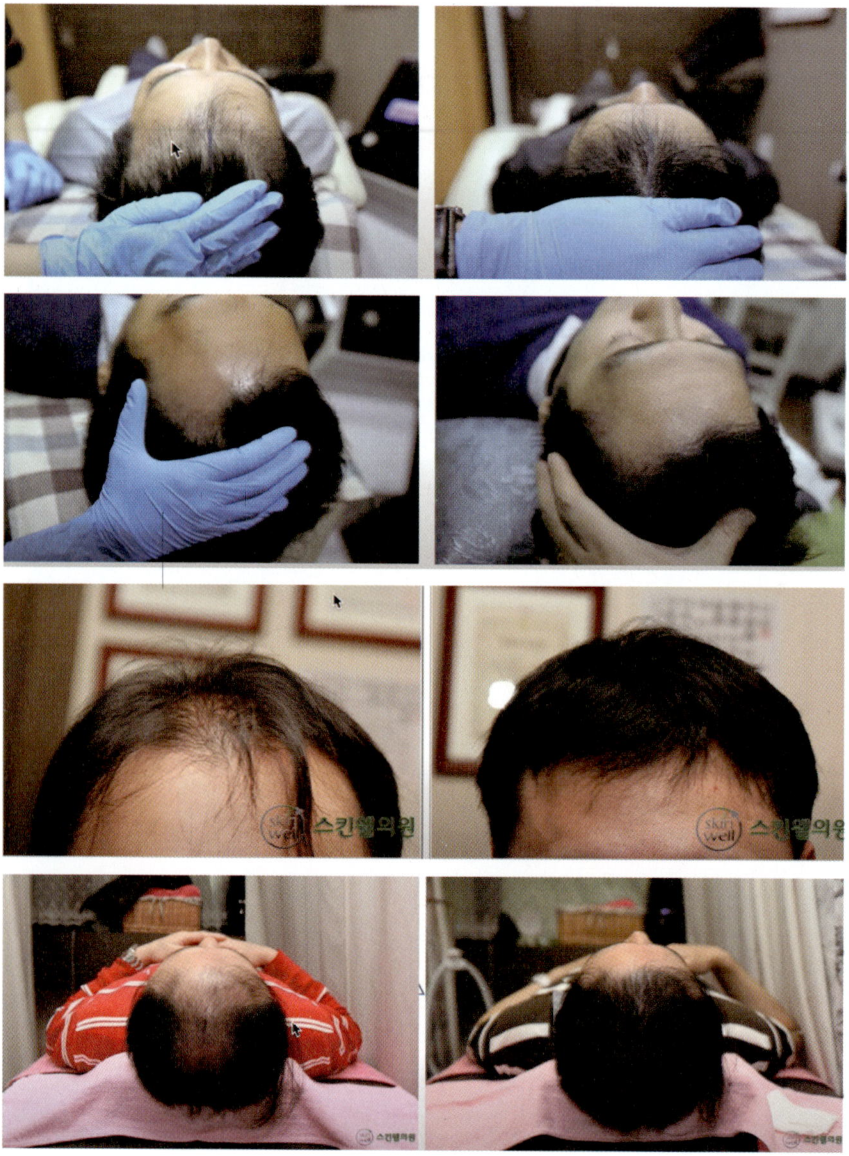

부록

킬레이션 수액

1	증류수 200cc + 비타민C : 10~20g + EDTA : 5~10cc + $MgSO_4$ 10% : 10cc~20cc + 비타민B1, 5, 6, 12 1a
2	증류수 110cc + glutathione 1,200mg~6,000mg or SS(side shutting)
3	증류수 110cc + A-lipoic acid 5cc~10cc
선택적 추가 가능	• N-acetyl cysteine(뮤테란) 1a~5a • lidocaine 1% 2cc • 염화칼슘 3cc • 비본 5cc

항암제 복용중 부작용치료

1	Half n/s 200cc~500cc + 비타민C 20g~40g + $MgSO_4$ 10% 10cc
2	아미노산 수액 100cc + Zn 22mg~44mg + Se 250mcg~500mcg

항암치료 목적 수액: 화학항암제 사용하지 않을때

1	증류수 700cc~1,000cc + 비타민C 60g~100g (비타민C 용량: kg당 1.0~1.2mg)
2	증류수 200cc + 비타민C 40g + 증류수 200cc + Se 3,000mcg~4,000mcg

대상포진 수액

Half n/s 500cc
+ 비타민C 30g
+ $MgSO_4$ 10% 20cc
+ B1,5,6,12 1a
+ 알타질 or 케토신 or 데노간

생리통 수액: PMS 치료목적

1	N/ 250cc + 비타민C 10g + $MgSO_4$ 10% 10cc~20cc + B6 2a + (티로파, 알타질)
2	아미노산 100cc + Zn 22mg

직장인, 수험생 시간없어 빨리 맞고 가셔야 하시는 분

비타민C 2g
+ $MgSO_4$ 4cc
+ n/s 12cc : 총 20cc(2분정도 슬로우 shooting)

에필로그

매일 아침이면 여러분들이 갖고 계신 은행 통장에 864,000원이 입금된다는 즐거운 상상을 해보겠습니다. 입금된 864,000원은 그날 하루 동안만 사용할 수 있습니다. 저녁이 되면 통장 잔고에 얼마가 남아 있든간에 모두 사라지고, 저장해둘 수도 없으며, 내일 받을 것을 당겨서 쓸 수도 없습니다. 다음 날이면 똑같은 864,000원만 입금이 됩니다. 여러분들은 이 돈을 어떻게 활용하시겠습니까? 당장 필요 없다고 300,000원만 쓰고 나머지는 그냥 둘 분들이 계실까요? 저라면 어떻게든 기를 쓰고 다 쓰려고 노력할 듯합니다. 어차피 남겨두어도 다음 날 쓸 수가 없으니까요. 그런데, 여러분에게 매일매일 주어지는 시간은 왜 그와 같다는 생각을 하지 못할까요? 하루 24시간, 1시간은 60분, 1분은 60초입니다. 즉 하루에 우리에게 주어진 시간은 86,400초입니다. 1초에 10원으로 가정해서 여러분에게 주어진 시간을 돈으로 환산하면 하루에

864,000원이 주어진 것입니다. 이 시간은 저장할 수도 당겨서 쓸 수도 없습니다. 환자분들과 상담을 하다 보면 안타까운 경우를 종종 보게 됩니다.

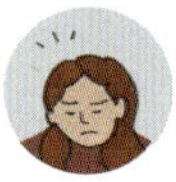

환자: "원장님! 암 4기 진단을 받았는데요. 병원에서 의사 선생님께서 6개월밖에 못 산다고 합니다. ㅠㅠ 어쩌면 좋지요?"

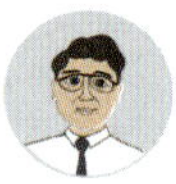

의사: "매일매일 그렇게 자신이 죽을 수밖에 없다는 사실에 매여 하루하루를 우울하게 지내시면 환자분께 주어진 시간은 더 줄어들 것입니다. 그 시간을 아껴서 사용하세요. 지금 있는 가족들과 함께 즐거운 시간도 보내시고, 하고 싶었던 일이 있었는데 못하신 게 있다면 그것도 하시고요. 하루를 살아도 자신이 암환자가 아닌 것같이 살아 보십시오."

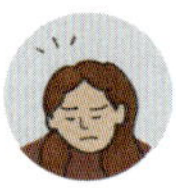

환자: "저의 부모님도 암으로 돌아가셨는데, 왜 저에게만 이런 일이 생겼는지 생각할 때마다 우울하고 맘이 아픕니다.ㅠㅠ"

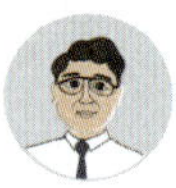

의사: "그런 생각을 하실 때마다 우리의 몸은 생각대로 반응하게 되어있습니다. 우울한 생각을 하면 우리의 몸도 우울한 상태로 빠져들게 되어있습니다."

환자 보호자: "옆에서 보면 늘 불안해하고, 우울해합니다. 도와주고 싶어도 어찌할 바를 모르겠어요."

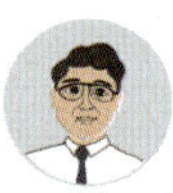

의사: "단 하루를 살아도 암환자가 아닌 것같이 살아 보세요. 자기 생각으로 자신의 몸을 조절할 수 있다는 믿음을 가지세요. 행복해서 행복한 생각을 하고 행복해지는 게 아니라, 지금은 비록 행복하지 않지만 행복한 생각을 하다 보면 우리의 몸은 행복한 몸으로 바뀔 수 있습니다. 암에서 회복되는 기적을 경험하시는 분들 중 대부분은 발상의 전환을 하신 분들입니다. 6개월 선고를 받고 산에 들어가서 산에서 나는 나물이나 캐어 먹으며 죽을 날을 기다렸는데, 6개월이 지나도 죽지 않자 내려와서 다시 검사해보니 암이 사라졌다는 이야기도 심심치 않게 들려옵니다. 환자분께 주어진 시간을 어떻게 사용할지는 환자분의 마음가짐에 달려 있습니다."

우선적으로 잘못된 습관과 잘못된 생활방식을 바꾸셔야 합니다. 그렇게 좋은 습관으로 몸을 만드시면 자연스럽게 매일매일 삶의 모양이 바르게 잡히게 되고, 그에 더하여 질병이라는 올무에서 벗어나 긍정적인 사고와 함께 하루하루를 살아가신다면 여러분의 육체도 건강한 몸으로 바뀔 수 있을 것입니다.

여기까지가 3년 동안 닥터덕 유튜브를 통해서 여러분께 말씀드린 내용을 정리한 내용입니다. 기능의학에 대하여 다 설명드리기에는 턱없이 부족한 시간이며 내용일 것입니다. 그러나 여러분의 관심을 좀 더 바른 사고와 바른 시각으로 돌려서 의료를 이용할 수 있도록 여러분이 발상의 전환을 할 수 있게 조금이라도 도움을 드릴 수 있다면 그것으로 저는 소기의 목적은 달성했다고 생각합니다.

저 말고도 기능의학에 대해서 많은 선생님들이 연구하시고 공부하고 계시며, 많은 기능의학 선생님들이 성심성의껏 환자를 돌보고 계십니다. 가능하면 가까운 곳에 있는 기능의학 선생님을 찾으셔서 꾸준히 몸 관리를 하신다면 여러분의 건강도 되찾을 수 있을 것입니다.

누군가를 믿고 따르는 것에는 믿음과 신뢰가 필요합니다. 바른 믿음과 신뢰는 바른 지혜에서 나오며, 바른 지혜는 바른 지식에서 나올 수 있습니다. 한 가지 주제를 가지고 말을 해도 서로 말이 다를 수 있는데, 누구의 말이 진리인지를 판단하기 위해서는 여러분에게 바른 지식과 바른 지혜가 있어야 가능합니다. 그래서 저는 저희 병원을 찾아오시는 분들께 무조건 저를 믿고 따라오라고 말하지 않습니다. 가능하면 공부를 하고 바르게 알아야 바른 믿음이 생겨서, 치료해주는 의사를 믿고 따를 수 있다고 생각합니다. 바른 믿음은 바른 마인드-보디(mind-body) 관계를 유지할 수 있게 도와줍니다. 결국에는 여러분이 의사의 도움을 받지 않고도 스스로의 건강을 지키고, 잘 유지할 수 있는 실력자가 되셔야 합니다.

지금까지 꾸준히 제가 강조한 내용을 한 번 더 정리해보면, 건강을 지키기 위해서는 몸의 대사를 유지하기 위해 필요한 영양소를 바르게 넣어주어야 하며, 몸에 필요치 않은 이물질, 오염물질들이 들어오는 것을 막아야 하고, 이미 들어와 있다면 빼내야 합니다. 대부분의 질병은 영양결핍과 오염물질(중금속, POPs)의 노출때문에 발생한다고 보시면 됩니다. 바른 영양소 관리와 오염물질의 해독치료야말로 여러분 몸속에 있는 100명의 의사를 일깨워 스스로 치료할 수 있는 건강한 몸을 만드는 지름길이 될 것입니다.

찾아보기

가

간 해독 295
간헐적 단식 285, 316
감초 337
감초추출물(Glabridin) 243
갑상선 기능 228
갑상선 기능저하 305, 333
    기초 체온 306
    눈썹 변형 306
    만성 통증 307
    만성피로 307
    부종 307
    손톱 변형 305
    혀 변형 306
갑상선 호르몬 222, 307
    T3 307
    T4 307
겨우살이차 318
격일단식 285
계란 262
고지혈증 82
골다공증 189
과당(fructose) 276
과일 272
구연산(citrate) 220
구연산 마그네슘 220
구취 334
그래스팜 260
근육 이완 218
글라이포세이트 120
글루타민(L-glutamine) 243
글루타치온 119
글루테닌(Glutenin) 246
글루텐 프리 244
글리아딘(Gliadin) 246
글리코켈릭스(Glycocalyx) 280
    세포벽의 투과성 조절 280
    식별 기능 281
금식 284
기능성 갑상선 기능저하 303
기능의학(functional medicine) 21, 31
기미 세포의 멜라닌 합성억제 179
기초 체온 306
    기초체온관리 358
        냉수마찰 362
        단전호흡 363
        반신욕 361
        붕어 운동 363
        심호흡 363
        운동 363
        족욕 361
        집 안 온도 낮추기 362
        차 마시기 363

나

남성 탈모 379
남성호르몬 222
냉수마찰 362
노시보(nocebo) 143, 319
녹차 234, 318
녹차추출물(EGCG) 318
눈썹 변형 306

다

단당류 274
단식모방다이어트(FMD) 284
단전호흡 363
담즙(bile acid) 생산 177
당 조절 318
당화최종산물 278
대구 간(cod liver) 186
대변 세균분포 검사 204
대상포진 수액 398
대체일단식(alternate day fasting) 285
대한기능의학회 33
덧니 예방 189
독소 372
동맥경화증 189, 364, 373
디아민옥시다제 328

마

마그네슘(Mg) 216
  근육 이완 218
  마그네슘 일일 권장복용량(RDA) 219
  뼈 건강 218
  세포막의 안정성 218
  신경전달물질 조절 218
  에너지 생성 218
  젖산을 제거 218
  핵산(DNA, RNA) 합성 218
  혈당 저하 218
마늘 121
만성 통증 307
만성피로 307
말초신경 손상 재생 295
메탈로치오닌(Metallothionein) 119
멜라토닌 295, 318
  스트레스 해소 295
  항산화제 295
멜라토닌(Melatonin) 부족 294
멧폴민(metform) 318
면역 134, 222
  면역기능 212, 226
  면역 높이기 71
  면역 시스템 강화 175
모발 성장 212
무탄수화물식사 284
물사마귀 346
뮤테란 118
미니양배추 121
미주신경(Vagus nerve)
  간 해독 295
  건강한 뼈 생성 295
  말초신경 손상 재생 295
  미주신경(Vagus nerve) 295
  신장기능 295

바

바다 오염 86
바이러스 346

반신욕 361
배변 298
백미 239
버섯차 318
베르베린(berberin) 318
베테인 염산염(betaine HCl) 243
병아리콩 180
부종 307
불면증 291
불포화 지방산 194
붕어 운동 355, 363
브라질넛 121, 231
브로콜리 121
블루라이트 296
비만 129
비소 115
비타민 50
비타민C 167, 174
  phase 2 해독과정 177
  기미 세포의 멜라닌 합성억제 179
  담즙(bile acid) 생산 177
  면역 시스템 강화 175
  신경전달물질 합성 178
  알레르기 증상 완화 181
  장관내 Fe(철분) 흡수 증가 180
  콜라겐 생성 177
  콜레스테롤 & 담석 조절기능 177
  항산화 기능 174
  해독기능 176
  히스타민을 분해 181
비타민D 182
  대구 간(cod liver) 186
  비타민D 1일 권장량 185
  비타민D 결핍 184
  비타민D 권장량 162
  비타민D 상한 섭취량 163
  표고버섯 186
비타민K 187
  골다공증 189
  덧니 예방 189
  동맥경화증 예방 189
  비타민 K1(phylloquinone) 187
  비타민 K2(Menaquinone) 187
  비타민 K 권장량 192
  신장결석 190
  충치 189
  피하출혈반 191
  호르몬 대사 191
비타민 K1(phylloquinone) 187
비타민 K2(Menaquinone) 187
뼈 건강 218

사

사마귀 346
사카린(saccharin) 275
산패 196
산화스트레스 104
생활속 중금속 96
  아말감 치아 99
  조리도구 97
  중금속 교차반응 101
  참치캔 96
설탕(sucrose) 267
성상신경절차단술(SGB) 146, 351
성장과 발달 211
성장 및 재생 222
성장호르몬 264
세로토닌(serotonin) 294, 298
  배변 298

수면 및 감정 298
통증 298
혈액 응고 298
세포 독성 105
세포막의 안정성 218
세포벽의 투과성 조절 280
셀레늄(Se) 225
갑상선 기능 228
면역기능 226
셀레슘 일일 권장복용량(RDA) 226
중금속 해독 229
항산화 효과 229
혈당 조절 229
셀리악병(Celiac disease) 245
소변 요오드 배설량 측정검사 215
손톱 변형 305
수면 및 감정 298
수액 396
PMS 치료 398
대상포진 398
생리통 398
수험생 398
직장인 398
킬레이션 수액 396
항암제 복용중 부작용치료 397
항암치료 목적 수액 397
수용성 비타민C 173
수은 104
수크랄로스(sucralose) 275
스타틴(statin) 81, 318
스트레스 해소 295
습진 335
시간제한 식이 285
시금치 121
시스테인(cysteine) 118
식이 47
식초 336
신경전달물질 조절 218
신경전달물질 합성 178
신장결석 190
심호흡 363
십자화과 야채 127

아

아데노신 부족 293
아말감 치아 99
아보카도 121
아스파라거스 121
아스파르트산(aspartate) 220
아스파탐(aspartame) 275
아연(Zn) 221
면역 222
성장 및 재생 222
아연의 RDA(일일권장량) 223
피지선 조절 222
항산화제 223
호르몬 조절 222
아연 보충제 224
안전용량(safety dose) 50
알레르기 증상 완화 181
알파리포산(a-lipoic acid) 117
암 311
양배추 121
양파 121
에너지 생성 218
여드름 79, 335
여성형 탈모 378
염증반응 105
영양결핍 75

영양보조제 336
영양유전체학(nutrigenomics) 46
오메가3 194
오메가6 194
옥수수 254
올리브 오일 302
요오드
　요오드 결핍 213
　요오드 권장량 206
　요오드 최대섭취량 207
　요오드 패치 테스트 214
요오드의 주요 기능 206
　갑상선 호르몬의 원료 211
　면역기능 212
　모발 성장 212
　성장과 발달 211
　중금속 킬레이션 212
　피부 습도 조절 212
우울증 291
위산 저하 330
위약효과(placebo effect) 141
유산균 201, 338
　유해 세균 억제 203
　장관세포 건강 202
　장누수 201
　콜레스테롤, 환경호르몬 조절 203
유전성 탈모 379
유전자 변이 검사(MTHFR) 59
유전자 허무주의 43
유해 세균 억제 203
이당류 274

자

자가포식(autophagy) 282
자율신경 실조증 350
잔류성 유기화학 오염물질 122
잘 먹기 66
잘 살기 70
잘 싸기 69
잘 자기 68
장관 Gas 335
장관내 Fe(철분) 흡수 증가 180
장관세포 건강 202
장내세균 불균형 152
장누수 201
장누수증(leaky gut syndrome) 247, 328
잦은 배탈 334
젖산(lactate) 220
조눌린(Zonulin) 248
족욕 361
주기적 단식 286
죽상동맥경화증 78
중금속 86
중금속 교차반응 101
중금속의 유해 작용 104
　수은 104
　산화스트레스 104
　세포 독성 105
　염증반응 105
중금속 킬레이션 106, 212
중금속 해독 229
지방산 264
지용성 비타민C 173

차

참치캔 96
체내 중금속 배출 121
　당근 121
　마늘 121

미니양배추 121
브라질넛 121
브로콜리 121
시금치 121
아보카도 121
아스파라거스 121
양배추 121
초지계란 121
초지 소고기 121
케일 121
콜리플라워 121
토마토 121
현미 121
초지계란 121
초지 소고기 121
충치 189
치옥타시드 118

카

카테킨 234
카페인 과잉 293
케일 121
콜라겐 생성 177
콜레스테롤 77, 177, 203
콜리플라워 121
킬레이션 109
BAL 109
DMPS 109
DMSA 109
EDTA 110
페니실아민(penicillamine) 109
킬레이션 수액 394

타

타이로신(tyrosine) 211, 307
탈모 378
탈모 시술 389
토마토 121
토양오염 92
통증 298
트립토판 295, 300

파

파이토케미컬 232
페니실아민(penicillamine) 109
펩신 332
표고버섯 186
프리바이오틱스(prebiotics) 205
플라시보(placebo) 143, 319
피부소양증 335
피부 습도 조절 212
피지선 조절 222
피하출혈반 191

하

한약재 오염 94
항문소양증 335
항산화 기능 174
항산화제 58, 223, 295
항산화 효과 229
항생제 258
항암제 복용중 부작용치료 397

항암치료 목적 수액 397
해독기능 176
해독치료 371
핵산 218
허브티 336
헬리코박터 감염 333
헬리코박터균 153
혀 변형 306
현미 121, 125, 239, 302
혈관성 치매 79
혈관청소 371
혈당을 낮추고 218
혈당 조절 229
혈액검사 72
혈액 응고 298
혈중 비타민D 164
호르몬 대사 191
호르몬 조절 222
호모시스테인(homocysteine) 78
환경호르몬 조절 203
활성산소 78
활성탄 302
황차 356
후 처치 391
휴지기탈모 376
히스타민 과민증 320
히스타민 불내증(Histamine intolerance) 323
히스타민을 분해 181
5:2 Diet 286
5:2 식단 285
24시간 요오드 부하검사 215
BAL 109
Berberine 338
Betaine HCL 337
BRCA유전자 312
BRCA유전자 돌연변이 44
DGL(Deglycyrrhizinated Licorice) 337
DMPS 109, 114
DMSA 109
EDTA 110
EDTA킬레이션 치료 373
EGCG(Epigallocatechin gallate) 234
GLUT4 81
HMG-CoA 81
mind-body 143
MTHFR유전자 검사 364
NAC(n-acetylcysteine) 121
phase 2 해독과정 177
POPs 122
PRP 383
RDA 159
RNA 합성 218
T3 307
T4 307
TDA 159